现代疼痛治疗与麻醉新进展

主编 张飞蛾 等

河南大学出版社
·郑州·

图书在版编目（CIP）数据

现代疼痛治疗与麻醉新进展 / 张飞娥等主编. -- 郑州：河南大学出版社，2021.9
ISBN 978-7-5649-4878-8

Ⅰ.①现… Ⅱ.①张… Ⅲ.①疼痛－治疗②麻醉学 Ⅳ.① R441.1 ② R614

中国版本图书馆 CIP 数据核字（2021）第 198744 号

责任编辑：陈　巧
责任校对：孙增科
封面设计：陈盛杰

出版发行：	河南大学出版社
	地址：郑州市郑东新区商务外环中华大厦 2401 号
	邮编：450046
	电话：0371-86059750（高等教育与职业教育出版分社）
	0371-86059701（营销部）
	网址：hupress.henu.edu.cn
印　刷：	广东虎彩云印刷有限公司
版　次：	2021 年 9 月第 1 版
印　次：	2021 年 9 月第 1 次印刷
开　本：	880 mm × 1230 mm　1/16
印　张：	10
字　数：	324 千字
定　价：	58.00 元

（本书如有印装质量问题，请与河南大学出版社营销部联系调换。）

编委会

主　编
- 张飞娥　>　长治医学院附属和平医院
- 关世平　>　惠州市第一人民医院
- 高　翃　>　华中科技大学协和深圳医院
- 陈妙婷　>　湛江中心人民医院
- 郭瑞云　>　焦作市中医院
- 李芳坤　>　河南中医药大学第一附属医院

副主编
- 蒋　静　>　西南医科大学附属中医医院
- 袁　静　>　深圳市人民医院
（暨南大学第二临床医学院，南方科技大学第一附属医院）
- 李　祥　>　东莞东华医院（中山大学附属东华医院）
- 吴亚辉　>　郑州大学华中阜外医院
- 周睿恒　>　江汉大学附属湖北省第三人民医院
- 张光志　>　武汉市东西湖区人民医院

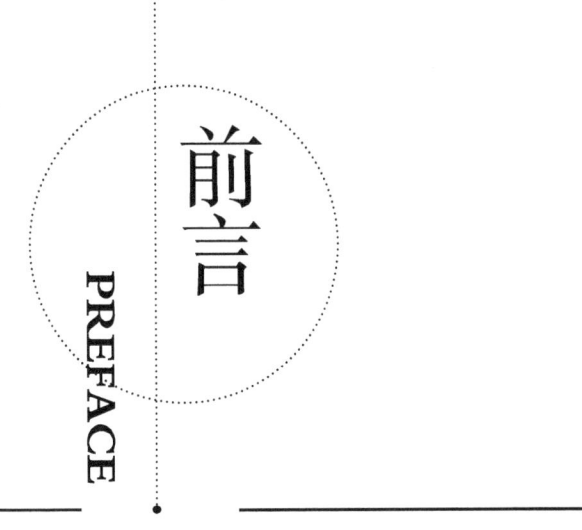

麻醉学是一门研究临床麻醉，生命机能调控，重症监测治疗和疼痛诊疗的科学，通常用于手术或急救过程中。麻醉科是医学领域中一个迅速发展的新兴学科，对手术科室的发展起着促进和保障作用，在医院工作中具有独特的位置。随着外科学的发展，麻醉学在临床麻醉、疼痛治疗等方面都有了突飞猛进的发展，这同时要求麻醉科医务人员必须不断学习及丰富临床经验，掌握最新的技术方法，以更好地帮助患者减轻术中痛苦。为了适应现代麻醉医学的需要，提高麻醉处理和疼痛治疗水平，我们收集整理了临床麻醉学相关的资料，编写此书，希望能为广大麻醉科临床医务人员提供帮助。

本书分为两部分，疼痛部分主要介绍了疼痛的临床诊疗、疼痛的药物治疗、腹腔内脏痛、神经病理性疼痛疾病、脊柱源性疼痛疾病、阻滞技术等，麻醉部分主要介绍了麻醉中的监测技术、普胸外科手术的麻醉、泌尿外科手术的麻醉、神经外科手术麻醉、骨科手术的麻醉等内容。本书编写过程中将理论与实践相结合，内容丰富而实用，具有较强的科学性、指导性和可操作性。希望能为麻醉科、外科医疗工作人员，特别是麻醉科中青年医师提供参考。

由于编者编校水平有限，书中难免存在疏漏与不足之处，恳请读者朋友批评指正。

编　者
2021 年 1 月

目录

第一章 疼痛的临床诊疗 ... 001
- 第一节 疼痛诊疗范围 ... 001
- 第二节 疼痛的评定 ... 001
- 第三节 疼痛的诊断 ... 002
- 第四节 疼痛治疗的方法和原则 ... 003

第二章 疼痛的药物治疗 ... 005
- 第一节 麻醉性镇痛药 ... 005
- 第二节 非甾体消炎镇痛药 ... 010
- 第三节 精神类药 ... 014

第三章 腹腔内脏痛 ... 019
- 第一节 概述 ... 019
- 第二节 胃肠疾病疼痛 ... 021
- 第三节 胰腺疾病疼痛 ... 023
- 第四节 肝胆疾病疼痛 ... 025

第四章 神经病理性疼痛疾病 ... 028
- 第一节 三叉神经痛及舌咽神经痛 ... 028
- 第二节 带状疱疹后遗痛 ... 040
- 第三节 糖尿病性神经病 ... 044

第五章 脊柱源性疼痛疾病 ... 048
- 第一节 颈源性头痛 ... 048
- 第二节 颈椎病 ... 050
- 第三节 腰椎间盘突出症 ... 060

第六章 阻滞技术 ... 067
- 第一节 概述 ... 067
- 第二节 脑神经阻滞 ... 068
- 第三节 脊神经阻滞 ... 077

第七章 麻醉中的监测技术 ... 087
- 第一节 呼吸功能监测 ... 087
- 第二节 循环功能监测 ... 093

第八章　普胸外科手术的麻醉 108
第一节　剖胸和侧卧位对呼吸循环的影响 108
第二节　肺隔离技术 109
第三节　肺切除手术的麻醉 113
第四节　气管手术的麻醉 118

第九章　泌尿外科手术的麻醉 120
第一节　肾创伤手术的麻醉 120
第二节　肾脏肿瘤手术的麻醉 123
第三节　输尿管、膀胱、尿道创伤手术的麻醉 125
第四节　尿流改道和膀胱替代手术的麻醉 127

第十章　神经外科手术麻醉 129
第一节　颅脑创伤手术麻醉 129
第二节　幕上肿瘤手术麻醉 133
第三节　颅内动脉瘤手术麻醉 137

第十一章　骨科手术的麻醉 142
第一节　骨科手术麻醉特点 142
第二节　术前评估和准备 147
第三节　骨科手术麻醉选择 154

参考文献 156

第一章 疼痛的临床诊疗

第一节 疼痛诊疗范围

疼痛诊疗大致可分为三类。

1. 急性疼痛和慢性疼痛

急性疼痛包括外伤后疼痛、手术后疼痛、分娩痛等；慢性疼痛是指持续达1个月以上的疼痛，例如，神经源性疼痛如带状疱疹后痛、神经血管性疼痛如痛性糖尿病周围神经病、骨关节相关性疼痛及癌痛等。

2. 非疼痛性疾病

包括痉挛性斜颈、顽固性膈逆、面肌痉挛、眼睑痉挛、面神经麻痹等。

3. 功能性疾病

包括不定陈诉综合征、梅尼埃综合征、自主神经功能紊乱症、突发性耳聋、落枕、眩晕症、多汗症等。

疼痛的诊疗范围较广，但并非"所有的疼痛都由疼痛科诊治"，例如，胃穿孔虽有疼痛，但不是疼痛科的诊治范围，而面肌痉挛、面神经麻痹虽无疼痛，却可由疼痛科诊治，换言之，疼痛科的诊疗有其一定的适应证范围，应严格掌握其适应证。

第二节 疼痛的评定

对于疼痛程度的评定，至今尚无准确、科学的方法，大多离不开患者主观评判，但学习/掌握评估疼痛的方法又是疼痛科医生的基本功之一，也是疼痛治疗（用药）的依据和原理鉴定的重要指标。

目前较常采用的评定方法如下：

1. 视觉模拟评分法

画一条横线（一般长为10 cm），一端代表无痛（0），另一端代表最剧烈疼痛（10 cm），让患者自己在线上最能代表其疼痛程度之处进行标记，此点到0点的距离即为评分值。

常见的两种方式：

（1）将横线定为10 cm长，自无痛端至患者画线的交叉点间的距离（cm）作为疼痛指数。

（2）将横线与数字分级法的0～10数字并列，用与患者画线交叉点相对应的数字代表疼痛程度。

2. 数字评分法

用0～10的数字代表不同程度的疼痛，0为无痛，10为最剧烈疼痛，让患者自己圈出一个最能代表其疼痛程度的数字。其中0为无痛；1～3为轻度痛；4～6为中度痛；7～10为重度痛。

3. Wong-Baker面部表情量表

此量表适用于7岁以下儿童或认知障碍成年人的疼痛评估（图1-1）。

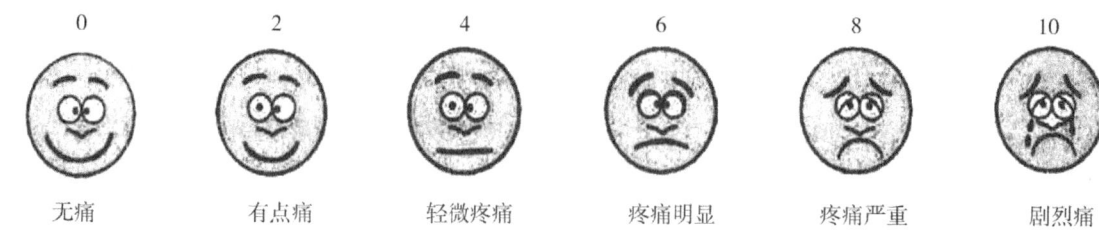

图1-1 面部表情量表

4．疼痛问卷表

疼痛问卷表包括McGill疼痛问卷表（McGill pain questionnaire，MPQ）、简化的McGill疼痛问卷（short-form of McGill pain questionnaire，SF-MPQ）、简明疼痛问卷表（brief pain quesetionnaire，BPQ）等。

5．其他

其他还有行为疼痛测定法、疼痛日记评分法等。

应该注意，疼痛常常伴有显著的病理生理变化，尤其在伤害性刺激或损伤的急性期。疼痛的生理相关性可以用来阐明疼痛产生的机制，并为发现新的治疗提供线索。疼痛最常测定的生理指标是心率、血压、皮肤的电活动、肌电图、皮质诱发电位、血浆皮质醇、酸性糖蛋白、阿片肽、神经肽类等。这些指标在疼痛的急性期有一定的相关性，但随着疼痛的持续存在和发展，许多指标逐渐恢复正常水平。此外，这些指标本身缺乏疼痛特异性，在情绪激动和应激反应时也可以出现。大量的研究提示，尽管疼痛过程中伴有许多生理变化，但许多似乎是对应激的反应，不是疼痛所特有的。

第三节　疼痛的诊断

疼痛的诊断应在详细了解病因的基础上，对患者做全面、认真的检查。

1. 常规的望诊、触诊、叩诊、运动功能检查

通过主动或被动活动检查四肢、躯干、关节、肌肉、神经及血管的功能。

2. 神经定位检查

确定神经根、脊髓病变部位，通过神经所支配区域的运动、感觉、反射来定位。

3. 检验学诊断

在许多疼痛性疾病的诊断中，实验室诊断是整个诊断系统中的重要组成部分，如鉴别感染与非感染疾病，往往需测定血常规；对于考虑风湿、类风湿、结核患者，应进行血沉和抗"O"的测定；考虑痛风患者应测定血清尿酸、尿酸含量；准备实施硬膜外腔穿刺及置管者应进行出、凝血时间测定。

4. 影像学诊断

影像学诊断在疼痛性疾病的诊断过程中占有极其重要的地位，尤其是近年来医学影像诊断技术发展迅速，为临床诊断提供了极大帮助。

（1）X线片：对大多数骨、关节疾病，可做出诊断。

（2）CT检查：能够对各种密度相似的软组织做出分辨，对有些疼痛性疾病的诊断具有特殊意义。

（3）磁共振：在神经、血管、脊髓系统病变方面的诊断具有重要意义。

（4）ECT：放射性核素全身骨显像，虽不作为肿瘤骨转移的诊断依据，但却是良好的筛查方法。

（5）PET-CT：正电子发射计算机断层显像，其原理是将微量的正电子核素显像剂注入人体，用扫描仪探测其在体内的分布，通过计算机断层以解剖图像方式、从分子水平显示机体及病变组织的功能、代谢、血流、细胞增殖等的技术。

5. 肌电图诊断

可描记神经肌肉单位活动的生物电，并以此判断所检查的神经肌肉功能状态，在临床上主要用于以下疾病检查：周围神经损伤；神经根压迫性疾病如颈椎病、椎间盘突出和椎管内肿瘤等；区分肌肉萎缩原因和性质。

6. 诱发电位诊断

躯体感觉诱发电位：给予神经末梢刺激后记录大脑皮质的感觉定位，如用于脊髓损伤和三叉神经、臂丛神经病变及颈椎病等的诊断；或相应皮质区域记录到诱发电位。脑干听觉诱发电位：当听觉受到刺激时，从颅顶正中记录到的诱发电位。视觉诱发电位：当视觉受到刺激时，从枕叶皮质记录到的诱发电位。

第四节　疼痛治疗的方法和原则

疼痛治疗的目的主要是消除病因，提高痛阈，改善功能，提高生活质量。

一、急性疼痛的治疗原则

若急性疼痛是某疾病并存之症状，则以治疗"原发病"为主，辅以治痛。

若急性疼痛是围手术期的术后疼痛，则所用药物以哌替啶、芬太尼（用于重度疼痛）或布桂嗪（中度疼痛）作为首选，给药途径以PCIA、PCEA为主。因治疗周期短，药物不良反应较为少见，但需要关注。

二、慢性疼痛的治疗原则

所谓疼痛治疗是指对慢性疼痛（本身就是疾病）的治疗，在合法、合情、合理的框架下，以介导微创手术为主，辅以药物、物理、心理等治疗方法；此外，可予个体化神经阻滞、神经破坏、神经毁损手术等。

三、术后疼痛的治疗原则

术后镇痛不仅能减轻患者的痛苦，更重要的是能预防或减少患者手术后疼痛引起的并发症。例如胸科术后患者，良好的镇痛可促进术后深呼吸及咳痰，防止肺不张和肺内感染。脏病患者的非心脏手术后镇痛，可防止心动过速，减少心肌做功和氧耗量，这对心脏病患者是非常重要的。总之，手术后疼痛治疗可减轻或防止机体的一系列应激反应，有利于患者的恢复，减少各种并发症，对提高患者的围手术期安全十分重要。

（一）治疗方法的选择

术后镇痛的方式很多，其选择应根据手术的大小、部位等决定。包括全身用药，口服、静脉、肌内、皮下注射给药，硬膜外给药等和物理疗法及电刺激、心理治疗等技术。

1. 口服

适用于表浅、小手术的轻度、中度疼痛，术前口服。对患有消化性溃疡或肾脏疾病的患者相对禁忌。

2. 肌内注射

与口服相比，起效快，易于产生峰值而迅速达到镇痛目的。但存在注射部位疼痛、药物吸收不可靠、持续时间短等缺点。

3. 静脉给药

手术后的常用镇痛给药方法之一，可分次静脉注射或患者自控持续输注（PCA），起效迅速，血浆药物浓度稳定，但需要严密监测，防止出现呼吸抑制。

4. 硬膜外或鞘内给药

可使用局麻药联合阿片类药物，镇痛效果较好。但可能出现低血压、全身无力、麻木的不良反应，应予重视。

（二）患者自控镇痛技术

1. 患者自控镇痛

患者自控镇痛（PCA）是利用一种机械微量泵装置，在患者感到疼痛时，自行按压PCA装置的给药键，按设定的剂量注入镇痛药，从而达到镇痛效果。其优点是：能维持稳定的血药浓度；避免镇痛药的滥用；可不用电源，而是通过特制的机械泵给药；体积小，便于携带。

2. PCA 分类

PCA 分类依其给药途径和参数设定的不同，可分为静脉 PCA（PCIA）、硬膜外 PCA（PCFA）、蛛网膜下隙 PCA（PCSaA）、皮下 PCA（PCScA）和区域神经 PCA（PCNA、PCRA）等。

3. PCA 技术参数

PCA 的技术参数包括单次给药剂量（bolus dose）、锁定时间（lock out time）、负荷剂量（loading dose）、最大给药剂量（maximal dose）、连续背景输注给药（basal infusion or background infusion）、单位时间的最大限量及注药速率等。

（1）负荷剂量：在开始 PCA 治疗时，由于受单次剂量和锁定时间的限制，短时间内难以达到镇痛所需的血药浓度，即最低有效镇痛浓度（MEAC）。给予负荷剂量的目的就是迅速达到镇痛所需要的血药浓度，即 MEAC，使患者迅速达到无痛状态。

（2）单次给药剂量：患者每次按压 PCA 泵所给的镇痛药剂量。由于不同患者对镇痛药的需求及不良反应的敏感性不同，应根据个体差异对单次给药剂量进行调整，剂量过小可能导致整个 PCA 过程镇痛效果欠佳，剂量过大有可能导致过度镇静甚至呼吸抑制。如果在足够的 PCA 次数后仍存在镇痛不全，可将剂量增加 25%～50%，如果出现过度镇静，则应将剂量减少 25%～50%。

（3）锁定时间：是指间断给药之间的最短间隔时间，该时间内 PCA 装置对患者再次给药的指令不做反应，可以防止用药过量。静脉 PCA 锁定时间一般为 8～15 min。

（4）最大给药剂量：是 PCA 装置的另一安全保护措施，有 1 小时或 4 小时最大给药剂量限定。其目的在于对超过平均使用量的用药引起注意并加以限制。

（5）连续背景输注：大部分 PCA 泵除了 PCA 单次给药方式外，还有其他功能可选择，包括：①持续给药，难以做到个体化用药。②持续给药加 PCA，持续小剂量给药的目的在于减少镇痛药血药浓度波动，改善镇痛效果。③PCA 基础上的持续给药，常使用速度可调节的给药方案。

4. PCA 常用药物

（1）PCIA：静脉 PAC 常用的药物有吗啡、芬太尼、曲马多、舒芬太尼等，一般与止吐药物氟哌利多、5-HT_3 拮抗剂恩丹西酮、格拉司琼、雷莫司琼等合用。中国医科大学附属盛京医院目前用的配方：曲马多 600～800 mg，加止吐药，稀释至 100 mL，负荷量：曲马多 50～100 mg；芬太尼 0.8～1 mg，加止吐药，稀释至 100 mL，负荷量：芬太尼 0.03～0.05 mg；吗啡 30～40 mg，加止吐药，稀释至 100 mL，负荷量：吗啡 2～3 mg；舒芬太尼 100～130 μg，加止吐药，稀释至 100 mL，负荷量：舒芬太尼 5 μg。均 2 mL/h 静脉泵入，使用负荷量前单次给予止吐药，如格拉司琼 3 mg。

（2）PCEA：术前先行硬膜外隙穿刺置管，术毕予以 PCEA 持续镇痛，一般常用局麻药联合阿片类药。常用吗啡或芬太尼加用 0.125%～0.25% 的布比卡因或 0.1%～0.2% 罗哌卡因。中国医科大学附属盛京医院目前常用的配方：芬太尼 0.2～0.5 mg 或盐酸吗啡 4～6 mg 加 0.125% 布比卡因溶液，生理盐水稀释至 250 mL。持续剂量：5 mL/h，PCA 剂量：2 mL/次，锁定时间：8 分钟；吗啡 4～6 mg 加氟哌利多 5 mg 和布比卡因 100～150 mg，生理盐水稀释至 100 mL，持续剂量：2 mL/h，PCA 剂量：0.5 mL/次，锁定时间：15 分钟。PCEA 使用药物剂量和浓度要根据镇痛装置的特点、持续剂量进行调整，还应考虑患者手术大小、年龄、体重、性别等因素。

第二章 疼痛的药物治疗

药物治疗是疼痛治疗的最基本、最常用的方法。与神经阻滞、注射、外科手术相比，药物治疗的特点是使用方便、创伤小，可以长期应用，因而是疼痛治疗中常选用的治疗方法。在实施药物治疗时，首先应明确疼痛的原因、性质、部位，同时应兼顾患者的病情特点、年龄、性别以及种族。必须遵循以下原则：①合理选用镇痛药物和剂量；②选择合适的给药途径；③根据药物的药代动力学特点，制定适当的给药间期；④根据治疗反应及时调整药物剂量；⑤注意镇痛药的不良反应并及时处理；⑥根据不同病种、不同类型的疼痛选择辅助治疗药物，辅助药物可以增强某些镇痛药的镇痛效果，减少镇痛药大剂量时的不良反应。总之，药物治疗时，多种药物的联合应用，多种给药途径的交替使用虽可取长补短，提高疗效，但也要避免盲目联合用药，力争用最少的药物、最小的剂量来达到满意的镇痛效果，即近年来提出的多模式镇痛（multimodal analgesia）技术。多模式镇痛就是联合应用不同作用机制的镇痛药物，或不同的镇痛措施，通过多种机制发挥更好的镇痛效果，而使不良反应减少到最低。其优点主要体现在：①减少每一种镇痛药物的剂量；②通过协同或相加作用而增强镇痛效果；③减轻每一种镇痛药不良反应的严重程度等。临床上用于治疗疼痛的药物很多，常用的有麻醉性镇痛药、非甾体消炎镇痛药（NSAIDs）、精神类药、糖皮质激素类药、局部麻醉药以及其他一些药物。

第一节 麻醉性镇痛药

麻醉性镇痛药是指作用于 CNS，能够缓解或解除疼痛，并可以改变对疼痛情绪反应的一类药物。麻醉性镇痛药主要指阿片类药，这类药物都是天然的阿片生物碱或其半合成的衍生物。近年来，随着阿片受体的发现和大量合成麻醉性镇痛药的问世，将能与阿片受体结合并产生不同程度激动效应的天然的或合成的物质，统称为阿片类物质（opioids）。阿片受体主要分为三型，即 μ、k、δ，其中 μ 受体又分为 μ_1 与 μ_2 两种亚型，K 受体可分为 K_1、K_2 与 K_3 三种亚型，δ 受体可分为 δ_1 和 μ_2 两种亚型。μ 受体广泛分布于 CNS，尤其是边缘系统、纹状体、下丘脑、中脑导水管周围灰质区等；K 受体主要存在于脊髓和大脑皮层。阿片类药的镇痛、呼吸抑制、欣快感和成瘾作用主要与 μ 受体有关。阿片类药的镇痛作用主要与 μ_1 受体激动有关，而 μ_2 受体激动主要与不良反应相关。μ、K 和 δ 受体同属于 G 蛋白耦联受体，通过百日咳毒素敏感型 G 蛋白耦联而抑制腺苷酸环化酶的活性、激活受体门控型 K^+ 电流和抑制电压门控型 Ca^{2+} 电流，使突触前伤害性神经递质如 Glu、SP 等释放减少、突触后膜超极化，从而减弱或阻断痛觉信号的传递，产生镇痛作用。

阿片受体的存在，强烈提示机体内存在内源性配体。研究表明内吗啡肽（endomorphin）、强啡肽、脑啡肽分别为 μ、K、δ 受体的内源性阿片肽，其分布与阿片受体近似。阿片肽起着神经递质或神经调质或神经激素的作用，对痛觉、神经内分泌、心血管活动和免疫反应起重要的调节作用。孤啡肽

（orphanin FQ）的化学结构与强啡肽高度相似，能选择性激活伤害肽/孤啡肽受体（nociceptin/orphanin FQ receptor，N/OFQ-R）。孤啡肽与 N/OFQ-R 广泛分布于 CNS，参与痛觉的感受和调控过程。

阿片类药主要通过激动 CNS 的阿片受体而产生明显的镇痛作用。近来研究发现外周阿片受体主要位于初级传入神经元的终末分支，在炎症反应时其表达明显增加。在膝关节手术后关节内使用吗啡能产生剂量依赖性镇痛作用，提示外周应用阿片类药也同样可以产生镇痛作用。阿片类药的外周镇痛作用为临床疼痛治疗提供了一个新的途径。如果能利用阿片类药的外周作用机制产生镇痛，可能避免其中枢作用所产生的不良反应。

阿片类药可按其与阿片受体的相互作用分为：①阿片受体完全激动药，主要激动 μ 受体，如吗啡、哌替啶、芬太尼等；②阿片受体激动-拮抗药，又称部分激动药，主要激动 κ 受体，对 δ 受体也有一定激动作用，而对 μ 受体则有不同程度的拮抗作用，如喷他佐辛等；③阿片受体拮抗药，主要拮抗 μ 受体，对 κ 和 δ 受体也有一定的拮抗作用，如纳洛酮等。依其来源可分为：①阿片生物碱，以吗啡为代表；②半合成阿片类镇痛药，如丁丙诺啡等；③合成的阿片类镇痛药，如哌替啶、芬太尼等。临床上根据镇痛强度可分为强阿片类药如吗啡、芬太尼及弱阿片类药如可待因等。

麻醉性镇痛药的一般共同特点是：①具有镇痛效力；②具有耐受、依赖、成瘾和呼吸抑制等不良反应。因此，在临床使用中必须在专科医师的严格指导下进行镇痛治疗，特别是慢性疼痛患者使用麻醉性镇痛药。

在疼痛治疗中，麻醉性镇痛药主要适用于严重创伤、手术后疼痛、急性心肌梗死等引起的急性疼痛，以及癌性疼痛和中到重度以上非癌性疼痛。

阿片类药的不良反应有呼吸抑制、恶心、呕吐、便秘、直立性低血压、尿潴留、多汗、瘙痒、镇静和精神混乱等。其他不良反应还有瞳孔缩小、胆道和泌尿道痉挛和变态反应如荨麻疹、皮疹等以及成瘾性和耐受性。

在临床疼痛治疗中，为了增强阿片类药的镇痛效应、减少其不良反应和用量以及降低阿片类药耐受性的发生，常联合应用其他阿片类药或 NSAIDs、α_2 肾上腺能激动药、NMDA 受体拮抗药、抗抑郁药、抗惊厥药等非阿片类药物。此外阿片类药伍用小剂量阿片受体拮抗药如纳洛酮、纳曲酮等可显著增强吗啡等阿片类药的镇痛效能，同时可有效减少不良反应，包括成瘾、耐受等。

值得注意的是近年来认识到临床应用阿片类药镇痛治疗时，可能出现痛觉过敏作用，这与其治疗初衷相背，从而削弱了这类药物的临床疗效。阿片类药痛觉过敏作用不仅降低了药物的镇痛效果，甚至促进痛觉感知，产生异常疼痛。临床常用的阿片类药如吗啡、哌替啶、芬太尼等，尤其是超短效阿片类药瑞芬太尼可以产生阿片类药痛觉过敏作用现象。其形成机制仍不清楚，可能与阿片受体功能改变、谷氨酸兴奋性神经递质受体系统活性增强、抑制性神经递质受体系统功能降低、内源性抗阿片肽和 NO 的产生等方面有关。研究证实在应用阿片类药镇痛时联合应用 NMDA 拮抗药、Ca^{2+} 通道阻滞药等均能明显减少阿片类药痛觉过敏作用的发生。

一、吗啡

吗啡（morphine）为纯阿片受体激动剂，是阿片中的主要生物碱，在阿片中的含量约为 10%。吗啡主要作用于 CNS 和胃肠道，产生镇痛、镇静、欣快、呼吸抑制、镇咳、恶心、呕吐及胃肠道蠕动减少等作用，较大剂量还可引起心血管系统活动改变。吗啡的镇痛作用是通过激动丘脑、丘脑内侧、脑室、导水管周围灰质及脊髓胶质区等部位的阿片受体，主要是 μ 受体所产生。皮下注射吗啡 5～10 mg 即能明显减轻患者对疼痛的感受和改善患者对疼痛的反应。吗啡对各种伤害性疼痛如躯体和内脏疼痛均有显著的镇痛作用，其中对持续性、慢性钝痛的效果优于间断性锐痛，疼痛出现前应用的效果可能较疼痛出现后应用更佳。在产生镇痛作用的同时，吗啡还可激动边缘系统和蓝斑核中的阿片受体而影响多巴胺能神经功能，消除由疼痛所引起的焦虑、紧张等情绪反应，甚至产生欣快感。肌内注射后 15～30 min 起效，45～90 min 产生最大效应，镇痛作用持续 4～6 h。

吗啡对各种疼痛都有效。可消除或缓解因严重创伤、烧伤、手术后等引起的剧痛和晚期癌症的持续性疼痛；对内脏平滑肌痉挛引起的绞痛如胆绞痛和肾绞痛等加用解痉药如阿托品可有效地缓解疼痛；对心肌梗死所致急性剧烈疼痛，吗啡除能缓解疼痛和减轻焦虑外，其扩张血管作用可减轻患者的心脏负担，更有利于治疗。吗啡对不同类型不同部位疼痛的镇痛效果不同，如硬膜外腔注射吗啡对持续性的源于躯体和四肢的疼痛效果最好，其次是持续内脏性疼痛。间断躯体性疼痛、间断内脏疼痛、神经病理性疼痛以及由骨折或运动引起的疼痛对吗啡反应较差或无反应。吗啡成人用量：口服 1 次 5～15 mg，单日 15～60 mg；皮下注射 1 次 5～15 mg，单日 15～40 mg；静脉注射 1 次 5～10 mg；术后镇痛时，硬膜外腔注射单次极量 4～5 mg，一般不超过 2～3 mg，按一定间隔可重复给药多次；蛛网膜下隙注射 1 次 0.1～0.3 mg，原则上不再重复给药。应指出的是在椎管内给药时必须是应用不含防腐剂的吗啡制剂。

吗啡制剂种类很多，除普通的片剂、胶囊和针剂外，还有缓释片、高浓度口服液、栓剂以及延长释放的硬膜外吗啡等。个体对吗啡的耐受量差异很大，剂量应因人而异。吗啡的给药途径也很多，可经皮、口腔、鼻、胃肠道、直肠、静脉、肌肉、关节腔内、外周神经鞘内（如臂丛鞘、腰神经丛）和椎管内给药（包括蛛网膜下隙和硬膜外腔）。随着"按需镇痛"概念的广泛认可，患者自控镇痛术（patient-controlled analgesia，PCA）已成为镇痛治疗新模式，而吗啡是其中的主体药物之一。

在吗啡产生强大的镇痛作用的同时，也产生较多的不良反应，如恶心、呕吐、呼吸抑制、嗜睡、眩晕、便秘、排尿困难、胆绞痛，以及成瘾性和耐受性等。在临床疼痛治疗中，常采用联合用药的措施，如吗啡与其他阿片类药、NSAIDs、可乐定、氯胺酮、新斯的明、加巴喷丁、普瑞巴林等联合用药，目的是增强吗啡的镇痛效应，减少吗啡的用量和不良反应以及降低吗啡耐受性的发生。如果发生急性吗啡中毒或严重呼吸抑制，可用阿片受体拮抗药纳洛酮对抗并进行呼吸支持。

婴儿、孕产妇、哺乳期妇女、肝功能严重不全者，以及慢性阻塞性肺疾病、肺源性心脏病、支气管哮喘、未确诊的急腹症、脑外伤或颅内占位性病变患者应忌用吗啡。

吗啡与其他药物间也存在相互作用，如与镇静催眠药、三环类抗抑郁药、吩噻嗪类药、胆碱酯酶抑制药、抗组胺药联合应用可增强吗啡的中枢抑制效应，延长作用时间。此外吗啡也可增加香豆素类药的抗凝血作用。

吗啡缓释制剂（美施康定，美菲康）自 20 世纪 80 年代后期引入临床。吗啡缓释片可使药物恒定释放，口服 1 小时起效，在达到稳态时血药浓度波动较小，峰谷比较低，作用可持续 12 小时左右。主要用于缓解癌性疼痛和其他各种慢性非癌性剧烈疼痛。由于为缓释片，必须整片完整地吞服，切勿嚼碎、掰开服用，应有规律地服用。成人每隔 12 小时服用 1 次，用药剂量应根据疼痛的程度、年龄以及既往服用镇痛药史来决定，以完全止痛 24 小时为准。一般由 10～20 mg，每 12 小时 1 次开始，以后根据效果调整。对已经服用过弱吗啡类或吗啡的患者可由 30 mg 开始，必要时可增加到每 12 小时 60 mg，若仍需增加剂量，则可酌情增加 25%～50%，逐步调整至合适为止。

二、羟考酮

羟考酮（oxycodone）又称 1,4-羟基二氢可待因酮，是一种从阿片类生物碱——蒂巴因（thebaine）内提取的半合成阿片类药物。为中效阿片类镇痛止咳药。主要作用于 CNS 和平滑肌，发挥 μ 受体和 K 受体激动药作用，其与 μ 受体的亲和力为吗啡的 1/10～1/40，而其代谢产物羟吗啡酮则起纯 μ 受体激动药作用。羟考酮的镇痛作用无封顶效应，同时具有抗焦虑和精神放松作用。口服吸收快，约 120 分钟血药浓度达到高峰，半衰期约为 2～3 h。口服镇痛止咳效力为注射给药的 50%，作用维持 4～6 h。其在肝脏代谢为去甲羟考酮，与原形药物一起从尿排出。羟考酮常与解热镇痛药对乙酰氨基酚等配伍，用于缓解中度疼痛。如与对乙酰氨基酚的复方制剂，名泰乐宁（TYLOX），每粒胶囊含盐酸羟考酮 5 mg，对乙酰氨基酚 500 mg。术后疼痛可 1 次口服 1～2 粒，间隔 4～6 h 可重复用药 1 次；癌症、慢性疼痛 1 次 1～2 粒，1 日 3 次。

羟考酮的不良反应有头晕、嗜睡、恶心等，对于肝肾功能不全、甲状腺机能严重减退、艾迪生病、前列腺肥大和尿道狭窄患者应慎用。与麻醉药、镇静催眠药合用可能加重 CNS 抑制作用。不能与抗胆碱能药合用。

1996年盐酸羟考酮缓释片（奥施康定）引入临床，以作为吗啡缓释片的替代品。它具有起效迅速、作用时间长、生物利用度高、代谢产物无临床活性、易于剂量滴定、无"封顶"效应、不良反应少等特点。适用于各种中重度疼痛的治疗，尤其对于癌性疼痛，是WHO推荐用药之一。服用20 mg羟考酮缓释片后2～3 h，羟考酮达到最高血药浓度，与20 mg羟考酮即释片相比，羟考酮缓释片的最高血药浓度仅为即释羟考酮的1/2。盐酸羟考酮缓释片的等效止痛作用强度是吗啡的2倍，血药浓度与药效作用之间相关性好，其吸收程度和最高血药浓度与剂量呈正比，口服生物利用度60%～87%，是吗啡的2～3倍，血浆清除半衰期短，约4.5小时。临床重复给药，在第8周、第40周和第48周测定血药浓度，未发现羟考酮或其代谢产物蓄积现象，其代谢物主要经肾脏排泄。

盐酸羟考酮缓释片采用Acro Contin控释技术，即独特的双相释放机制。在体内，约38%羟考酮即刻释放而迅速起效，62%持续缓慢释放而维持平稳的治疗效果。服药后出现双吸收时相，快吸收相$t_{1/2}$为37分钟，慢吸收相$t_{1/2}$为6.7小时，每12小时服用1次，在服药后1小时以内迅速起效，持续稳定止痛达12小时左右，从而减少了患者的服药次数，使患者对药物具有良好的顺应性，因而有利于疼痛的控制。盐酸羟考酮缓释片适用于需长期服用阿片类药物的初始治疗和随着疼痛强度增强而增加剂量的维持治疗。如癌性疼痛、风湿性/骨性关节炎、背痛、带状疱疹后神经痛、大手术后和退行性脊髓疾病等中重度疼痛的第二、第三阶梯的止痛治疗。初始用药为10 mg，每12小时1次，必须整片吞服。应根据病情调整剂量，如果需要剂量调整，1天或2天调整1次，按30%～50%剂量递增。

三、可待因

可待因（codeine）又称甲基吗啡，是阿片所含的另一种生物碱，在阿片中含量约0.5%。口服后容易吸收，大部分在肝内代谢为无药理活性的产物。约10%可待因脱甲基后转变为吗啡。动物研究证实脑室内注射可待因无镇痛效应，而静脉注射则有效，因此提示可待因是通过在体内转变为吗啡而产生其镇痛作用的。可待因的作用与吗啡相似，但镇痛作用远较吗啡小，仅为吗啡的1/12～1/7，其镇痛持续时间与吗啡相似。在达到一定的镇痛效应后，再增加剂量，效应并不增加。可待因的镇静作用不明显，呼吸抑制、呕吐、欣快感及成瘾性也弱于吗啡。可待因的镇咳作用较强，在镇咳剂量时，对呼吸中枢抑制作用轻微，故是临床上常用的中枢性镇咳药。可待因成人用量：口服或皮下注射，1次15～30 mg，单日30～90 mg。

临床上可待因作为一种典型的中枢性镇咳药，主要用于剧烈的无痰干咳，或过分强烈咳嗽引起患者胸痛或妨碍睡眠者。在疼痛治疗中常用于轻度至中等程度的疼痛，效果虽不及吗啡，但常比NSAIDs强，如与NSAIDs联合应用可使镇痛效果增强。单一可待因对严重疼痛的镇痛效果欠佳，久用可待因也可成瘾，并与吗啡具有交叉耐受性。

四、美沙酮

美沙酮（美散痛，methadone）为阿片受体激动药，主要作用于μ受体。美沙酮是左、右旋异构体各半的消旋体，镇痛作用主要是左旋美沙酮，作用强度为右旋美沙酮的50倍。其药理作用与吗啡相似，镇痛作用强度和持续时间也与吗啡相当，但它口服与注射同样有效（吗啡口服利用率低）。其起效慢，服用后约1小时起效，作用维持6～8 h。由于其血浆蛋白结合率高（87.3%），因此有蓄积作用，重复使用可产生吗啡样依赖。耐受性与成瘾性发生较慢，戒断症状略轻，且易于治疗。一次给药后，镇静作用较弱，但多次用药有显著镇静作用。

美沙酮适用于创伤性疼痛、癌性剧痛、外科手术后疼痛和慢性疼痛，其对神经病理性疼痛效果优于吗啡，因此尤其适用于神经病理性疼痛。也可用于阿片、吗啡及海洛因成瘾者的脱毒治疗。成人剂量：口服1次5～10 mg，单日10～15 mg；肌内或皮下注射1次2.5～5 mg，单日10～15 mg。

美沙酮的不良反应与吗啡相近，主要为轻度头痛、头晕、恶心、呕吐和嗜睡，长期应用易致多汗、淋巴细胞数增多、血浆白蛋白和糖蛋白及催乳素含量升高，并可出现身体和精神依赖，但较吗啡少。禁用于分娩镇痛，以免影响产程和抑制胎儿呼吸。

五、芬太尼及其衍生物

芬太尼（fentanyl）及其衍生物——舒芬太尼（sufentanil）、阿芬太尼（alfentanil）、瑞芬太尼（remifentanil）均为人工合成的苯基哌啶类麻醉性镇痛药，为 μ 受体激动剂。芬太尼的镇痛强度约为吗啡的 75～125 倍，作用起效快，静脉注射 100μg 后 1 分钟起效，4 分钟达高峰，维持时间短（17 分钟～2 小时）；肌内注射 100μg 后 15 分钟起效，作用维持 1～2 h，$t_{1/2}$ 为 3～4 h。舒芬太尼的作用与芬太尼基本相同，只是舒芬太尼的镇痛作用更强，约为芬太尼的 5～10 倍，作用持续时间约为其 2 倍。阿芬太尼的镇痛程度比芬太尼弱，为芬太尼的 1/4，作用持续时间约为其 1/3。瑞芬太尼属短效阿片类药，具起效快、恢复迅速、无药物蓄积等优点，其镇痛强度约是阿芬太尼的 15～30 倍。

芬太尼、舒芬太尼、阿芬太尼和瑞芬太尼因单次注射后作用时间短，在疼痛治疗方面应用不广泛。但近年由于患者自控镇痛（patient controlled analgesia，PCA）工作的开展，弥补了该缺点。在疼痛治疗中芬太尼及其衍生物主要用于术后镇痛、分娩镇痛和癌症止痛，常通过硬膜外腔或静脉连续给药。但目前所用的瑞芬太尼制剂中含甘氨酸，不能用于椎管内注射。成人镇痛时，芬太尼按体重 0.7～1.5μg/kg 肌内或静脉注射，硬膜外腔给药初量 0.1 mg，每 2～4 h 可重复，维持量每次为初量的一半；舒芬太尼 0.1～0.3μg/kg，继之以 0.0015～0.01μg/（kg·min）维持；阿芬太尼 10～30 μg/kg，继之以 0.25～0.75μg/（kg·min）维持。

自 1991 年应用于临床的芬太尼透皮贴剂（多瑞吉，durogesic），是强效阿片类药经皮贴敷给药制剂，主要适用于治疗癌性疼痛和某些慢性疼痛如神经病理性疼痛。它具有使用方便、镇痛效果确切等优点。该剂能持续释放芬太尼进入血液循环达 72 小时。首次使用时，经 6～12 h，芬太尼的血浆浓度可产生镇痛效应，经 12～14 h 芬太尼达稳定状态，可维持 72 小时的镇痛作用。其初始剂量应根据患者曾经使用阿片类镇痛药的种类、剂量、时间长短、耐受程度以及患者的年龄、体质和医疗状况等区别对待，对初次使用者，一般从每小时 25μg 开始使用，72 小时更换一次。在用药初始镇痛不足和疗程中出现明显疼痛时可加用短效镇痛药。调整剂量时一般以每小时 25μg 的梯度增加或降低，当用量达到每小时 600μg 仍不能控制疼痛时，应视为无效，建议改用其他镇痛药。而在芬太尼透皮贴剂撤药时，替代药品应从小剂量开始，缓慢逐渐增加。因去除贴剂后血浆芬太尼浓度逐渐下降，约 17 小时下降 50%。

芬太尼常见的不良反应有眩晕、恶心、呕吐、出汗、嗜睡等，静脉注射时可引起胸壁肌肉强直，注射速度过快，可出现呼吸抑制，此外芬太尼尚有成瘾性。芬太尼不宜与单胺氧化酶抑制剂合用。对于支气管哮喘、呼吸抑制及重症肌无力患者应禁用芬太尼，孕妇、心律失常患者应慎用。

六、哌替啶

哌替啶（pethidine）又名杜冷丁（dolantin）、唛啶（meperidine）、地美露（demerol），是人工合成的苯基哌啶类阿片类镇痛药。哌替啶主要为 μ 受体激动药，其作用和作用机制与吗啡相同，皮下或肌内注射后 10 分钟可产生镇痛、镇静作用，持续 2～4 h。哌替啶的镇痛强度为吗啡的 1/10，肌内注射哌替啶 50 mg，可使痛阈提高 50%；肌内注射 125 mg，使痛阈提高 75%，相当于吗啡 15 mg 的效应。10%～20% 患者用药后出现欣快感。哌替啶与吗啡在等效镇痛剂量时，抑制呼吸的程度相等，对延髓的催吐化学感受区有兴奋作用，并能增加前庭器官的敏感性，用药后易致少数患者可出现眩晕、恶心、呕吐。

哌替啶主要用于急性剧烈性疼痛，如创伤性疼痛、术后疼痛及分娩疼痛、内脏绞痛。用于平滑肌痉挛引起的绞痛时，应与解痉药合用。成人每次 50～100 mg，肌内或静脉注射常用于治疗急性剧烈性疼痛。哌替啶也可以通过椎管内给药治疗术后疼痛。成人口服 1 次 50～100 mg，单日 200～400 mg；肌内注射 1 次 25～75 mg，单日 100～400 mg；静脉注射以每次 0.3 mg/kg 为限；术后患者自控镇痛时，静脉注射 / 硬膜外腔单次注射 5～30 mg，连续每小时 5～10 mg，锁定时间 5～15 min。

治疗剂量哌替啶的不良反应与吗啡相似，但程度较吗啡轻，常见的不良反应有头昏、头痛、恶心、呕吐、心悸等，久用也可成瘾，剂量过大可明显抑制呼吸。哌替啶对平滑肌的激动作用弱于吗啡，故很少引起便秘和尿潴留。纳洛酮也可拮抗哌替啶的严重不良反应。

婴儿、颅脑损伤、颅内高压、肺功能不全、严重肝功能障碍者禁用。由于哌替啶对局部组织产生较强的刺激性,故不宜皮下注射。

由于哌替啶的代谢产物去甲哌替啶的神经毒性作用很强,且血浆半衰期长,代谢缓慢,长期应用后可产生战栗、震颤、抽搐、肌痉挛、癫痫大发作等神经毒性症状。另外,哌替啶的正性频率作用可以使心率加快,影响心脏功能;而它的负性肌力作用又可以使心肌收缩力减弱,血压下降,使发生直立性低血压的危险大大增加。鉴于哌替啶的作用时间较短、毒性代谢产物半衰期长、易蓄积等缺陷,世界卫生组织提出,哌替啶不宜用于癌性疼痛和慢性非癌性疼痛治疗。

七、丁丙诺啡

丁丙诺啡(buprenorphine)又名叔丁啡、布诺啡,为蒂巴因的衍生物,是一种 μ 受体部分激动药。以激动 μ 受体和 K 受体为主,对 δ 受体有拮抗作用。其镇痛效能是吗啡的 30 倍,芬太尼的 1/2 倍,作用时间 6~8 h。对呼吸的抑制作用产生较慢,药物成瘾性比吗啡小。丁丙诺啡起效慢,由于其对 μ 阿片受体亲和力强(约为吗啡的 50 倍),从 μ 阿片受体释出慢,故其作用持续时间长。舌下用药 15~45 min 起效,维持 6~8 h。肌内注射后 5 分钟起效,作用维持 4~6 h。

丁丙诺啡主要用于中度至重度疼痛的镇痛治疗,如术后疼痛、晚期癌症疼痛、急性心肌梗死的疼痛等。也可用于阿片类药物或海洛因成瘾的脱毒治疗。肌内注射或缓慢静脉注射 0.3~0.6 mg,1 日 3~4 次;含服 0.4~0.8 mg,6~8 h 可重复用药。

丁丙诺啡的常见不良反应有头晕、嗜睡、恶心、呕吐。颅脑损伤患者及呼吸抑制患者、老弱患者慎用。久用可产生依赖性,戒断症状于停药后 30 小时以上才出现,持续 15 日以上,程度比吗啡轻。

八、布托啡诺

布托啡诺(butorphanol)又名环丁羟吗喃、环丁甲二羟吗喃,是阿片菲类生物碱的衍生物。主要激动 K_3 受体,对 μ 受体有弱拮抗作用。其镇痛效力为吗啡的 3.5~7 倍,可缓解中度和重度的疼痛。对平滑肌的兴奋作用较弱。可增加肺动脉压、肺血管阻力、全身动脉压和心脏负荷,因而不能用于心肌梗死所致的疼痛。口服可吸收,但首关效应明显,生物利用度仅 5%~17%。肌内注射后吸收迅速而完全,30~60 分钟达血浆峰浓度。肌内注射后 10~15 min 起效,作用持续 3~4 h,鼻腔用药也在 10~15 min 起效,作用持续 5 小时。

布托啡诺可用于中度至重度疼痛,如术后、外伤、癌症、肾或胆绞痛等的止痛,也可用于麻醉前用药。不能用于心肌梗死的止痛。肌内注射每次 1~4 mg,必要时 4~6 h 重复用药;静脉注射每次 0.5~2 mg;鼻腔用药通常每鼻孔一喷,共 1 mg,60~90 min 重喷一次。麻醉前用药于手术前 60~90 min 肌内注射 2 mg。

布托啡诺的不良反应常见为镇静、恶心和出汗,较少见头痛、眩晕、飘浮感、嗜睡、精神混乱等。偶见幻觉、异常梦境、人格解体感和心悸、皮疹。对老年人、肝肾功能损伤患者应调整用药剂量,开始剂量应为成人的 1/2,随后可根据患者的反应进行调整。推荐用药间隔 6~8 h。

第二节 非甾体消炎镇痛药

解热镇痛药和抗炎镇痛药统称为解热镇痛抗炎药,是一类在化学结构方面很不相同,但却具有相似的解热、镇痛,而且大多数还有抗炎、抗风湿作用的药物。它们具有相似的药理作用、作用机制和不良反应。这类药物的抗炎作用与肾上腺皮质激素(甾类化合物)有类似之处,但其化学结构和抗炎作用机制与肾上腺皮质激素不同,因此也常被称之为非甾体类消炎药(non-steroidal anti-inflammatory drugs,NSAIDs)。其共同作用特征是具有解热、镇痛、抗炎与抗风湿作用。NSAIDs 是疼痛治疗的重要药物,也是最常用和最先采用的治疗方法。这类药物具有中等程度的镇痛效应,对头痛、牙痛、神经痛、肌肉痛和关节痛等一般性疼痛、炎症性疼痛、术后疼痛和癌性疼痛均有较好的止痛效果；对各种严重创伤性剧痛及内脏平滑肌绞痛则无效。NSAIDs与麻醉性镇痛药不同，长期应用无耐受性和成瘾性。

NSAIDs的镇痛作用机制主要在外周，即主要通过抑制环氧化酶（COX），阻断花生四烯酸（AA）转化为前列腺素（PG），使组织中缺乏PG，伤害性感受器不被激活，从而产生镇痛作用。当机体组织损伤时，局部释放的化学介质，既有致炎作用，同时还可刺激痛觉神经末梢，引起疼痛。但是，PG除本身有致痛作用外，还能减低痛觉神经的兴奋阈，增强了神经对化学和机械性刺激的敏感性，即有增敏作用。此外有研究证实NSAIDs的镇痛作用也有中枢机制的参与，除PG也可易化伤害性系统的突触冲动的传导外，NSAIDs也可减弱由NMDA及SP诱导的中枢敏感化。

研究证实体内至少有两种不同的COX同工酶存在，即COX-1和COX-2。COX-1是一种结构酶，在体内呈结构性表达，调节机体正常的生理功能。而COX-2是一种诱导酶，只有在受诱导情况下表达，组织损伤时在炎症部位调节PG的产生，引起炎症、疼痛和水肿。NSAIDs正是因为对COX的抑制而不可避免地产生胃肠道、肾脏、血液等的不良反应。近年来选择性COX-2抑制剂相继出现。已证实选择性COX-2抑制剂对轻、中度疼痛具有确切镇痛和抗炎作用，而消化道和血小板的不良反应明显减少。但随着临床的广泛应用，有临床研究报告使用COX-2抑制剂罗非昔布和塞来昔布后出现明显高于对照组的严重心血管事件——心肌梗死、脑卒中和猝死，并导致罗非昔布等药物的退市。因此，使用选择NSAIDs时必须权衡利弊，COX-2抑制剂不宜用于患有心肌梗死和脑卒中的患者，COX-1抑制剂也可引起心血管不良反应，使用时也应衡量利弊；此外，为降低NSAIDs的风险，应选择最低有效剂量和短期疗程以及避免同时使用两种NSAIDs。总之，在选择用哪一种NSAIDs时，要考虑到用药后出现的效益与风险。

NSAIDs根据其对COX作用的选择性，可分为非选择性COX抑制药和选择性COX-2抑制药两类。非选择性COX抑制药对COX-1和COX-2的抑制无生物学和临床意义上的差别，此类药物均具有普遍的胃肠、肾、血小板、心血管等不良反应，表现为胃肠道溃疡、出血、穿孔、肾功能障碍等；选择性COX-2抑制药对COX-2的抑制强度比对COX-1的抑制强度大100倍以上，即使在大剂量也不明显抑制人体内COX-1，具有较高的胃肠道安全性。此外传统按化学结构不同NSAIDs又可分为水杨酸类、苯胺类、吡唑酮类及其他有机酸类等。

在1997年第一届国际COX-2研讨会上将NSAIDs分为3大类：①非选择性COX抑制药，多数传统的NSAIDs属于这一类，它们对COX-1和COX-2均具明显抑制作用；②选择性COX-2抑制药，这类药物在常规剂量时，主要抑制COX-2，对COX-1的作用甚弱，胃肠道不良反应较少；当大剂量时，也会抑制COX-1而产生明显的胃肠道不良反应，如美洛昔康、尼美舒利等；③特异性（高选择性）COX-2抑制剂，这类药物在使用较大剂量时，也主要抑制COX-2而几乎不抑制COX-1，如塞来昔布。

在非危险因素的患者短期服用NSAIDs的不良作用少，但是长期大量服用可出现胃肠道反应、凝血障碍、抑制血小板聚集、延长出血时间、变态反应、肾功能损害、水杨酸类中毒和心血管毒性等。因此，凡有消化性溃疡、胃炎、NSAIDs耐受、肾功能不全或出血倾向病史的患者禁用NSAIDs。

一、对乙酰氨基酚

对乙酰氨基酚（acetaminophen）又名酪氨酚、扑热息痛（paracetamol），是非那西丁（phenacetin）在体内具有活性的代谢产物。它是一种解热镇痛药，但其抗炎、抗风湿作用较弱。对乙酰氨基酚口服后吸收迅速，0.5~2 h血药浓度达峰值，作用持续时间3~4 h。

对乙酰氨基酚的解热镇痛作用与阿司匹林相似，单次镇痛的剂量有同样的时效曲线。其镇痛机制可能是通过抑制CNS中PG的合成及阻断痛觉神经末梢的冲动而产生镇痛效应。对乙酰氨基酚适用于轻度至中度疼痛的镇痛治疗，如头痛、肌肉痛、神经病理性疼痛、偏头痛、牙痛、痛经及癌症或术后疼痛等。对乙酰氨基酚常规成人口服或直肠剂量是0.3~0.6 g，每4小时1次，或1日4次；单日量不宜超过2 g，疗程不宜超过10天。

对乙酰氨基酚属非酸类药物，常用剂量较少引起不良反应，对胃肠刺激小，不引起胃肠出血，不导致心血管不良反应，是第一线镇痛药。与其他各类镇痛药合用，几乎无不良反应，不良反应不相加而镇痛作用相加或协同，故也是复合镇痛药的最常见选择。少数病例可发生粒细胞缺乏症、贫血、过敏性皮炎、肝炎或血小板减少症等。长期大量用药，尤其是在肾功能低下者，可出现急性肾衰竭或慢性肾衰竭。

二、阿司匹林

阿司匹林（aspirin）又名乙酰水杨酸（acetylsalicylic acid），是最古老的非麻醉性口服镇痛药，用于治疗疼痛性疾病已有100多年历史。它主要通过抑制体内PGs、缓激肽、组胺等的生物合成和从细胞中释放而产生解热、镇痛、抗炎、抗风湿和抗血小板聚集作用。属于外周性镇痛药，但不能排除中枢镇痛的可能性。口服给药后约30分钟起效，作用持续3~5 h。

阿司匹林的镇痛效能因病情不同而有差别。阿司匹林主要用于伴有炎症反应的慢性疼痛，如头痛、肌肉与骨骼疼痛、神经病理性疼痛等。对于急性炎症性疼痛，如急性风湿热，阿司匹林能控制其炎症的渗出过程，改善炎症的症状，但不能改变疾病的进程，也不能预防肉芽组织及瘢痕的形成。此外，阿司匹林曾是治疗类风湿关节炎的经典药物，给药后能迅速消炎、镇痛，减轻或延缓关节损伤的发展。阿司匹林也可用于术后疼痛的预防和治疗，在术前肌内注射或口服阿司匹林可改善术后镇痛效果；在术后镇痛中阿司匹林主要用于各类手术后轻度或中度疼痛的治疗，特别是与麻醉性镇痛药联合应用，可达到增强镇痛效果，减少吗啡的消耗量和减少不良反应的目的。阿司匹林用于镇痛治疗时，成人口服每次0.3~0.6 g，1日3次，必要时每4小时1次。

阿司匹林最常见的不良反应是胃肠道反应，可引起上腹部不适、恶心、呕吐、消化道溃疡和出血等，对血液系统、肝肾功能亦有一定的影响。可抑制凝血酶原的合成，延长出血时间，能使转氨酶升高，肝细胞坏死以及造成肾功能损害，此外阿司匹林还可引起变态反应，水杨酸反应和瑞氏综合征。因此对于严重肝损害、低凝血酶原血症、维生素K缺乏症、血友病患者、有出血史的溃疡患者应禁用阿司匹林。而哮喘、过敏体质、溃疡病、心肝肾功能不全者应慎用。阿司匹林与多种药物之间有相互作用，治疗时应谨慎给药。由于阿司匹林的不良反应较多，故连续用药2周以上症状未见改善者，应选用其他药物。

阿司匹林的复合新剂型，如阿司匹林精氨酸盐和阿司匹林赖氨酸盐（又名赖氨匹林），改变了阿司匹林传统的口服给药途径，通过肌内注射或静脉注射给药，避免了口服对胃肠道的刺激，而且起效快，作用强，维持时间长，不良反应小。

阿司匹林目前主要用于抗血小板和预防血栓性疾病，已较少用于疼痛治疗。

三、吲哚美辛

吲哚美辛（indometacin）又名消炎痛（indocin），为人工合成的吲哚类抗炎镇痛药。它具有明显的抗炎、解热、镇痛作用，在NSAIDs中，吲哚美辛镇痛作用最强，其抗炎作用较氢化可的松强2倍。吲哚美辛除抑制PG合成外，还能抑制多形核白细胞的活性，减少其在炎症部位的浸润和释放溶酶体酶时对组织的损伤，抑制Ca^{2+}的移动，阻止炎症刺激物引起的组织炎症反应。口服吸收慢，约1~4 h血药浓度达峰值，作用时间为2~3 h。

吲哚美辛对炎症性疼痛有良好的镇痛作用，如风湿性和类风湿关节炎、肩周炎、滑囊炎等，也可用于其他疼痛性疾病的治疗如头痛、肾绞痛、癌性疼痛等。成人每次25~50 mg，1日2~3次，饭时或饭后立即服用。

吲哚美辛不良反应多且较重，尤其是对消化道反应严重，用药者可出现恶心、呕吐、消化不良、腹痛、腹泻、溃疡，偶见穿孔出血等。另外还可引起神经系统反应、变态反应和抑制造血系统、延长出血时间等。对有活动性溃疡病、哮喘、癫痫、帕金森病、肝肾功能不全者应禁用吲哚美辛。高血压、心功能不全、有出血倾向者以及孕妇应慎用。

四、布洛芬

布洛芬（brufen）又名异丁苯丙酸（ibuprofen），为苯丙酸类NSAIDs。布洛芬可抑制花生四烯酸代谢中的 COX，减少 PG 合成，故有较强的抗炎、止痛、解热作用，作用强度相似于阿司匹林，但抗炎作用更为突出。由于其选择性抑制 COX-2 的作用较强，从而主要抑制炎症部位的 PG 合成，而产生抗炎作用。胃肠道不良反应相对轻于阿司匹林，服药后 1~2 h 血药浓度达峰值，作用时间为 2 小时。

布洛芬主要用于治疗炎症性疼痛，其他全身性疼痛也可使用，但用于治疗痛风时，只起消炎、镇痛作用，并不能纠正高尿酸血症。布洛芬成人用量为每次 0.2~0.4 g，每 4~6 h 1 次，给药最大限量为单日 2.4 g。

布洛芬的不良反应较轻，主要为胃肠道刺激症状，一般并不影响继续用药，偶见皮疹等变态反应。哮喘、孕妇、哺乳妇女以及溃疡病和出血倾向者应慎用。

芬必得是布洛芬的缓释制剂，通过抑制 COX 的活性而产生解热、消炎和镇痛作用。芬必得进入体内后逐渐释放，2~3 h 血药浓度即达到峰值，血浆半衰期为 4~5 h，血药浓度波动较小，能维持长达 12 小时的药效而无药物蓄积的趋向，故服药次数减少。1 次 0.3~0.6 g，每天早、晚各服 1 次。适用于慢性疼痛性疾病的治疗，如头痛、肩周炎、腰腿痛、滑囊炎、类风湿关节炎、骨关节炎等，也可作为癌痛三阶梯治疗用药。

五、双氯芬酸钠

双氯芬酸钠（diclofenac sodium）又称双氯灭痛，是苯丙醇酸衍生物。它可抑制 COX 的活性，从而抑制体内 PG 的合成，因此具有抗炎、止痛与解热作用。其药理学特点是药效强，为吲哚美辛的 2~2.5 倍，不良反应轻，剂量小，个体差异小，口服给药后 1~4 h 血药浓度达峰值，作用持续 1~2 h。

双氯芬酸钠主要用于关节炎性疼痛，如类风湿关节炎、强直性脊柱炎、骨关节炎、脊椎关节炎等各种炎症所致的发热和疼痛。口服肠溶片成人用量：关节炎，1 日 75~150 mg，分 3 次服用；急性疼痛，首次 50 mg，以后 25~50 mg，每 6~8 h 1 次；缓释片成人用量：关节炎，1 日 75~100 mg，1 次服用。

双氯芬酸钠的不良反应较多，但程度较轻，偶见消化道不适、皮疹、头晕、头痛等。禁忌证与吲哚美辛相同。

奥湿克（arthrotec）为双氯芬酸钠的肠溶改进剂型，每片内层含双氯芬酸钠 50 mg，外层含胃肠道黏膜保护剂米索前列醇 200 μg，从而免除了双氯芬酸钠对胃肠道的损害作用。奥湿克是目前唯一适用于有胃肠道损伤高危险因素患者的 NSAIDs。除用于各种炎症性疼痛之外，尤其适用于合并有胃肠道不适的疼痛患者使用。成人每次服 1 片，1 日 2~3 次。但由于米索前列醇可引起子宫平滑肌的收缩，故禁用于孕产妇。

六、吡罗喜康

吡罗喜康（piroxicam）又名炎痛喜康，是一种烯醇酸类的衍生物，具有抗炎止痛作用，其抗炎作用强度相似于吲哚美辛。不良反应发生率低，患者易耐受，其抗炎作用与抑制 COX 活性、抑制 PG 合成有关，此外还通过抑制多型核白细胞的体外超氧离子释放、稳定溶酶体膜、抑制溶酶体酶的释放和钙的移动而发挥抗炎作用。吡罗昔康口服后 2~4 h 达血药浓度。

吡罗喜康主要用于治疗风湿性或类风湿关节炎，也适用于骨关节炎、急性痛风等，对腰肌劳损、肩周炎等也有一定疗效。成人口服剂量为 1 次 20 mg，1 日 1 次，或 1 次 10 mg，1 日 2 次；肌内注射每次 10~20 mg，1 日 1 次。

吡罗喜康不良反应少见，少数患者可出现头晕、浮肿、胃部不适、腹泻或便秘等，但停药后可消失，对于有消化性溃疡史和胃出血患者、急性卟啉症患者以及对其他 NSAIDs 过敏的患者应禁用吡罗喜康。长期使用应注意复查血象及肝肾功能。

七、美洛昔康

美洛昔康（meloxicam）为烯醇酸类 NSAIDs。具有消炎、镇痛和解热作用。能选择性地抑制 COX-2，对 COX-1 的抑制作用弱，呈剂量依赖性，因此消化系统等不良反应少。与目前使用的传统 NSAIDs 相比，具有抗炎作用强、抗炎症性疼痛作用时间长、解热效果好、口服吸收好且完全、生物利用度较高（89%）等优点。美洛昔康经口服、直肠给药吸收良好，口服 7.5 mg 和 15 mg 剂量的药物浓度分别与其剂量成正比，用药 3～5 天可达稳态。

美洛昔康适用于类风湿关节炎和疼痛性骨关节炎的对症治疗。对于类风湿关节炎，1 次 15 mg，1 日 1 次；对骨关节炎，1 日 7.5～15 mg，1 日 1 次。

美洛昔康的不良反应较少，其不良反应包括胃肠道反应、贫血、白细胞减少和血小板减少、瘙痒、皮疹等。美洛昔康禁用于使用乙酰水杨酸或其他 NSAIDs 后出现哮喘、血管神经性水肿或荨麻疹的患者、活动性消化性溃疡、严重肝功能不全、非透析患者之严重肾功能不全、15 岁以下的患者、孕妇或哺乳期妇女。而对于有胃肠道疾病史和正在应用抗凝剂治疗的患者应慎用。

八、塞来昔布

塞来昔布（celecoxib）为 COX-2 的特异性抑制剂，通过抑制 COX-2 阻断花生四烯酸合成 PG 而发挥抗炎镇痛作用，对基础表达的 COX-1 的亲和力极弱，治疗剂量塞来昔布不干扰组织中与 COX-1 相关的正常生理过程，尤其在胃、肠、血小板和肾等组织中。因此，胃肠道不良反应少，安全性较好。口服吸收良好，约 2～3 h 达到血浆峰浓度。

塞来昔布主要适用于急性或慢性疼痛，如急慢性骨关节炎和类风湿关节炎、癌性疼痛、术后疼痛等。成人剂量为 1 日 1 次口服 200 mg，疗程不超过 7 天。老年人、轻重度肝功能不全或轻重度肾功能不全的患者不必调整用药剂量。

塞来昔布的常见不良反应为上腹部疼痛、腹泻和消化不良。对于已知对其他 NSAIDs 过敏和对磺胺类药过敏的患者应禁用塞来昔布。

九、帕瑞昔布

帕瑞昔布（parecoxib）是全球第一种可静脉给药和肌内注射的 COX-2 特异性抑制药。帕瑞昔布为水溶性的前体药物，在体内可迅速完全转化为伐地昔布（valdecoxib）。帕瑞昔布对 COX-2 的选择性抑制强度比对 COX-1 的选择性抑制作用强 2.8 万倍。在治疗浓度时，帕瑞昔布能选择性抑制 COX-2，抑制 PGs 的合成，从而发挥镇痛和抗炎作用，而对 COX-1 抑制作用并不明显，因而在发挥镇痛及抗炎作用的同时，不影响胃黏膜、血小板及肾脏功能。通过静脉注射和肌内注射给药方式达到峰浓度的时间分别为 0.5 小时和 1.5 小时，起效时间 7～13 min，作用持续 6～12 h。

帕瑞昔布临床上用于治疗与外科手术或临床上有关的急性疼痛，包括口腔科手术、妇科或矫形手术后的疼痛。成人剂量为 40 mg 静脉注射或肌内注射，随后视需要间隔 6～12 h 给予 20 mg 或 40 mg，每天总剂量不超过 80 mg，疗程不超过 3 天。

帕瑞昔布的常见不良反应包括干燥症、消化不良、胃肠胀气、高血压、低血压、少尿、瘙痒等。少见胃及十二指肠溃疡、心动过缓、瘀斑等。有严重药物过敏史，如磺胺类药过敏史，活动性消化道溃疡或胃肠道出血、支气管痉挛、严重肝功能损害者禁用。

第三节 精神类药

一、抗抑郁药

抗抑郁药是指具有提高情绪、增强活力的药物。临床上将抗抑郁药分为三环类抗抑郁药、去甲肾上腺素（NE）重摄取抑制剂、5-HT 重摄取抑制剂、非典型抗抑郁药和单胺氧化酶（MAO）抑制药。抗抑郁药可显著改善一些慢性疼痛的症状，其镇痛作用既有继发于抗抑郁作用的效应，也具有不依赖其抗抑郁作用的独立镇痛效应。在慢性疼痛治疗中，抗抑郁药可能通过一种或几种机制发挥镇痛作用：①直接镇痛作用，通过作用于从中脑下行到脊髓背角的 NE、5-HT 能神经生理系统而实现；②改善合并的精神障碍，通过治疗引起疼痛症候群的隐匿的抑郁症，或通过治疗明显的抑郁症提高患者疼痛耐受性来减轻疼痛；③减轻疼痛相关症状，如改善食欲和睡眠状况；④加强阿片类药镇痛作用。最近研究证实抗抑郁药的镇痛作用除了中枢作用机制外，也可能与外周机制有关。临床上抗抑郁药主要用于伴有慢性疼痛的抑郁症患者。

研究证实三环类抗抑郁药和 MAO 抑制药的镇痛作用主要依赖于单胺能神经的传导，前者主要阻断 NE 和 5-HT 神经递质的再摄取，而使突触间隙这两种递质的浓度增加；而后者则通过抑制 MAO，影响 NE 和 5-HT 的代谢。三环类抗抑郁药和 MAO 抑制药在改变单胺类递质和受体功能状态的同时，也影响脑和脊髓内与单胺类递质共存的一些介质（或调质）如 P 物质、GABA 等的活性，此外这类药物对 CNS 和外周组胺受体的阻断、抑制 PGs 的合成和 Ca^{2+} 通道阻断作用等也与其镇痛作用有关。

（一）阿米替林

阿米替林（amitriptyline）为三环类抗抑郁药，主要通过抑制突触前膜 NE 和 5-HT 的再摄取，增强中枢 NE 能和 5-HT 能神经的功能，从而发挥抗抑郁作用，同时具有抗焦虑、镇静及抗胆碱作用。阿米替林镇痛作用机制与抑制 NE 和 5-HT 的再摄取，影响由内啡肽介导的疼痛调节通路有关。口服后 8~12 小时血药浓度达高峰，作用时间为 24~48 h。在疼痛治疗中常用于偏头痛、糖尿病性神经痛、带状疱疹后神经痛和慢性紧张性头痛的治疗，成人用量：开始 1 次 25 mg，1 日 2~3 次，然后根据病情和耐受情况逐渐增至单日 150~250 mg。

阿米替林常见不良反应有口干、嗜睡、便秘、视力模糊、排尿困难、心悸，此外，偶可引起直立性低血压、肝功能损害及迟发性运动障碍。患有严重心脏病、青光眼、前列腺肥大以及尿潴留者禁用。孕妇及哺乳期妇女应慎用。

（二）氟西汀

氟西汀（fluoxetine）是一种选择性 5-HT 再摄取抑制剂，通过抑制神经突触细胞对神经递质 5-HT 的再摄取以增加细胞外可以和突触后受体结合的 5-HT 水平。在疼痛治疗中氟西汀主要用于伴有慢性疼痛的抑郁症患者。成人早晨口服 20 mg，每日 1 次，必要时可加至单日 40 mg。

氟西汀的不良反应包括性功能障碍、胃肠道反应（食欲降低、恶心、腹泻、便秘、口干）、失眠、头痛、头晕等，严重的不良反应有罕见的癫痫发作、诱发狂躁和激活自杀观念等。由于氟西汀是 CYP_{450} 酶的 2D6 和 3A4 亚型的抑制剂，与三环类抗抑郁药合用时增加三环类抗抑郁药的血浆水平，因此应减少后者的剂量。不能与 MAO 抑制药合用。

（三）度洛西汀

度洛西汀（duloxetine）是一种新型的抗抑郁药，为 5-HT 和 NE 再摄取的双重抑制剂。目前发现度洛西汀不仅可以治疗抑郁症，还可用于治疗压力性尿失禁与糖尿病周围神经病理性疼痛。对于抑郁症伴发慢性疼痛和纤维肌痛症也有一定疗效。其镇痛机制可能与抑制大脑和脊髓中 5-HT 和 NE 再摄取有关。成人口服剂量为 1 日 60 mg（1 次）。

度洛西汀常见的不良反应为恶心、口干、失眠、头晕、便秘、食欲减退、乏力等。由于度洛西汀可能导致致死性 5-HT 综合征，故禁与 MAO 抑制剂联用。禁用于未经控制的闭角型青光眼；重度肝、肾功能受损患者需慎用。

（四）帕罗西汀

帕罗西汀（paroxetine）是一种选择性 5-HT 再摄取抑制剂，通过提高突触间隙 5-HT 的浓度而发挥抗抑郁作用。在临床疼痛治疗中主要用于缓解慢性、顽固性疼痛引起的焦虑症状和睡眠障碍。如偏头痛，持续性躯体形式疼痛障碍（PSPD）、原发性纤维肌痛综合征、带状疱疹后遗神经痛等。每日早餐时 1 次，起始量和有效量为 20 mg，2~3 周后如疗效不佳且不良反应不明显，可以 10 mg 递增至 50 mg，每日 1 次。老年人及肝肾疾病患者酌情调整用量，以不超过每天 50 mg 为宜。维持量 20 mg，每日 1 次，注意不宜骤然停药。

帕罗西汀的不良反应包括性功能障碍、胃肠道反应（食欲降低、恶心、腹泻、便秘、口干）、失眠、镇静、震颤、头痛、头晕、出汗等，严重的不良反应有罕见的癫痫发作、诱发狂躁和激动。严重心、肝、肾疾病患者，有狂躁病史者及老年患者应慎用。孕妇及哺乳妇女、癫痫患者不宜使用。

（五）丙咪嗪

丙咪嗪（imipramine）为三环类抗抑郁药，可用于治疗风湿和类风湿关节炎的疼痛，成人用量：开始1次25～50 mg，1日2～3次，以后逐渐增至1日100～250 mg。

（六）苯乙肼

苯乙肼（phenelzine）为MAO抑制药，对慢性频发性偏头痛具有显著镇痛作用，对伴有抑郁的神经病理性疼痛也有效，成人口服剂量1次10～15 mg，1日3次。

抗抑郁药的常见不良反应有抗胆碱效应，如口干、扩瞳、便秘、排尿困难等，还可出现多汗、无力、头晕、直立性低血压等。对长期用药者应定期检查肝功能和心电图。对前列腺肥大和青光眼患者应禁用。

二、抗癫痫药

抗癫痫药的作用机制，从电生理学观点看，有两种方式：抑制病灶神经元过度放电，或作用于病灶周围正常神经组织，以遏制异常放电的扩散。其机制与增强脑内抑制性神经递质如GABA介导的抑制作用，干扰细胞膜上Na^+、Ca^{2+}等阳离子通道，或抑制兴奋性神经递质如谷氨酸的兴奋作用有关。

抗癫痫药最初用于治疗神经病理性疼痛，现在则已被广泛应用于慢性疼痛治疗，特别是撕裂样痛、烧灼样痛和麻木样痛。其镇痛机制未明，可能与其抑制外周神经元的异常放电，增强抑制性GABA功能、拮抗兴奋性NMDA功能以及Na^+、Ca^{2+}通道阻滞等有关。目前常用于治疗神经病理性疼痛的抗癫痫药有苯妥英钠（phenytoin sodium）、卡马西平（carbamazepine）、拉莫三嗪（lamotrigine）、加巴喷丁（gabapentin）和普瑞巴林（pregabalin）。

（一）苯妥英钠

苯妥英钠为二苯乙内酰脲的钠盐。苯妥英钠对各种组织的可兴奋膜，包括神经元和心肌细胞膜，有稳定作用，降低其兴奋性；抑制神经元的快灭活型（T型）Ca^{2+}通道，抑制Ca^{2+}内流；较大浓度时，苯妥英钠能抑制K^+外流，延长动作电位时程和不应期；此外高浓度苯妥英钠能间接增强GABA的作用。

在疼痛治疗中，苯妥英钠对三叉神经痛、舌咽神经痛、糖尿病性神经痛、带状疱疹后神经痛、外伤后神经痛，癌痛等有不同的疗效。其镇痛机制未阐明，可能与苯妥英钠作用于CNS降低突触传递或降低引起神经元放电的短暂刺激（抗点燃效应）的综合作用有关。苯妥英钠能使疼痛减轻，发作次数减少，静脉注射可缓解爆发痛。苯妥英钠治疗神经病理性疼痛的剂量为100～250 mg，1日2～4次，服药后3～5天出现治疗作用，静脉注射剂量为15 mg/kg，输注时间为2小时。

苯妥英钠口服吸收慢而不规则，轻度不良反应包括眩晕、共济失调、头痛和眼球震颤等，长期用药可致牙龈增生、叶酸吸收及代谢障碍和变态反应等。

（二）卡马西平

卡马西平的作用机制与苯妥英钠相似。治疗浓度时能阻滞Na^+通道，抑制癫痫灶及其周围神经元放电。对复杂部分发作（如精神运动性发作）有良好疗效，至少2/3病例的发作可得到控制和改善。对大发作和部分性发作也为首选药之一。卡马西平口服吸收良好，约2～6 h达血药峰浓度。血浆蛋白结合率为80%。在肝中代谢为有活性的环氧化物。血浆半衰期在用药之初平均为35小时。因卡马西平为药酶诱导剂，连续用药3～4周后，半衰期可缩短50%。

卡马西平抗外周神经痛的作用机制可能与是通过GABAB受体，与Ca^{2+}通道调节有关。在临床疼痛治疗中，卡马西平主要适用于神经痛的疼痛治疗，包括三叉神经痛、多发性硬化、糖尿病性周围神经痛及疱疹后神经痛，亦可作为三叉神经痛缓解后的长期预防性用药。对三叉神经痛、舌咽神经痛疗效较苯妥英钠好，用药后24小时即可奏效。成人剂量开始1次0.1 g，1日2次，第2日后每隔1日增加0.1～0.2 g，直至疼痛缓解，维持量1日0.4～0.8 g，分次服用，最高量单日不超过1.2 g。

卡马西平的常见不良反应为视力模糊、复视、眼球震颤等中枢神经系统反应，以及头晕、乏力、恶心、呕吐等。少见皮疹、荨麻疹、瘙痒、甲状腺功能减退等，罕见粒细胞减少和骨髓抑制、心律失常、过敏性肝炎、急性肾衰。对于心、肝、肾功能不全、房室传导阻滞、血象严重异常、有骨髓抑制史者以及孕妇和哺乳期妇女应禁用卡马西平，而青光眼、心血管严重疾患、糖尿病、老年人等应慎用。

（三）拉莫三嗪

拉莫三嗪是1990年美国上市的抗癫痫药，为电压依赖性Na^+通道阻滞剂。拉莫三嗪具有很强的抗癫痫作用，同时具有治疗神经病理性疼痛的作用，它对于三叉神经痛及糖尿病引起的神经痛有较好的疗效。其作用机制为阻滞电压依赖性Na^+通道并可以抑制谷氨酸的释放。拉莫三嗪的用药剂量为每日50～500 mg。常见的不良反应有头晕、瞌睡、便秘和恶心等。

（四）加巴喷丁

加巴喷丁为人工合成的GABA类似物，但它无直接的GABA能作用，也不影响GABA的摄取或代谢，其结合部位是一种电压依赖性钙通道亚单位$α_2δ$，它们结合后所产生的一系列变化或许是其发挥镇痛作用的一种重要机制。另外，其镇痛作用也可能与GABA、NMDA受体、NE、脊髓$α_2$肾上腺素能受体、腺苷A_1受体有关。目前加巴喷丁已经成为治疗神经病理性疼痛的一线药物。与其他抗癫痫药相比，具有疗效更佳、耐受性好及不良反应小的特点，是临床用于治疗神经病理性疼痛的抗癫痫药中疗效最好的药物之一。加巴喷丁对糖尿病性神经痛、带状疱疹后神经痛均有显著疗效，对于其他类型的神经病理性疼痛综合征，如癌性疼痛、艾滋病感染引起的疼痛、慢性背痛等亦有疗效。近年来加巴喷丁作为辅助药物已成功应用于急性术后疼痛治疗以及预防术后慢性疼痛的发生。加巴喷丁起始量为100 mg，每日3次，以后逐渐增加，直到疼痛缓解。一般有效剂量为单日900～1 800 mg，最大用药量可达单日3 600～4 800 mg。

加巴喷丁与其他抗癫痫药相比，不良反应最少，无长期服药的毒性作用，代谢中间产物无活性，无肝药酶诱导作用，无严重的药物相互作用。其常见的不良反应包括镇静作用、瞌睡及运动失调等。

（五）普瑞巴林

普瑞巴林是GABA的一种类似物，为加巴喷丁的后续产品。其作用机制与加巴喷丁相似，对GABA受体无药理活性，通过抑制CNS电压依赖性钙通道的一种亚基$α_2-δ$蛋白，减少Ca^{2+}内流，从而减少谷氨酸、NE、SP等兴奋性神经递质的释放。长期应用普瑞巴林可以增强GABA转运蛋白的浓度和功能性GABA的转运速率。普瑞巴林药代动力学优良，具有口服生物利用度高，达峰时间短，半衰期长的特点。普瑞巴林起效快，药效持续时间长，抗惊厥活性比加巴喷丁强3～10倍，治疗神经病理性疼痛的疗效与加巴喷丁相当。临床上主要用于治疗外周神经痛、糖尿病性外周神经病引起的疼痛、带状疱疹后神经痛、纤维肌痛综合征以及辅助性治疗局限性部分癫痫发作。普瑞巴林治疗神经病理性疼痛时起始剂量为单日150 mg，随后根据患者的反应和耐受性，3～7天后剂量可增至单日300 mg；如需要，再隔7天后可增至最大剂量单日600 mg。如果在治疗过程中必须停用本药，应在最少1周内逐渐停药。

普瑞巴林最常见的不良反应为眩晕、嗜睡、口干、周围性水肿、视力模糊、体重增加和注意力难以集中等，不良反应一般为轻中度。凡对普瑞巴林过敏者、孕妇禁用，老年人、肾功能损害患者应减少用药剂量。

三、抗焦虑药

抗焦虑药是指对CNS具有选择性抑制、能够抗焦虑的药物。抗焦虑药在产生抗焦虑作用的同时，亦能抑制脑干网状结构，使大脑皮质的兴奋性下降，产生镇静催眠作用，也能抑制脊髓运动神经元产生中枢性骨骼肌弛缓作用。本类药物不产生锥体外系反应，但久用可产生依赖性，有习惯性，亦可成瘾，突然停药时出现戒断症状。抗焦虑药包括：①苯二氮䓬类；②5-HT受体激动药；③巴比妥类；④其他如水合氯醛等。其中苯二氮䓬类是最重要的一类药物。

研究证实，在急慢性疼痛患者中常伴有焦虑，紧张，焦虑在突发性及持续性疼痛中起着非常重要的作用。在抗焦虑药中，常用苯二氮䓬类药如咪达唑仑、氯硝西泮、劳拉西泮等治疗伴有焦虑、肌紧张和失眠的慢性疼痛。苯二氮䓬类药的抗焦虑作用机制可能与其与苯二氮䓬受体结合，促进中枢抑制性神经递质 GABA 的释放或突触的传递有关。但其镇痛作用机制仍不清楚。由于长期连续应用此类药物可出现共济失调、震颤等不良反应，且能产生成瘾性和戒断症状，因此临床上较少单独应用该类药物治疗慢性疼痛。

羟嗪为哌嗪类化合物，系非苯二氮䓬类药抗焦虑药，作用轻微，具有镇静、弱安定及肌肉松弛作用，并有抗组胺作用。通常用于需镇静的急性疼痛患者，以及某些不能使用苯二氮䓬类药的焦虑患者。丁螺环酮（buspirone）是一种非苯二氮䓬类药抗焦虑药，也不作用于 GABA 受体，它与体内的为 $5-HT_{1}a$ 受体具有高度亲和力，而且也与大脑的多巴胺受体有中度亲和性，但迄今为止其抗焦虑的机制仍不十分清楚，可能与激动 $5-HT_{1}a$ 受体有关。丁螺环酮主要用于伴有慢性焦虑的疼痛患者，特别是广泛性焦虑症。丁螺环酮单次用药无效，必须应用大约 2 周左右才达到高峰。与苯二氮䓬类药比较，丁螺环酮无镇静作用，不损害运动功能，与其他催眠镇静剂无相互作用，不产生耐药性和成瘾性以及药物反跳现象。

四、神经安定药

神经安定药主要包括吩噻嗪类、硫杂蒽类和丁酰苯类。临床研究显示，神经安定药对伴幻觉、妄想、兴奋躁动、失眠、焦虑不安等精神病症状的急慢性疼痛均有良好的镇痛作用，这类药物对三环类抗抑郁药无效的慢性疼痛也具有缓解症状的作用；对精神性疾病引起的疼痛效果最好；对癌性疼痛也有效，但其镇痛作用机制目前仍不清楚。

临床上伴有精神病症状（如幻觉、妄想、兴奋、躁动等）的急慢性疼痛是神经安定药的绝对适应证。对多种疾病和外伤所致的神经源性疼痛和癌性疼痛，神经安定药也可显著缓解其症状。此外也可用于一些急性疼痛的治疗，如混合性疼痛、腹部和牙科的术后疼痛及产后痛。

第三章 腹腔内脏痛

第一节 概述

腹痛是指由于各种原因引起的腹腔内、外脏器的病变，而表现为腹部的疼痛。腹痛病因极为复杂，包括炎症、肿瘤、出血、梗阻、穿孔、创伤及功能障碍等。腹痛是临床上比较常见的症状。据国外的研究发现，在成年人有4%~10%的急诊求诊是因为腹痛。腹痛多数由腹腔内脏器官病变引起，但一些非腹部的疾病也可出现腹痛。引起腹痛的病变可为器质性的，也可能是功能性的，甚至是心理性的。临床上一般分为急性腹痛和慢性腹痛，其中属于外科范畴的急性腹痛称为"急腹症"。本章仅对临床上比较常见的腹腔内脏疾患所致的腹腔内脏痛加以介绍，重点阐述各类腹痛的临床特点及治疗原则。

一、腹痛发病机制及类型

腹壁及腹膜壁层的神经分布包括第7~12对肋间神经以及第1腰椎神经分支，腹膜后肌肉是由第1~4对腰神经根支配；这些部位病变时的疼痛均能准确定位，为躯体痛，多见于炎症，并有特定的持续性疼痛。腹膜的脏层以及被其覆盖的脏器由第5腰椎及第3腰椎间的内脏交感神经所支配，其传递之痛觉定位模糊，为内脏痛。凡能刺激内脏神经末梢，如内脏缺血、平滑肌痉挛、空腔脏器痉挛或膨胀、系膜或韧带牵引、实质性脏器包膜急性膨胀等，均可产生明显有时是剧烈的内脏痛。

腹痛按其传入神经及临床表现可分为内脏性、体神经性和牵涉痛三种类型。

1. **内脏性腹痛**

内脏性腹痛主要由交感神经传导。当实质性脏器被膜急剧扩张，空腔脏器平滑肌痉挛或过度伸展及脏器的炎症或缺血均可引起腹痛。其特点是：①疼痛定位模糊、弥散；②疼痛的感觉多为痉挛、不适、钝痛或灼痛；③常伴有恶心、呕吐、出汗等其他自主神经系统兴奋的症状。

2. **体神经性腹痛**

体神经性腹痛是由于壁层腹膜受刺激引起。通常只有体神经或脊神经参与疼痛的机制。疼痛的特点是：①定位较准确，常出现在受累器官邻近的腹膜区域；②疼痛剧烈而持续；③可伴有局部腹肌的强直、压痛和反跳痛；④疼痛可因咳嗽或体位变动而加重。

3. **牵涉痛**

牵涉痛是指腹部器官病变引起的疼痛出现在离开该器官的其他身体体表部位。内脏神经和体神经共同参与了此类腹痛的机制。牵涉痛具有更多体神经传导的特点：如疼痛程度较剧烈，位置较明确，局部可有压痛或皮肤感觉过敏。牵涉痛有时对诊断很有帮助，如胆囊的疼痛可放射至右肩或肩胛区。

二、病因

1. **腹腔内脏器病变**

①炎症：如胃炎、胆囊炎、胰腺炎、阑尾炎等。②穿孔：如胃穿孔、肠穿孔、胆囊穿孔、阑尾穿孔

等。③阻塞或扭转：肠梗阻、胆道结石梗阻、胃扭转、卵巢囊肿扭转等。④破裂：如异位妊娠破裂、肝破裂、脾破裂等。⑤血管病变：如肠系膜动脉血栓形成、腹主动脉瘤等。⑥肿瘤：如胃癌、胰腺癌、结肠癌、卵巢癌等。⑦肠寄生虫病：如钩虫病、蛔虫病等。

2. 腹壁组织的炎症或损伤

如腹壁挫伤、腹壁脓肿、带状疱疹等。

3. 腹外脏器与全身性疾病

①胸部病变：如大叶性肺炎、急性心肌梗死、胸膜炎等。②脊柱疾患：如胸椎结核、椎间盘突出、转移性肿瘤等。③代谢紊乱及各种毒素的影响：如糖尿病酮症酸中毒、尿毒症、化学毒物如砷、铅中毒，卟啉病或一些过敏疾病等。④神经源性：如带状疱疹、末梢神经炎。⑤功能性：如空腔脏器的痉挛、肠运动功能失调及精神因素引起的腹痛等。

三、腹痛的特点

1. 性别与年龄

儿童腹痛常见的病因是蛔虫症、肠系膜淋巴结炎与肠套叠等。青壮年则多见溃疡病、胰腺炎。中老年多为胆囊炎、胆结石，还需注意胃肠道肿瘤与心肌梗死的可能性。肾绞痛较多见于男性，而异位妊娠破裂、卵巢囊肿扭转则是妇科急腹症的常见病因。

2. 起病情况

起病急骤者多见于脏器穿孔、破裂、扭转、结石、肠系膜血管栓塞等。起病隐匿的多见于溃疡病、慢性炎症等。急性腹痛多由器质性病变引起，而慢性腹痛的病因可能是器质性的，如慢性胰腺炎、腹腔内恶性肿瘤等；也可能是功能性的，如功能性消化不良、肠易激惹综合征等。暴饮暴食后出现的急性腹痛应注意急性胰腺炎、急性胃炎，若疼痛出现在右上腹，可考虑急性胆囊炎、胆石症。肠痉挛伴有腹泻应考虑急性胃肠炎、细菌性痢疾，而不伴腹泻者提示肠梗阻。发生在消化道内镜检查之后立即出现的腹痛应怀疑消化道损伤或穿孔。饱食后剧烈活动或有慢性便秘史的老年人突然出现的腹痛，可能为小肠或乙状结肠扭转。

3. 部位

腹痛的部位常提示病变的所在，不过许多内脏性疼痛常常定位模糊，所以压痛的部位对病变定位更有意义。腹痛的部位在疾病发展过程中常发生变化。一般来说，绝大多数胃肠道疾病开始表现为非牵涉性内脏痛，即在腹部中线附近出现定位不清的弥漫性疼痛，当病变波及壁层腹膜后，在病变部位产生定位清楚的局限性锐痛。如急性阑尾炎最初感觉为脐周痉挛性疼痛，数小时后疼痛转移并局限在右下腹部。胆绞痛开始也出现在上腹正中，当并发急性胆囊炎后出现右上腹疼痛，如果病变进一步发展至胆囊积脓、坏疽、穿孔伴弥漫性腹膜炎时，产生弥漫性躯体痛及右肩胛下角牵涉性躯体痛。

4. 程度

疼痛的程度取决于刺激强度、病理改变发生的速度及患者对疼痛的敏感性。腹痛的程度在一定意义上反映了病情的轻重。胃十二指肠穿孔、化脓性胆囊炎所致胆囊穿孔或外伤性胆囊破裂，胃液、十二指肠液或胆汁强烈刺激腹膜所造成的化学性腹膜炎，其疼痛难以忍受。空腔脏器梗阻如肠梗阻以及胆道或泌尿系结石引起的腹痛多剧烈，呈绞痛，但发作间歇期可无明显症状。病理改变发生的速度明显影响疼痛的程度。如慢性炎症性疾病、肿瘤所致慢性器官梗阻，肝、脾、肾等实质性脏器逐渐增大，一般只引起轻度至中度的腹痛。而空腔脏器发生突然梗阻、器官血液循环快速中断、突发的脏器破裂、出血以及急性腹腔炎症则出现剧烈腹痛。不过疼痛的感觉因人而异，特别是老年人有时感觉比较迟钝，病变虽严重，但疼痛却不明显。

5. 性质

腹部绞痛为平滑肌痉挛性收缩或蠕动增强所致，表示空腔脏器的梗阻或痉挛，如机械性肠梗阻、胆管或泌尿系结石梗阻等；胆道蛔虫症常有剑突部位的钻顶样痛；消化性溃疡穿孔多为烧灼样或刀割样的锐痛，可迅速扩散至全腹；胀痛常因器官包膜张力增加、系膜牵拉或肠管胀气扩张等所致；锐痛通常是腹壁、壁层腹膜或神经源性疾病所致，如带状疱疹或胸神经受压产生节段性烧灼样锐痛；严重的撕裂样疼痛提示腹腔动脉瘤破裂，而在排便后引起肛门部同样性质的疼痛通常是由于肛裂所致。难以定位的弥漫性腹痛，其疼痛性质难以形容时，常表示腹腔脏器疾病。

6. 节律

实质性脏器的病变多表现为持续性疼痛，空腔脏器的病变则多表现为阵发性。而持续疼痛伴阵发性加剧则多见于炎症与梗阻同时存在的情况。如溃疡性疼痛特别是十二指肠溃疡引起的疼痛多发生在餐后数小时，持续至下一次进餐，表现为空腹痛。十二指肠溃疡可于晚间睡前或夜间出现疼痛，也称为夜间痛。由于睡眠状态下自主性神经系统活动增强，如夜间发生腹痛并使患者惊醒，多见于器质性疾病而并非心理或神经精神因素所致。过敏性结肠炎的腹痛多发生在清晨，而肿瘤浸润所致的疼痛虽呈持续性，但于晚间更痛苦。进餐后立即平卧产生的胸骨后或剑突下烧灼样疼痛是反流性食管炎典型的疼痛特征。慢性持续性疼痛多表示腹腔内进展性固定性病变，如恶性肿瘤。持续性不同部位的腹痛说明是功能性或精神性因素所致。

7. 牵涉痛

一些部位病变引起的疼痛常放射至固定的区域，如胆道或膈下的病变可引起右肩或肩胛区疼痛；胰腺疼痛可涉及后腰背；肾盂、输尿管的病变其疼痛可放射至大腿内侧及会阴。

8. 疼痛加重及缓解因素

摄入食物的种类、质量及数量可影响多种疾病疼痛的强度、特征及持续时间。十二指肠溃疡的空腹痛是由于饮食后数小时胃已排空，胃液不被中和所致，故进食及服用抗酸药物后，疼痛明显减轻或完全消失。富含脂肪的食物能延长胃的排空，故可延缓饮食后溃疡疼痛的发作。蛋白质具有刺激胰腺分泌的功能，因此可加重胰腺炎的疼痛。高脂肪餐可刺激胆囊收缩，加重胆绞痛。体位的改变及某些活动可加重或缓解疾病的疼痛，如随膈肌运动腹痛加剧见于胸腔疾病、膈下脓肿及上腹部内脏疾病。在进行躯体运动、咳嗽、打喷嚏时疼痛加重常提示脊髓肿瘤或脊髓受压所致神经根或神经性疾病。腹肌收缩时腹痛加重是由于腹肌筋膜疼痛综合征或腹壁出血性损伤。反流性食管炎常因仰卧及俯身弯腰时疼痛加重，而站立或服制酸剂可使烧灼感减轻或消失。胰腺癌侵及或压迫腹腔神经丛常迫使患者终日弯腰前倾取坐位，以减轻由于站立或平卧时脊柱伸长，脊柱前神经张力增加而使疼痛加剧的痛苦，是晚期胰腺癌典型的疼痛表现。

9. 伴随症状

①伴有发热：提示腹腔内炎症性病变。②伴有休克：见于内脏破裂出血、胃肠穿孔并发肠系膜炎、急性腹内器官的绞窄、腹外脏器病变。③伴有呕吐、腹泻：常见于胃肠道各种炎症性疾病等。④伴有血便：常见于痢疾、肠套叠、急性出血性坏死性肠炎、过敏性紫癜、绞窄性肠梗阻、肠系膜动脉血栓形成等。⑤伴有血尿：见于泌尿系统疾病。⑥伴有黄疸：见于肝胆疾病、胰腺炎、胰腺癌。⑦伴有呕血：见于溃疡病、胆道出血、胃癌、急性胃黏膜病变。⑧伴有腹部包块：见于炎症性包块、肿瘤、肠套叠、肠扭转、卵巢囊肿蒂扭转、蛔虫性肠梗阻等。

第二节　胃肠疾病疼痛

一、胃痛

胃痛是临床疼痛中常见的内脏痛之一。胃极度鼓胀、伸展；胃壁肌肉过度收缩，蠕动亢进；胃受牵拉、化学刺激；支配胃的血管缺血和炎症等因素均可引起胃痛。胃痛还可伴有腹肌紧张、恶心、呕吐、食欲不振、出汗、心悸等症状和体征。胃痛常有牵涉痛，这是因为传达胃痛的内脏传入神经纤维在脊髓后角处与来自上腹正中的传入纤维关联起来，产生内脏感觉反射所致。

引起胃痛的病因很多，主要包括炎性因素（如急慢性胃炎、胃十二指肠溃疡、胃十二指肠穿孔），机械性因素（胃扩张、胃痉挛、胃扭转），胃肿瘤，胃神经官能症等。

(一)临床特点

不同原因引起的胃痛表现也不尽相同。

1. 胃十二指肠溃疡

疼痛为主要症状。胃溃疡主诉为上腹部广泛疼痛,范围约手掌部大小,疼痛常与饮食有关,常在进食后不久出现,疼痛多呈周期性;十二指肠溃疡常见疼痛部位是上腹正中偏右侧,患者多能指出疼痛部位,表现为饥饿痛,疼痛最初呈周期性,合并幽门梗阻时胃痛是持续而无规律的并发症包括出血、穿孔、幽门梗阻、癌变。通过胃液分析、粪便隐血检查、X 线钡餐透视、纤维胃镜检查,结合病史、症状和体征可明确诊断,为治疗提供依据。

2. 胃痉挛

常发病急骤,疼痛剧烈且呈阵发性。查体时无明显的阳性体征,辅助检查也无异常。经过解痉对症处理后,平滑肌痉挛缓解,疼痛立即消失。

3. 胃十二指肠穿孔

患者突然感上腹刀割样或烧灼样剧痛,先局限于右上腹,逐渐扩散到右下腹和全腹,出现休克症状。早期伴有恶心、呕吐,数小时后腹痛减轻,随后有全身中毒症状,可出现麻痹性肠梗阻。体征可出现腹肌强直,全腹压痛及反跳痛,但以上腹部明显,可有移动性浊音,约75%患者肝浊音界消失。X 线检查可见膈下半月形游离气体影,诊断基本成立。必要行腹腔穿刺,白细胞计数及中性粒细胞增高。

4. 急性胃炎

主要表现为上腹部不适、疼痛、厌食、恶心、呕吐,常因伴有肠炎而腹泻。体检发现上腹部有轻压痛,肠鸣音亢进。

5. 胃癌

胃癌早期一般无明显症状,可出现上腹部不适、饱胀或疼痛。疼痛的性质和程度不同,可能仅为隐痛,也可表现为消化性溃疡样疼痛,至胃癌晚期可剧烈疼痛。除上腹疼痛外,胃癌患者还可出现食欲减退、消瘦、乏力、恶心、呕吐、呕血和黑便,晚期胃癌也可出现穿孔及幽门梗阻等并发症,体检可发现上腹部肿块、腹腔积液及锁骨上淋巴结肿大。

(二)治疗方案及原则

1. 胃十二指肠溃疡

(1)解痉止痛:阿托品或山莨菪碱,口服或肌内注射,但在幽门梗阻时禁用。

(2)制酸剂:目前常采用混合性制酸剂,如胃得乐、复方铝酸铋等。

(3)H_2 受体阻滞剂:可口服西咪替丁、雷尼替丁等药物。

2. 胃痉挛

(1)抗胆碱药:常用阿托品 0.5 mg 皮下注射,颠茄每次 0.3 ~ 1 mL 口服。

(2)热敷法:用热水袋敷于疼痛部位,使痉挛的平滑肌受热慢慢松弛。

(3)针刺疗法:取合谷、足三里、阳陵泉、太冲等穴,进行强刺激,留针 15 ~ 30 min,3 分钟加强捻转一次。

3. 胃十二指肠溃疡穿孔

(1)非手术治疗适用于症状轻、一般情况较好的早期单纯性空腹小穿孔。采用胃肠减压、针刺、抗感染及补液等综合疗法。

(2)手术治疗适用于患者基本情况良好,有幽门梗阻或出血史,穿孔在 12 小时以内,腹腔内炎症较轻者,可在全身麻醉或椎管内麻醉下行胃大部切除术或行简单的穿孔修补术。

4. 急性胃炎

(1)停止一切对胃有刺激的饮食或药物。

(2)酌情暂时禁食或给流质饮食,腹泻较重者多口服糖盐水。

(3)解痉止痛:可局部热敷,或用解痉药如阿托品、山莨菪碱等。

(4)液体疗法:对剧烈呕吐或明显失水者需静脉输液予以纠正。

（5）抗生素：通常不用，但对沙门菌、幽门螺杆菌和嗜盐菌感染者则需应用。

5. 胃癌

（1）依据肿瘤的部位、浸润程度、转移情况及患者全身情况可选择进行胃癌根治术、胃癌姑息切除及胃肠吻合术，同时可配合化疗及放疗。

（2）胃癌晚期由于腹壁及后腹膜广泛转移或浸润，其疼痛既来源于内脏痛，也包括躯体痛。对于轻至中度疼痛患者可首先使用非甾体抗炎药物，效果不佳时可用可待因或麻醉性镇痛药。

（3）交感神经或腹腔神经丛阻滞常用于晚期胃癌伴有严重疼痛的患者，止痛效果可持续数月。部分患者需要反复注射或加用其他药物镇痛的方法。

二、腹绞痛综合征

腹绞痛综合征是指肠道相对缺血引起的餐后上腹或中腹部疼痛的综合征，又称之为内脏绞痛、肠绞痛、间歇性缺血性蠕动障碍、腹间歇性跛行、缺血性腹综合征、慢性内脏缺血综合征、肠系膜动脉间歇性缺血、腹血管功能不全综合征。病因是由于动脉硬化使腹主动脉的胃肠道分支的开口处狭窄或阻塞，受累的动脉多发生在肠系膜上动脉。每当进食后，肠道血流量和需要量增加，造成肠道相对缺血、缺氧、肠管痉挛，产生明显的腹部绞痛。

（一）临床特点

多见于中、老年男性患者，有动脉硬化的其他表现。腹部绞痛常在餐后 15～30 min 出现，持续 1～3 h，疼痛时间和强度与进食量有关。腹绞痛可为肠血管梗死的先兆。伴有恶心、呕吐、腹泻，常因畏痛而减少进食，造成体重减轻。有时在上腹部可听到收缩期血管杂音。可出现贫血、白细胞增高、粪便潜血阳性。并发症有肠梗阻、血管畸形、贫血等。注意与细菌性痢疾、病毒性肠炎、霍乱等相鉴别。腹部 X 线检查无异常发现。腹腔动脉造影可确定血管狭窄或阻塞的部位与程度。腹部多普勒 B 型超声检查有助于诊断。

（二）治疗方案及原则

1. 治疗原发病，消除病因

少量多餐，以扩张血管，减低血液黏滞度及抑制血小板黏附、聚集为原则，应用硝酸异山梨酯、单硝酸异山梨酯、硝苯地平、双嘧达莫、前列腺素 E 以及罂粟碱、己酮可可碱和肠溶阿司匹林等口服药，改善肠管血液循环，缓解临床症状。亦可以通过导管或外周静脉内滴注低分子右旋糖酐、罂粟碱等，疗效更佳。

2. 手术治疗

血管造影证实腹腔动脉、肠系膜动脉主干存在严重狭窄者均可考虑手术治疗。采用的手术方式有动脉内膜剥脱、自体大隐静脉或人工血管旁路移植、血管再植术。采取上述何种手术方式取决于患者的一般情况、病变部位解剖关系。小动脉分支广泛硬化狭窄或广泛小血管炎者不宜手术。

3. 介入放射治疗

气囊血管成形术是经皮股动脉穿刺后在腹腔动脉、肠系膜上动脉狭窄处进行导管气囊扩张。另外，在上述主要动脉狭窄处放置钛合金支架，可同样取得使血流通畅、改善缺血的效果。适用于体弱难以承受手术者，有时可取代旁路移植或动脉内膜剥脱术。

第三节　胰腺疾病疼痛

一、急性胰腺炎

急性胰腺炎是临床常见的急腹症，病情多凶险，可导致休克，甚至危及患者生命。引起急性胰腺炎的病因多而复杂，主要与胆道系统疾病如胆石症、胆道蛔虫症、胆管炎和各种原因的壶腹部狭窄，暴饮暴食，造成胆汁逆流入胰腺管，使胰液倒流至胰腺组织中有关。此外，全身性感染、手术或检查、血管性疾患、精神因素或药物也可造成胰腺病变。

（一）临床特点

患者表现为急性发作的剧烈腹痛。胰头病变以右上腹为主并向右肩放射；胰体部以中上腹为主；胰尾部病变以左上腹为主并向左肩部放射。病变累及全胰腺则呈上腹部束腰带样疼痛，并向背部放射。腹痛的性质和强度大多与病变严重程度相一致。水肿型胰腺炎多为持续性疼痛伴阵发性加重，常可忍受，因有血管痉挛因素存在，可为解痉药物所缓解。出血性或坏死性胰腺炎多为绞痛或刀割样痛，不易被一般镇痛剂缓解，患者表现为痛苦欲绝状。恶心、呕吐的频率与病情严重程度一致，吐后腹痛不减轻为本病的特点。肠鸣音消失和高度腹胀提示腹膜炎严重，为出血坏死性胰腺炎的严重表现。黄疸进行性加重提示病情恶化。

通过有关实验室检查，如血尿淀粉酶、腹腔穿刺液淀粉酶、血清脂肪酶、血常规、电解质检测以及 X 线等物理检查，结合病史、病情变化最后作出正确诊断。

（二）治疗方案及原则

1. 对症处理

（1）降温：如体温在 38℃以上持续不退，需考虑应用物理降温或应用解热镇痛药。

（2）镇痛、解痉：急性胰腺炎患者腹痛可使胰腺分泌增加，加重肝胰壶腹括约肌痉挛，并可反射性引起冠状动脉痉挛。因此，镇痛、解痉对治疗急性胰腺炎有重要意义。常用药物：①抗胆碱药：本类药物有解痉、止痛和抑制胰腺外分泌的作用，常用药物有阿托品，每次 0.5 mg，或罂粟碱，每次 0.3 mg，早期患者可每隔 6 小时静注 1 次，直至疼痛缓解或消失。②哌替啶：用于剧烈疼痛。用法：成人每次 25～100 mg，肌肉或皮下注射，用药间隔不小于 4 小时。③降钙素：主要作用是降血钙和止痛。④合成鲑降钙素：能迅速缓解疼痛，抑制胃酸和胰腺分泌，使血清淀粉酶恢复正常。60μ 加入生理盐水缓慢静滴。

2. 减少胰腺外分泌和抑酶疗法

通过禁食、胃肠减压、抗胆碱药物、抑制胃液和胰腺分泌的药物和胰酶抑制药来减少或抑制胰液的分泌，缓解症状。

3. 抗生素的应用

对急性胰腺炎患者选用抗生素的原则是：①具有通过血－胰屏障的功能；②能在胰腺组织内形成有效的药物浓度；③能有效地抑制胰腺感染的常见致病菌。

4. 皮质类固醇激素的应用

对急性出血坏死性胰腺炎患者应用大剂量激素作短期冲击治疗，其指征为：①中毒症状明显者；②严重呼吸困难或已发生 ARDS 者；③有肾上腺皮质功能减退表现者；④有休克加重表现者。

5. 腹腔灌洗及手术治疗

急性胰腺炎患者腹腔灌洗一般于入院后 48 小时内开始。目前倾向于延期手术或个体化治疗方案，尽量避免探查及引流。

6. 营养支持治疗

对于急性出血坏死性胰腺炎的营养支持按照其病程的不同阶段，可顺序采取完全胃肠外营养、完全肠道营养和经口饮食三个阶段。

7. 神经阻滞疗法

神经阻滞疗法不仅有良好的止痛效果，还可解除内脏血管痉挛，改善胰腺的血液供应，增强自身抗炎能力。

（1）腹腔神经丛阻滞：穿刺成功后注入 1%～1.5%利多卡因，加地塞米松 5 mg，总量 10～30 mL，每日 1～2 次。

（2）连续硬膜外阻滞疗法：选 T_7～T_9 椎间隙穿刺置管，注入 1%利多卡因 20 mL 加地塞米松 5 mg，每日 2 次，连续 3～4 天。

二、胰腺癌疼痛

胰腺癌早期缺乏特异性症状难以诊断,因此临床上确认的胰腺癌多为晚期癌,手术切除率仅为20%～30%。疼痛是晚期胰腺癌最常见的严重临床症状,多数患者的疼痛是由于癌侵犯包括自主神经在内的腹腔神经丛所致,引起腹部及背部剧烈的疼痛,严重影响患者饮食及睡眠,加速体质消耗,造成一系列不良预后,治疗比较困难。

(一)临床特点

胰腺癌患者早期常有程度不同的上腹胀满、胀痛或难以形容之不适感觉,随后逐渐出现腹痛,腹痛的位置比较深,较易精确定位,一般以上腹部和脐上多见,后期病例常有腰背部疼痛,有的呈束带样疼痛,常常与体位有关,仰卧时加重,弯腰或前倾坐位或侧卧位时减轻。患者睡眠时不敢仰卧,而采取侧卧位、前倾坐位甚至俯跪位,以至于影响睡眠。这种强迫体位是胰腺癌特别是胰体尾部癌的特点。

胰腺癌可以沿神经鞘向外转移,而胰腺正好横卧在上腹部许多神经之前,因此癌肿常较早侵犯到这些神经组织,尤以后腹壁神经组织最易受累,加之胰腺癌生长和转移的迅速,一旦浸润腹膜后神经组织即可引起与体位有关的腰背部疼痛。

(二)治疗方案及原则

胰腺癌目前缺乏有效的治疗手段,生存期短,常伴有剧烈的癌性疼痛,以神经阻滞为主的微创介入治疗对胰腺癌疼痛有良好的疗效。鉴于胰腺癌疼痛的多源性和临床表现的多样性,胰腺癌疼痛的镇痛措施也应根据疼痛原因、程度、性质以及患者体质等,采取个体化原则,进行微创介入治疗。目前胰腺癌疼痛的微创介入治疗方法主要包括以下两种。

1. 椎管内持续输注镇痛药物控制癌痛

(1)持续硬膜外给药:持续硬膜外给药可减少用药剂量,并能在一定程度上避免常见的不良反应,尤其适用于口服用药疗效差、剂量大,经WHO三阶梯疗法后不能充分镇痛且药物不良反应严重的患者。

(2)蛛网膜下隙持续输注镇痛药物:该法又称吗啡泵镇痛疗法。在影像设备引导下将输注泵埋入患者皮下,预先打通皮下隧道与L_4～L_5椎间隙部位的蛛网膜下隙通过导管连接。泵的输注系统要将药液持续、缓慢、匀速地输入蛛网膜下隙。

2. 影像引导下腹腔神经丛毁损性阻滞治疗

影像引导下行腹腔神经丛毁损有很多方法,X线透视目前仍是腹腔神经丛阻滞最基本的影像引导方法;CT可清楚显示不同组织,疗效更好;MRI可以提供最接近实际解剖结构的影像,目前将其作为微创介入手术影像引导方法;体表超声引导可清晰地显示腹腔内血管及周围结构,也可用于腹腔神经丛的毁损治疗。

第四节 肝胆疾病疼痛

一、原发性肝癌疼痛

肝癌是指肝细胞或肝内胆管细胞发生的癌肿,其死亡率高,在恶性肿瘤死亡率中居第三位。病毒性肝炎、肝硬化、饮水污染、黄曲霉毒素和遗传因素均是肝癌的诱因。疼痛是肝癌患者特别是晚期肝癌患者的主要症状,发生率几乎高达100%。控制疼痛是癌痛患者临终前关怀的主要内容。

(一)临床特点

肝癌的症状中,肝痛、乏力、纳差、消瘦是最具特征性的临床症状。多数肝癌患者可出现肝肿大、肝区压痛及结节性肿大。伴有肝硬化的患者常有肝功能障碍、黄疸、腹痛以及腹腔积液,当肿瘤压迫门静脉系统时,可出脾肿大、食管静脉曲张或腹腔积液。

肝区疼痛特征:绝大多数中晚期肝癌患者以肝区疼痛为首发症状,发生率超过50%。肝区疼痛一般位于右肋部或剑突下,疼痛性质为间歇性或持续性隐痛、钝痛或刺痛,疼痛前一段时间内,患者可感到右上腹不适。疼痛可时轻时重或短期自行缓解。疼痛产生的原因主要是肿瘤迅速增大，压迫肝包膜，产生牵涉痛，也可因肿瘤的坏死物刺激肝包膜所致。少数患者自发地或于肝穿刺后突然出现肝区剧烈疼痛，多是由于位于肝表面的癌结节破裂出血所致。若同时伴有血压下降、休克的表现，腹腔穿刺有血性液体，则说明癌结节破裂出血严重。疼痛可因肿瘤生长的部位不同而有所变化，位于肝左叶的肿瘤，常引起中上腹疼痛；位于右叶的肿瘤，疼痛在右季肋部；肿瘤累及横膈时，疼痛放射至右肩或右背部，易被误认为肩关节炎；肿瘤位于右叶后段时，有时可引起腰痛；肿瘤位于肝实质深部者，一般很少感到疼痛。

根据患者病史、症状和体征结合实验室检测（血清甲胎蛋白、甲胎蛋白异质体）以及影像学检查（B超、放射性核素、CT、MRI、肝血管造影、X线、肝穿刺活检、腹腔镜检查）等手段，全面分析，有利于作出准确的定性和定位诊断，便于进行合理治疗。

（二）治疗方案及原则

一般对于早期肝癌患者以手术治疗为主，并辅以其他疗法；对不能手术切除的中晚期患者则采用化疗、放疗、中医中药、免疫治疗和其他支持疗法或对症处理等综合治疗方法。

1. 病症治疗

主要针对癌痛的治疗。对于肿瘤无法切除而疼痛剧烈、持续不缓解并影响日常生活质量时，可采用除痛治疗手段。除痛的方法分侵入性治疗和非侵入性治疗。

（1）非侵入性治疗：根据WHO的癌痛三阶梯治疗方案给药，轻至中度的癌痛患者给予非阿片类止痛药，同时加入辅助药物如抗焦虑和抗抑郁药物；中度至重度癌痛患者或对非阿片类药物无效的患者，可在前者的基础上加用弱阿片类药物；对于疼痛严重或对上述治疗无效的患者，可加大阿片类药物的剂量或给予作用更强的阿片类药物。此外，治疗还包括心理治疗、物理治疗和经皮电神经刺激法（TENS）。

（2）侵入性治疗：对部分三阶梯治疗无效的患者可通过麻醉或神经外科技术控制疼痛。治疗方法包括：①区域性阿片类药物镇痛，如硬膜外、鞘内、脑室内药物注射。②腹腔神经丛阻滞和椎管内神经阻滞术。

2. 病因治疗

包括手术治疗和非手术治疗。手术是治疗原发性肝癌的主要方法。癌肿局限于一段，可行肝叶切除。局限于一叶或邻近叶时，可行半肝切除。超过一叶已累及半肝时，可行三叶切除，超过半肝或伴有肝硬化时，一般不进行手术切除，可采用冷冻、激光、肝动脉结扎或栓塞术进行治疗，也可进行全身或经肝动脉插管注射化疗药物，同时结合放疗或全身免疫治疗。

二、胆绞痛

胆绞痛是由于胆囊、胆管或Oddi括约肌发生痉挛性收缩所致，主要原因有胆道结石、胆囊炎和胆道蛔虫病。多因胆结石或虫体突然阻塞了胆囊管或胆总管，造成胆囊或胆管的扩张或腔内压力升高而引起。其疼痛发作多在饱餐或吃了大量油腻食物，或饮酒、便秘、情绪激动之后，有时当腹部受到震动如骑马或在崎岖山路上骑车颠簸等也会引起胆绞痛发作。

（一）临床特点

1. 急性胆囊炎性胆绞痛

患者上腹中部或右上腹部剧烈疼痛，持续而常有阵发性加重，可放射至右肩或右背部，伴有发热、畏寒、恶心、呕吐。体征有右上腹压痛，肌紧张。有时可触及肿大的胆囊。肝区可有叩痛，右肩胛下角可有皮肤过敏区。白细胞和中性粒细胞可出现增高，炎症严重时，血清胆红素和尿胆原可增加。B超与X线可有助于诊断。

2. 胆结石性胆绞痛

腹痛是主要临床表现之一，患者上腹或右上腹有阵发性痉挛性疼痛并伴有渐进性加重，并向右肩背放射，为胆结石发作时的典型症状。急性发作时，继腹痛后常有恶心、呕吐等胃肠道反应，呕吐后腹痛无明显缓解，急性发作后常有厌油腻食物、腹胀和消化不良等症状。有出现发热与寒战，部分患者可以出现一过性黄疸，多在剧烈腹痛之后，且黄疸较轻。70%胆总管结石患者在上腹部疼痛后 12～24 h 出现皮肤黄疸，伴皮肤瘙痒，尿呈浓茶色，严重梗阻时粪呈淡黄或陶土色。

3. 胆道蛔虫症性胆绞痛

胆道蛔虫症腹痛的部位常位于上腹部剑突右下方，疼痛呈阵发性绞痛，间歇期极短，出现剧烈"钻顶样"绞痛，伴全身大汗，辗转不安，疼痛向右肩背和右季肋部放射，伴恶心、呕吐，甚至可吐出蛔虫。如整个虫体进入胆道，则腹痛转为持续性胀痛，当蛔虫活动时，又可出现阵发性绞痛。后期继发细菌感染，可有黄疸、寒战、高热。腹部检查时发现腹壁柔软，剑突右下方有明显触痛。外周血白细胞和中性粒细胞计数均增加，嗜酸粒细胞增高，粪便中可找到蛔虫卵。B超显示胆总管内条索状强回声区，无声影。

（二）治疗方案及原则

（1）急性疼痛治疗以药物治疗为主，常采用解痉、镇痛和补充水、电解质等措施。解痉药物常选用阿托品和硝酸甘油。镇痛药可用哌替啶，为了防止肝胰壶腹括约肌痉挛，应与解痉药物联合应用。应禁食脂肪类食物，给予低胆固醇、高糖类、易消化食物。

（2）椎旁阻滞是治疗胆绞痛的有效治疗手段，通常阻滞右侧的 T_8、T_9、T_{10} 椎旁间隙，阻滞成功后腹痛得到明显缓解，对胆囊的运动及分泌功能没有影响。

（3）胆石发生嵌顿并发感染，反复发生胆石性梗阻者，需行胆囊切除、胆总管切开取石及胆总管引流术。对于用肠镜无法取出的胆总管内的蛔虫，如症状严重可通过手术取出。

（4）胆囊炎或胆道蛔虫症者，应同时应用抗生素治疗，胆道蛔虫症患者可口服驱虫净治疗。

（5）针刺胆囊穴、阳陵泉、足三里或耳针肝胆、交感、神门穴等治疗。

第四章 神经病理性疼痛疾病

第一节 三叉神经痛及舌咽神经痛

一、三叉神经痛

三叉神经痛在病因上通常可分为原发性和继发性两种。原发性三叉神经痛病因尚不明确。继发性又称症状性，是指由三叉神经本身或邻近组织的病变而引起疼痛的发生，同时伴有神经系统体征，其病因多种多样，有血管性病变、肿瘤性病变、颅骨的畸形以及多发性硬化等。而原发性三叉神经痛在临床上更为常见，通常听说的三叉神经痛即指原发性三叉神经痛。

原发性三叉神经痛是一种临床上常见的、顽固的、异常痛苦的疼痛性疾病。有些患者反复发作数十年不得治愈。本病的主要特点是在三叉神经分布区内出现阵发性剧痛，患者往往难以忍受，严重影响生活和工作。本病诊断较容易，但治疗棘手，是多学科临床研究的热点问题之一。

（一）有关解剖

头面部的疼痛传导通路由以下几个环节构成：①第一级神经元，位于半月神经节，周围突随三叉神经分支分布于头面部皮肤及眼口鼻腔黏膜，中枢突上传入脑桥的第二级神经元；②第二级神经元，位于三叉神经脊束核（司痛、温觉），经丘系交叉到对侧脑桥被盖腹侧，传入第三级神经元，形成三叉丘系；③第三级神经元，位于丘脑腹后内侧核，经内囊后肢沿丘脑中央辐射到达中央后回下部的感觉中枢。

三叉神经自半月神经节发出，三大分支分别为眼神经、上颌神经和下颌神经。

眼神经是最小的一个分支，属于感觉神经。从半月神经节前上内侧分出，向前穿经海绵窦外侧壁，经眶上裂入眶，入眶前分为额神经、泪腺神经和鼻睫神经。眼神经还有与动眼神经、滑车神经和展神经等感觉纤维的交通支。额神经入眶后前行经上睑提肌和骨膜间分为眶上神经和滑车上神经。分布于额部、上眼睑头皮前部的皮肤，眶上神经纤维末梢可延伸至颅顶部。眼神经最内侧的分支是鼻睫神经，出眶后发出睫长神经、滑车下神经，终支是筛前神经。睫长神经自鼻睫神经发出，从视神经的内、外侧入眼球，包含鼻孔开大肌的交感纤维、虹膜的感觉纤维。筛前神经穿过筛前孔到颅窝，分布于硬脑膜后穿筛板入鼻腔。

上颌神经由半月神经节前部经圆孔出颅，入翼腭窝，穿眶下裂入眶，终支为眶下神经。上颌神经在翼腭窝内发出数支神经分支，有翼腭神经、颧神经、眶下神经和牙槽神经后支。与颜面部疼痛相关的上颌神经分支有：①下睑支（分布于下睑的皮肤及黏膜）；②鼻外支（分布于鼻外侧皮肤）；③鼻内支（分布于前庭皮肤）；④上唇支（分布于上唇及附近颊部皮肤和黏膜）。上颌神经最大的终支为眶下神经。

下颌神经后股主要是感觉神经纤维，包括属于感觉的舌神经、耳颞神经和只含一小束运动纤维的下牙槽神经。舌神经走终支分布于舌黏膜深层，支配舌体的前 2/3 黏膜感觉。下行时与面神经的鼓索神经分支相交通。下牙槽神经为下颌神经后股最大的一支，在下颌骨的内侧面进入下颌骨管，向前分出分支到犬牙、切牙、下磨牙和前磨牙。在出颏孔前分为两支：一支为颏神经出颏孔，另一支仍在下颌管中前行，称为切牙支，形成下牙丛和较小的下属支，支配下唇部的感觉。颏神经末梢分布于下唇及相应的口角至中线的牙龈。耳颞神经分出耳支和颞支，分布于颞区和头皮的外侧皮肤，走行中也发出小分支到下颌关节、外耳道、鼓膜、耳屏、耳郭上部和颞下颌关节、腮腺以及顶部的皮肤。此外还有分支支配汗腺分泌、小血管运动和腮腺分泌功能。

（二）发病机制

原发性三叉神经痛病因尚不明确，关于其发病机制存在以下几种假说。

1. 血管压迫假说

三叉神经的中枢轴突受血管压迫，特别是神经根入脑桥处受压迫被推断为大多数三叉神经痛患者可能的病因。神经脱髓鞘可能改变了三叉神经的电活动。血管压迫合并神经脱髓鞘或神经损伤几乎见于所有需手术的患者。当血管（大多数是动脉，偶尔是静脉）由神经处分离或去除微血管压迫，患者的阵发性疼痛几乎立即消失。磁共振成像研究术前血管神经关系，显示需外科手术患者血管和三叉神经有接触的比例很高。同时研究显示无症状的对照组中有 6%～32% 的神经血管有接触。

2. 结构损伤假说

结构损伤导致的病理过程涉及疼痛时的功能、生化、形态水平变化。研究神经痛涉及鞘磷脂和免疫细胞，其病理生理作用是直接通过神经信号起作用或通过炎症介质或生长因子间接起作用。但是，对于三叉神经痛来讲，其在神经元和非神经细胞的病理生理改变还未完全阐明。

3. 三叉神经节病变假说

最近由 Rappaport 和 Devor 提出的三叉神经节病变假说包括癫痫活动、回路环、神经元间联系以及中枢联系的改变等，几乎能用以阐述三叉神经痛所有的临床特性。他们假设血管压迫产生三叉神经根损坏，导致一小部分三叉神经节神经元过度兴奋，以此作为燃烧点，引起更多的神经节受累。

4. 受体异常假说

松扎大鼠下牙槽神经模型造成慢性窄缩性神经损伤，会导致大鼠一系列行为异常，表现为其三叉神经感觉异常或感觉迟钝和机械性痛觉过敏。这种痛觉过敏持续至术后 60 d。该疼痛模型已被广泛用于三叉神经痛的研究。

在上述模型上，巴氯芬对机械刺激引起的过度反应有对抗作用，能部分减轻痛觉过敏，但其剂量已超过其能避免运动协调障碍的剂量。巴氯芬抗痛觉过敏的作用能被 CGP35348 完全拮抗，故其完全是通过 GABAB 受体起作用的。

实验证据表明激动 α_2 肾上腺受体能使三叉神经节神经无超极化，产生抑制性作用。另外，证实 α_2 肾上腺受体的 mRNA 信号在单一三叉神经节的神经元细胞内表达。在没有神经损伤的情况下，无论是在三叉神经元细胞胞体或是初级传入终末，激动 α_2 肾上腺受体在三叉神经系统会对伤害性传递有抑制作用。

有研究报道显示，腹腔内急性注射 $5-HT_{1A}$ 受体的激动剂 F13640 和 F13714，在三叉神经下牙槽神经松扎模型中能产生显著的镇痛作用。提示 $5-HT_{1A}$ 受体的激动剂可能在三叉神经痛的机制中起作用。

5. 炎性介质改变假说

有报道称，IL-6 和 NGF 与三叉神经损伤后的机械性痛觉过敏有关，因此，IL-6 和 NGF 的释放可能部分参与从损伤的三叉神经处异位释放。

（三）临床表现

三叉神经痛患者主要表现为在三叉神经分布区内反复发作的阵发性剧烈疼痛，主要见于中老年人，女性略多于男性。疼痛大多为单侧，以面部三叉神经一支或几支分布区内骤然发生的闪电式剧烈面部疼痛为特征，患者常描述成撕裂样、触电样、闪电样、针刺样、刀割样或烧灼样剧痛。以三叉神经第 2 支、第 3 支发病率最高。疼痛以面颊、上颌、下颌、唇部或舌部最明显。在上唇外侧、鼻翼、颊部、舌尖等处稍加触动即可诱发，故称"扳机点"。三叉神经痛的发作常无预兆，疼痛历时数秒至数分钟。突发突止,间歇期完全无痛。重者发作时在床上翻滚,并有自杀倾向。每次发作时间由几秒钟到几分钟不等。一般神经系统检查无阳性体征。

(四)诊断依据

三叉神经痛的诊断一般不难。诊断主要依据患者的临床表现,一般不需要特殊的辅助检查,当怀疑为继发性三叉神经痛时,应有针对性地进行相关辅助检查如颅脑CT、MRI等。三叉神经痛的主要诊断要点为:

(1)发痛部位为三叉神经或其某一分支或某几分支的分布区(图4-1、图4-2)。

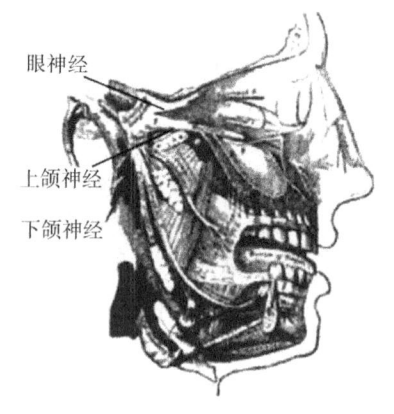 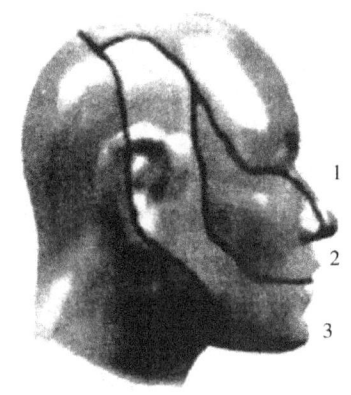

图4-1 三叉神经三大分支　　**图4-2 三叉神经三大分支支配范围**

(2)多为突然发作的阵发性剧烈疼痛,不发作时绝大部分患者完全无痛,仅极少数重症患者仍有轻度疼痛。

(3)大多数患者有明确的"扳机点",即触发点,刺激这些部位可引起疼痛发作,但发作刚过去有短暂不应期,即短期内再刺激"扳机点"可暂不引起发作。

(4)95%以上的三叉神经痛患者为一侧发病。

(5)疼痛发作时不合并恶心、呕吐等伴随症状。

(6)一般抗炎镇痛药完全无效。

(7)迁延不愈,病程冗长。

(五)鉴别诊断

虽然三叉神经痛的诊断并不难,但误诊仍时有发生。本病应注意与下列疾病相鉴别。

1. 三叉神经支炎

三叉神经支炎属于继发性三叉神经痛,此病多发生于眶上神经分布区,亦为持续性剧痛,发作后数日,部分患者额部出现带状疱疹。少数患者可累及眼神经主支而发生角膜炎与溃疡。病原体是一种病毒。此病有自限性,大多在1~3周自行痊愈。消炎镇痛药物、维生素或局部外用双氯芬酸软膏、注射糖皮质激素溶液等治疗皆有效。

2. 牙源性三叉神经痛

牙源性三叉神经痛属继发性三叉神经痛,临床常可遇到将本病误诊为牙痛的,应详细检查牙部有无病变。牙源性三叉神经痛的阵发性不明显,但仍有明显的"扳机点";牙痛无"扳机点",另外牙痛的发作与食物冷热关系很大。

3. 副鼻窦炎或肿瘤

上颌窦、颌窦、筛窦疾病患者均可引起头面部疼痛。鉴别时应特别注意:鼻腔检查,注意两侧是否通畅,细查各鼻窦的投影点有无压痛;鼻腔有无分泌黏液或脓液;疼痛的发作性是否明显;上颌窦癌患侧面部可有肿胀;上颌窦及额窦的透光检查阳性;影像学检查有助于明确诊断。

4. 半月神经节附近的肿瘤

发生于半月神经节和小脑脑桥角处的肿瘤并不罕见,如听神经纤维瘤、胆脂瘤、血管瘤、脑膜瘤或皮样囊肿等,这些肿瘤引起的疼痛一般并不十分严重,不像三叉神经痛那样剧痛发作,而是轻中度持续性疼痛。另外，可同时伴有外展神经麻痹、面神经麻痹、耳鸣、眩晕、听力减退、三叉神经支感觉减退，以及颅内压增高的症状，如头痛、呕吐和视盘水肿等。颅底X线检查，岩骨尖区或内耳道区有骨质破坏。CT、X线造影检查有助于诊断。

5. 膝状神经节痛

膝状神经节在发出鼓索神经之前，发出岩大浅神经，以副交感神经纤维支配泪腺，司理泪腺分泌。中间神经主要司理舌前2/3的味觉及耳鼓膜和外耳道后壁的皮肤黏膜感觉，也有部分纤维司理颌下腺、舌下腺及口、鼻腔黏液腺的分泌。膝状神经节神经痛为阵发性，但发作时痛在耳内深部，向其附近的眼、颊、鼻、唇等多处放射，并在外耳道后壁有"扳机点"。这些患者多合并面神经麻痹或面部抽搐，并有时在软腭、扁桃体窝及外耳道等处发生疱疹并导致味觉丧失。

6. 舌咽神经痛

舌咽神经痛疼痛亦为阵发性，大多在吞咽时诱发。疼痛从扁桃体区及舌根部起，向外耳道、耳前、耳后、耳郭或患侧面部放射。发作时患者多习惯用手压迫下颌角下方。舌根背面外侧及扁桃体处可有"扳机点"，颈外皮肤则无"扳机点"。吞咽动作、说话及转头、大笑均可诱发剧痛，吞咽酸、苦食品时尤甚。发作时易出现心动过缓或眩晕。患病年龄多在35~65岁。该病较为少见，发病率约为三叉神经痛的1%。以1%丁卡因液涂布咽后壁或扁桃体区的"扳机点"可停止疼痛发作。此外，三叉神经痛发作部位在舌尖及舌缘亦可作为鉴别点。

7. 偏头痛

偏头痛是周期性发作、轻重不同的单侧头痛，有时亦表现为前额部头痛。此病发作前多有先兆，如同侧眼看到闪光或视力减退，甚至一过性同侧偏盲。头痛发作时间可持续数小时至数日不等。发作多有一定的时间规律。难以确诊时可试验性口服麦角胺治疗有助于鉴别。

（六）治疗

由于三叉神经痛的病因和病理改变至今还不清楚，因此治疗的目的应是长期镇痛。镇痛的方法多种多样，可分为无创和有创两类治疗方法。无创治疗方法包括药物治疗、中医中药、针灸疗法、物理治疗等，适用于病程短、疼痛较轻的患者，也可作为有创治疗方法的补充治疗方法。有创治疗方法主要包括注射疗法、射频热凝疗法和手术疗法。

1. 药物疗法

（1）卡马西平（carbamazepine）：别名痛惊宁、叉癫宁、酰胺咪嗪，为咪嗪类抗癫痫药，亦为传统抗三叉神经痛药。口服，开始每日2次，以后可每日3次。每日0.2~0.6 g，分2~3次服用，每日极量1.2 g。其不良反应有头晕、嗜睡、厌食、失眠、皮疹、肝功能损害等。此药可与0.1 g苯妥英钠同服。

（2）苯妥英钠（sodium phenytoin）：别名大仑丁（dilantin），为白色粉末，无臭，味微苦。易溶于水，几乎不溶于乙醚或氯仿，在空气中易潮解。本品为乙内酰脲类抗癫痫大发作和抗精神运动性发作药，对大脑皮质运动区具有高度选择性抑制作用。除可用于三叉神经痛外，也可用于抗高血压、抗心律失常及维持和预防癫痫发作。用于三叉神经痛，口服，每次100~200 mg，每日2~3次；用于心律失常，每次100~200 mg，每日2~3次；用于高血压，每次100 mg，每日3次；防止癫痫大发作和精神运动性发作，每次50~100 mg，每日3次。

2. 中药治疗

中医学认为，三叉神经痛属"头痛""偏头痛""面痛"等范畴。古医书中有"首风""脑风""头风"等名称记载，如《素问·风论》："首风之状，头面多汗恶风，当先风一日则病甚，头痛不可以出内。"有些三叉神经痛患者，经服用中药后有效，可使疼痛发作减轻或停止。

3. 三叉神经痛注射疗法

三叉神经周围支阻滞是治疗三叉神经痛的常用方法。注射部位主要是三叉神经分支通过的骨性孔道，如眶上孔（眶上切迹）、眶下孔、下齿槽孔、颏孔、翼腭孔等。所用药物包括局麻药、无水乙醇、苯酚溶液、多柔比星、链霉素等。三叉神经周围支注射治疗的效果与操作者的技术水平和患者的病情程度以及局部解剖变异等因素关系密切。

(1) 眶上神经阻滞术。

①穿刺操作方法：患者取仰卧位，在眶上眉毛外，眼眶上缘中、内1/3交界或离正中线2.5~3 cm处扪及切迹或用棉签触压眶缘找到放射性痛点的位置，皮肤消毒及局部麻醉后，采用5号针头自切迹或压痛点垂直刺入皮肤直达骨面，若无放电样感，则调整针头方向在附近寻找，出现放射痛时注药则效果较好。

②常用药物：常用1%~2%普鲁卡因或1%利多卡因及神经阻滞合剂等。神经破坏药则可选用95%乙醇、无水乙醇或苯酚制剂。

③适应证：适用于三叉神经第1支痛局限于眶上神经分布区者。单纯局麻药阻滞也可用于治疗前额部带状疱疹后遗神经痛和头痛。

④并发症：注药后常有上眼睑水肿，多在数日内消退。故注射前应先与患者详细说明。注射乙醇后，少数患者残留局部疼痛可达2周，严重者可局部注射利多卡因数次以缓解。

(2) 眶下神经阻滞术。

①穿刺操作方法：患者仰卧，头取中立位。局部皮肤消毒后，操作者戴无菌手套，先在眶下缘正下方1 cm、距鼻中线3 cm处扪及眶下孔。或采用连线定位方法：由眼外眦到上唇中点连一直线，再由正视前上方时瞳孔中点向同侧口角连一直线，两线的交叉点即为眶下孔的体表投影点。自眶下孔标志的内下方，约位于鼻翼旁1 cm处以5号细短针头刺入皮肤，同时用另一只手的示指压住眶下缘，以防针尖滑向上方而伤及眼球。然后使针尖向上、后、外方向倾斜穿刺，直达眶下孔附近骨面，以针尖在周围轻轻试探并寻找眶下孔。当针尖滑入骨孔时可有落空感，患者随即出现放射样疼痛。然后使针尖与外、上、后方成40°~45°时沿眶下孔缓慢深入约5 mm，回吸试验无血，先注入1%利多卡因0.5~1 mL，待眶下神经分布区出现麻木后，再缓慢注射95%乙醇或无水乙醇0.5~1 mL或其他药物。

②适应证：适用于三叉神经第2支痛局限于眶下神经分布区者。

(3) 后上齿槽神经阻滞术。

①后上齿槽孔的解剖：上颌骨的后侧即颞下面的最突出部分为上颌结节，后上齿槽孔即位于此结节上。该孔是后上齿槽神经进入上颌骨而达臼齿的必经之路，多数为单孔，少数变异为2~3个，个别亦可缺如。

②穿刺操作方法：患者取仰卧位，头部转向健侧。穿刺点在颧骨下缘与齿槽嵴夹角处，即相当于过眼眶外缘的垂线与颧骨下缘的交点。局部消毒后，先用手指将附近皮肤向前下方拉紧（有利于下一步进针时针尖朝内侧倾斜），继之以5号针头自穿刺点稍向后、上、内方刺入直达齿槽嵴的后侧骨面，然后紧贴骨面缓慢深入2~2.5 cm，即达上齿槽孔附近，一般情况下很少出现放电样疼痛。回抽试验无血，先注入1%利多卡因2 mL，待臼齿出现麻木感后，再注射95%乙醇或无水乙醇1 mL或其他药物。

后上齿槽神经阻滞还可经口腔入路穿刺。患者取仰卧位，局部消毒后，用10 cm长、中部弯曲成约150°的针头，在第2~3臼齿间隙上的黏膜皱襞处以45°向后上方刺入，并紧贴骨面深入至2.5~3 cm即达上颌结节。有人认为此法较容易发生感染，在采用乙醇进行阻滞时应注意。

③适应证：适用于三叉神经第2支痛局限于后上齿槽神经分布区患者。

④并发症：乙醇阻滞后易发生局部肿胀、轻微血肿，可自行消退。

(4) 上颌神经阻滞术。

①上颌神经的解剖和定位：上颌神经主干经圆孔穿出颅腔至翼腭窝，并在此处开始发出分支。由于圆孔穿刺非常困难，而且可发生严重并发症，故上颌神经阻滞一般在翼腭窝处穿刺。翼腭窝位于颅底下面、眼眶后方、颞下窝内侧，内有上颌神经、蝶腭神经节、上颌内动静脉以及填充其间的脂肪组织。此窝为宽0.3~0.4 cm、深约1 cm的裂隙，呈漏斗状，尖端朝下。其前壁由上颌骨后面内缘与腭骨眶突构成，经此处的眶下裂向前与眼眶相通；后壁为蝶骨翼突及大翼，上端由圆孔向后通颅腔，另有翼管与破裂孔相通；内壁为腭骨垂直板，经上面的蝶腭孔向内通向鼻腔；外侧为空隙，即翼上颌裂，经此处向外通向颞下窝；顶盖由蝶骨体和大翼根部构成；而翼腭窝的下端则缩窄为翼腭管，向下经腭大孔和腭小孔与口腔相通。上颌神经位于翼腭窝的上部深处，蝶腭神经节位于神经干下方约2 mm处。

翼腭窝外侧开口称翼颌裂，又称镰状裂，上宽下窄，长约 1.5 cm，最宽处约 0.5 cm。此裂距离颧弓的颧颞缝（相当于颧弓中点）下缘约 4 cm。

腭大孔居于硬腭后部，上颌骨齿槽突与腭骨之间，在末位臼齿的内侧，即生有第 3 臼齿者，在该齿内侧，否则在第二臼齿内侧。该孔距硬腭后缘约 0.5 cm，距腭正中缝和上臼齿齿槽缘距离大致相等。由腭大孔经翼腭管至圆孔的距离约 3 cm，翼腭管的长度为 0.8 ~ 2 cm。最窄处横径仅 1.5 ~ 3 mm，其轴向近于矢状位，与上臼齿咬合面约成 135°。

②穿刺操作方法：常用方法有以下 3 种。

侧入路：患者仰卧，头转向健侧。穿刺点定于颧弓下缘中点的乙状切迹处，约为眼眶外缘与外耳道连线中点的下方。以 7 号长 8 cm 的针头自该点垂直刺入，进针深度 4 cm 左右即可触及骨面，为蝶骨翼突外侧板，标记进针深度，然后退针 2 cm，稍调整方向朝前方重新刺入，直至针尖滑过翼外骨板前缘，再继续进针 0.5 cm 即进入翼腭窝。不可过深，以免刺入鼻腔或眶下裂。若出现上颌部放射性疼痛，立即固定针头，并使针斜面向上，回抽无血，注入 1% 利多卡因 1 mL。待上颌部麻木又无眼肌麻痹后，再注射 95% 乙醇或无水乙醇 0.5 ~ 1 mL，或用其他药物。

前侧入路：体位同上。穿刺点定于颧骨下缘最低点，即经眼眶外缘的垂线与颧骨下缘交点。以 7 号长 8 cm 的针头自该点皮肤向后、上、内方刺入。从侧面看，针头应朝向颧弓下缘中点，并且应紧贴上颌骨的骨面渐向内方深入。进针约 2 cm 即达上颌结节，然后继续沿骨面进针，大约至 4 cm 后即可出现落空感而滑入翼腭窝。有时可因进针的角度偏外触及翼突外板基底部而受阻，应退针少许，并调整方向使针尖稍偏内侧重新进针，直至滑过翼突前缘。然后继续深入 0.5 cm 即可触及神经而出现放电样疼痛，由此处至皮肤的距离一般不超过 5 cm。注药方法和剂量与侧入路相同。注意穿刺针不可刺入过深，以免刺入眼眶内引起眼外肌麻痹，甚至影响视神经导致失明。

经口腔腭大孔穿刺法：患者取坐位，头向后仰，尽量张口。穿刺点在腭大孔稍前方。腭大孔位于末位臼齿（第 3 或第 2）内侧的硬腭上，如从该臼齿舌面向腭正中缝虚拟划一垂线，则中、外 1/3 交界处即为腭大孔。若上臼齿脱落，则可靠硬腭的后缘确定腭大孔的前后位置，该孔多在硬腭后缘前方 0.5 cm 处。口腔黏膜消毒和局部麻醉后，采用长细针头（事先在距离针尖 4 cm 处弯成约 135° 的钝角）自腭大孔的稍前方由前下向后上方穿刺，若遇骨面受阻，则用针头在附近试探进针，直至针尖经腭大孔落空滑入翼腭管内。在翼腭管内继续缓慢进针 2.5 ~ 3 cm，可出现放电样疼痛，即表明已达翼腭窝并触及上颌神经。注药方法和剂量同上。

遇有翼腭管弯曲或异常可导致穿刺失败。此外，尚可因局部感染导致硬腭黏膜溃疡，应严格无菌操作，治疗后 3 d 内口服抗生素以预防感染。

（5）颏神经阻滞。

①操作方法：患者仰卧，头转向健侧。扪及颏孔的位置并标记。皮肤消毒和局部麻醉后，由标记点的后外上方并与皮肤成 45° 向前下方穿刺直达骨面，可刺入颏孔并出现放电样疼痛。否则可略退针，用针尖在附近骨面寻找颏孔，直至进入孔内，针尖可进入颏孔内 0.5 ~ 1 cm，回吸无血，先注入 1% 利多卡因 1 mL，观察数分钟出现下唇和颏部的皮肤感觉减退后，缓慢注射 95% 乙醇或无水乙醇 0.5 ~ 1 mL 或其他药物。注射药物时，应用手指压紧颏孔周围软组织，以防止乙醇流到孔外，损伤周围组织引起疼痛。

②适应证：适用于原发性三叉神经第 3 支痛，主要痛区及触发点位于颊部、下唇及其附近黏膜者。

（6）下齿槽神经阻滞。

①操作方法。

口外法：患者仰卧，肩下垫薄枕，头转向健侧并略向后仰。穿刺点定于下颌骨下缘稍下偏内，下颌角前方 1.5 ~ 2 cm 处。左手示指紧贴下颌骨后缘（右侧穿刺指尖朝上，左侧则朝下），以指示进针方向。右手持针由穿刺点刺入皮肤达下颌骨内侧面，与左手示指平行并沿骨面向上缓慢进针 3.5 ~ 4 cm，出现放电样疼痛，则表示已达下颌孔。回吸无血，即可注入 1% 利多卡因 1 ~ 2 mL，待下颌部麻木后，再注入 95% 乙醇或无水乙醇 0.5 ~ 1 mL。

口内法：患者坐位，头后仰并尽量张口。在臼齿的后方可见一尖端朝上、面向前内方的臼齿后三角。其外斜边为下颌前缘，较锐利，在第三白齿外侧；其内斜边则为下颌支另一骨缘，较圆钝，在白齿之后，向后即为较平坦的下颌支内侧面。穿刺点取白齿咬合面的上1 cm的内斜边处（如为牙脱落者，则可选上、下齿槽缘间线中点水平的内斜边处）。自穿刺点黏膜由前内向后外方进针直达骨膜，如未遇到骨质，则表示针头过于偏向内侧。最后，将针头紧贴下颌支的内侧骨面，与下白齿咬合面平行方向缓慢进针1.5～2 cm，待出现颏部放射痛，即表示已触及下齿槽神经。注药方法及剂量同上。

②适应证：适用于原发性三叉神经第3支痛，其主要痛区和触发点位于下白齿、颊部及其附近黏膜，或经颏神经阻滞失败或无效者；下齿槽神经分布区的继发性疼痛，如癌痛、带状疱疹后遗痛等；下颌部口腔科治疗操作的局部麻醉。

③并发症：偶有反射性下颌挛缩，不需特殊处理，可自行缓解。

（7）下颌神经阻滞：在颅底卵圆孔附近阻滞下颌神经，可使该神经分布区感觉丧失。针尖可不进入卵圆孔内，但有时乙醇能在神经支内向上扩散，进入半月神经节，由此也可获得半月神经节阻滞的长期镇痛效果。

①卵圆孔的解剖和定位：卵圆孔位于蝶骨大翼后部，多在蝶骨翼突外板后缘的后侧或后内侧，少数位于其后外侧。国内一组1 284个颅骨卵圆孔及其周围结构的观察与测量结果表明，卵圆孔的长径为4～13 mm（左侧平均为6.4 mm，右侧为6.6 mm），其中6～8 mm者约占80%。卵圆孔的短径为1～7.5 mm，平均3.2 mm，3～4 mm者占86%，小于2 mm者仅占2.8%。卵圆孔为圆形或近圆形者占6.8%。卵圆孔与翼突外板后缘根部延长线一致者占48.4%。卵圆孔外口向前外倾斜者占94.2%，向后内倾斜者占5.8%（可致穿刺困难）。卵圆孔与棘孔合二为一者占1.8%，与颞岩裂相合者1.9%。有6例三者合并为一。卵圆孔的后外侧为棘孔，脑膜中动脉经此孔进入颅腔，其内侧有咽鼓管及破裂孔，后者为颈内动脉进颅腔的通道。

②操作方法：单纯在卵圆孔处阻滞下颌神经时，穿刺点可取颧弓下缘中点，即相当于眼眶外缘与外耳道间距离的中点。患者仰卧，头转向健侧。以7号长8 cm穿刺针自穿刺点垂直刺入皮肤，并缓慢进针约4 cm（不超过5 cm），触及骨面即为翼突外板根部，此深度即为由穿刺点至卵圆孔的距离，标记此深度；然后退针至皮下，调整方向使针尖向后（向耳侧）以15°～20°并略微向上重新刺入同样的深度或略深，遇有向下颌或舌部放射痛，即表明已达卵圆子上并触及下颌神经。

③适应证：三叉神经第3支痛，或颏神经及下齿槽神经阻滞无效者；三叉神经第3支分布区的癌痛、带状疱疹后神经痛等；下颌部口腔科操作的局部麻醉处理。

4. 半月神经节阻滞

采用半月神经节阻滞治疗三叉神经痛目前已在国内外应用，注射的药物包括乙醇、甘油、苯酚甘油等。多年来，这一注射疗法已被证明能有效治愈三叉神经痛。但因其注射技术难以掌握，而且治疗效果随着各人的技术不同而大有出入。国内有报道，镇痛期超过1年者达87%。而国外文献报道，治愈率相差悬殊，有的高于98%，有的则低于40%。由于药物扩散的可控性较差，近来已倾向于采用更易于精确控制的影像引导下射频热凝术。

（1）穿刺入路的选择：半月神经节阻滞的穿刺途径有侧入路法和前入路法。侧入路法的重要标志为下颌切迹，此切迹的后方为下颌骨髁状突，前方为下颌骨喙突，穿刺进针点是在喙突后方，当半张开口时髁状突向下移位1 cm，此位置可使侧入路法易于成功。前入路法的主要标志为正视位的瞳孔及颧弓中点，颧弓中点相当于颞骨的颧结节的前方，穿刺进针点是在喙突前方，正对第2白齿处。近来随着医疗影像设备的普及，卵圆孔穿刺操作多在C臂X线机、CT扫描、DSA成像引导下进行。

（2）术前准备

①注射前需要向家属详细交代治疗方法、预期效果和可能发生的并发症等问题，取得患者知情同意及必要的配合。

②治疗前患者要清洗头面部、理发、剃胡须。

③全面进行体格检查，了解全身脏器功能状况，尤其注意眼耳情况、血压、心电图、出血时间和凝血时间。

④应安排有足够的治疗时间（一般约为2h），不能匆忙进行。

⑤备好各种用具及药品，包括5 mL及1 mL注射器，无菌手套，2.5%碘酒，乙醇棉球，无菌巾与纱布，长10～14 cm的7号（或23号）穿刺针各一支（带有针芯），2%利多卡因等有关治疗用药及无水乙醇，7号注射针头，并检查急救药品和相关设备是否齐全、有效。

（3）穿刺操作方法。

①体位：患者仰卧，头取中立位，双眼正视上方。

②定位：常用体表划线法和影像定位法。体表划线法：我们在实践中总结出双线定位法，即经患侧眼眶外缘的纵轴平行线与经口裂的水平延长线，二线交点即为穿刺进针点。影像定位法：在C臂X线机透视下显示卵圆孔，将C臂图像增强器向患侧倾斜15°～20°，向足端倾斜30°～45°，依据患者头部位置、脸型、有无牙齿及咬合情况具体调节倾斜角度，直至清晰显示卵圆孔，影像投照位置约在患侧上颌窦与下颌骨之间、患侧下颌切迹与上齿根部连线上。

③穿刺：接心电、脉搏氧饱和度监测及吸氧管后，常规消毒铺巾，用长约10 cm、外有绝缘套的射频穿刺针经定点穿刺。划线法可经另两条线调整进针的方向，即定点与瞳孔中点连线及定点与颞下颌关节结节连线，前者矫正进针的内外方向，后者矫正进针的前后方向。复制疼痛后，再细微调节针尖位置，直至进针骨质阻挡感消失，即进入卵圆孔，进针深度为5～7 cm。若针尖触及自卵圆孔出颅的下颌神经，患者可述下唇部疼痛。可凭感觉沿骨面继续试探进针，滑入卵圆孔并触及下颌神经，患者可有下颌部的放射性疼痛。最后将针尖再推进0.3～0.5 cm，上颌部出现剧痛即表明进入半月神经节内。影像法则在射频穿刺针影像引导下进行穿刺，针尖直对卵圆孔。

④到位：如果穿刺针尖的位置合适，则轻微活动针体，患侧面部的患支分布区即有电击样的疼痛麻木等不适反应和感受。可再经影像进一步证实，侧位透视显示针尖在蝶鞍斜坡与颞骨岩部形成的夹角内，具体位置因毁损靶神经不同而异。第三支射频针尖进卵圆孔的位置应偏向后外侧，深度应距斜坡约0.5 cm；第二支毁损针尖进卵圆孔的位置应在正中，深度应刚好抵在斜坡上；第一支针尖进卵圆孔的位置应偏向前内侧，应略超过斜坡。然后经电刺激进一步定位穿刺针尖是否处于准确位置。同时毁损第二支和第三支时，针尖位置同第二支，但选用常裸露端的射频针，单支毁损用短裸露端的射频针。

⑤电刺激：将中性电极（无关电极）连接于患侧肩部或上肢，将刺激电极插入射频针内。施加电刺激，根据放射性疼痛定位反应，确定射频针尖穿刺进入卵圆孔的位置是否正确。先施以0.5～1 mA的高频电刺激。如果穿刺针尖的位置合适，则患侧面部的患支分布区可有电击样的疼痛麻木等不适反应和感受。如果位置不准确，须反复调整进针深度和方向，再给予电刺激，直至患侧面部出现相应的反应和感受。一般电刺激强度逐渐加大，所需的强度越低，说明穿刺针尖的位置越准确，治疗效果越好。如果超过2 mA仍无反应，说明穿刺针的针尖偏离神经组织，应重新调整穿刺针的位置。直至正侧位透视显示针尖位置合适。

⑥射频热凝：经方波电刺激校对穿刺针的位置准确无误后，可开始热凝。原则上应从短时间低热开始，逐步缓慢加温，以减轻患者的痛苦。温度在60℃以下不容易使神经纤维发生蛋白变性，达不到治疗目的。而温度超过85℃以上时，可损伤神经周围组织而产生严重的并发症。可先加热到60℃维持1 min，然后再酌情加热至70℃、80℃和85℃。为防止并发症，温度最高不超过90℃。每次升温后，维持0.5～1 min，同时不断用针刺及棉絮擦拭皮肤，测试患支分布区的痛觉和触觉，直至痛觉消失，同时保留触觉为止。一般患者的最终加热温度在70℃～80℃，最终加热温度持续为120～180 s。本方法需取得患者配合。治疗前应讲清楚，在局部麻醉下施行此种治疗具有一定的痛苦，必须取得患者的理解和配合，并注意从60℃开始缓慢升温，避免突然高温所引起的剧烈疼痛。患者不能耐受升温时的疼痛时，可给予丙泊酚静脉麻醉后再行射频热凝治疗，可直接升温至85℃，热凝时间120～180 s。同时毁损第一、三支或全部第一、二、三支时针尖进卵圆孔的位置应偏向内侧，深度应先略超过斜坡，射频热凝120～180 s后退至斜坡以下，再行射频热凝120～180 s。

⑦术后处理：操作完毕，拔出穿刺针，按压穿刺点2～3 min，以无菌敷贴覆盖穿刺点，并以冷水或冰水外敷穿刺部位，以防止局部出血及肿胀。患者术中应用广谱抗生素预防感染，术后常规应用脱水

药治疗 3 d。同时密切观察并发症情况。

（4）适应证：①本注射疗法适用于一切较严重而顽固的三叉神经痛患者，尤其是具有开颅手术禁忌的老年和体弱及慢性病患者。②三叉神经痛同时累及第 2、3 支，1、2 支或全部 3 支，并经各周围支阻滞无效者。③面部的晚期癌痛。④面部带状疱疹后神经痛。

（5）并发症：半月神经节阻滞可能引起多种并发症，而且有时非常严重。大多由于穿刺方向不准或进针过深损伤附近的血管和脑神经，或乙醇剂量较大并流入蛛网膜下间隙引起损害。

①阻滞范围内感觉丧失或异常：2%～5%的患者在治疗后可出现感觉异常和不同程度的"麻木性痛苦"，大多为乙醇注射过量引起。部分患者在治疗后可出现麻、针刺、冰冷、虫爬、奇痒等异常痛苦的感觉。这些患者若还保留触觉和感觉，可再次重复半月神经节乙醇注射，使感觉完全消失。

②眩晕综合征：是比较常见的并发症，约占半月神经节阻滞患者的四分之一。多在注射利多卡因或乙醇后 0.5～1 min 出现。在 30 min 内消失，有的可持续数日。一般不需特殊处理。

③咀嚼困难：是三叉神经运动根受累所致。患者表现为同侧咀嚼无力，牙齿咬合不紧，易发生颞下颌关节脱位，另有的患者可出现张口困难。经数日或数月后可自行恢复。

④其他脑神经损害：药物损伤第Ⅶ对脑神经引起同侧面神经麻痹。而第Ⅲ、Ⅳ、Ⅵ对脑神经受累时，则出现上睑下垂、复视及瞳孔散大等。

⑤同侧失明及角膜病变：失明是最严重的并发症。亦有少数人在治疗后发生角膜炎和角膜溃疡。主要是由于针尖进入卵圆孔过深或乙醇剂量较大损伤邻近的视神经所致。

5. 射频热凝疗法

射频热凝疗法是一种微创伤性神经毁损疗法，其利用可控温度作用于神经节、神经干和神经分支等部位，使其蛋白质凝固变性，从而阻断神经冲动的传导。目前，射频热凝疗法在临床疼痛治疗领域发展很快，已广泛应用于治疗三叉神经痛及其他多种神经病理性疼痛。与三叉神经半月神经节乙醇阻滞术相比，热凝术可控性好，治疗效果良好，年老体弱者亦可以良好耐受，因而依从性好。并发症较少，目前尚无死亡等严重并发症报道。虽然复发率较高，但由于操作方便，能重复实施，可最终达到长期镇痛的目的。

（1）穿刺入路：采取前入路法穿刺，在 C 臂 X 线透视或 CT 扫描引导下进行。

（2）操作方法。

①穿刺卵圆孔：患者仰卧，头取中立位，双眼正视前方。穿刺采用前入路法，定点方法同上。局部消毒后在穿刺点局部进行浸润麻醉。先将中性电极（无关电极）连接于患侧下肢。用特制的长约 10 cm、外有绝缘套的射频穿刺针进行穿刺，直至到达卵圆孔。穿刺均在影像引导下进行。

②电刺激确认射频穿刺针针尖的位置：根据放射性疼痛反应，确定穿刺到达卵圆孔后，尚需用脉冲电刺激判定射频穿刺针针尖的位置是否正确。先将刺激电极插入射频针内，然后施以 0.5～1 mA 的高频电刺激。如果穿刺针尖的位置合适，则患侧面部的患支分布区可有电击样的疼痛麻木等不适反应和感受。如果位置不准确，须反复调整进针深度和方向，再给予电刺激，直至患侧面部出现相应的反应和感受。一般电刺激强度逐渐加大，所需的强度越低，说明穿刺针尖的位置越准确，治疗效果越好。如果超过 2 mA 仍无反应，说明穿刺针的针尖偏离神经组织，应重新调整穿刺针的位置。直至正侧位透视显示针尖位置合适。

③温控热凝：经方波电刺激校对穿刺针的位置准确无误后，可开始加热。原则上应从短时间低热开始，逐步缓慢加温，以减轻患者的痛苦。温度在 60℃以下不容易使神经纤维发生蛋白变性，达不到治疗目的。而温度超过 85℃以上时，可损伤神经周围组织而产生严重的并发症。可先加热到 60℃维持 1 min，然后再酌情加热至 70℃、80℃和 85℃。为防止并发症，温度最高不超过 90℃。每次升温后，维持 0.5～1 min，同时不断用针刺及棉絮擦拭皮肤，测试患支分布区的痛觉和触觉，直至痛觉消失，同时保留触觉为止。一般患者的最终加热温度在 70℃～80℃，最终加热温度持续 2 min 左右。

（3）适应证：三叉神经第 1、2、3 支痛患者；面部晚期癌痛患者。

（4）不良反应及并发症。

①操作中疼痛：本方法需取得患者配合。治疗前应讲清楚，在局部麻醉下施行此种治疗具有一定的

痛苦，必须取得患者的理解和配合，并注意从 60℃开始缓慢升温，避免突然高温所引起的剧烈疼痛。

②手术后反应：有些患者治疗后可出现一过性头痛、头晕、恶心甚至呕吐，数小时内可自行缓解；有的患者在治疗结束后 1~2 周毁损神经支配区有串跳感，有的可持续很长时间；或在治疗后 1~2 周仍有疼痛，但较原发疼痛程度低，可自愈，不必急于近期再次行射频热凝术。

③颅内出血：半月神经节内侧邻近海绵窦和颈内动脉，穿刺损伤易致出血，严重者可形成颅内血肿。

④其他脑神经损害：如面部轻瘫等。

⑤颅内感染：严格无菌操作可有效防止颅内继发感染。尤其需要注意防止穿刺针穿破颊黏膜将细菌带入颅内。

⑥带状疱疹：可在手术后数日出现在毁损神经所支配皮区，较常见于眶上神经分布区，其机制尚不清楚。局部可涂喷阿昔洛韦软膏或可的松软膏，数日即可愈合。

⑦角膜炎：角膜反射消失是半月神经节热凝术的一个较为严重的并发症，严重者可形成麻痹性角膜炎和角膜溃疡，最终可致失明。治疗操作过程中应注意适度控制射频热凝的温度和时间，并随时观察角膜反射的变化。一旦发生角膜反射消失，应嘱患者戴墨镜，并涂抹眼膏保护角膜，防止角膜炎和角膜溃疡。角膜反射消失后常需数月才能逐渐恢复。

⑧面部感觉障碍：大多数患者治疗后可遗留不同程度的面部皮肤感觉障碍。Menzel 报道 315 例患者中，半月神经节射频热凝治疗后约 93.1%的患者面部遗留不同程度的麻木感或烧灼感。孟广远报道 325 例患者中，治疗后面部均有轻度麻木感，少数患者有蚁行感，经过一段时间均可明显缓解。在治疗前，应向患者及家属详细说明治疗达到的目的、实施方法和可能产生的不良反应及并发症。

6. 微球囊压迫疗法

微球囊压迫法是近年来治疗三叉神经痛的新技术。采用气管插管下全身麻醉，在 X 线透视引导下进行半月神经节穿刺。以 14 号套管针经面部皮肤穿刺。到位后，拔出针芯，将 Fogarty 微球囊放入半月神经节。用注射器接球囊外的导管接头，注入 1~2 mL 造影剂，使球囊膨胀，形成约 1 cm×1.5 cm 的鸭梨形，并维持数分钟。压迫结束后抽出造影剂，使膨胀的球囊复原。拔出球囊与穿刺针，压迫穿刺点止血。有报道 120 例患者中，手术后即刻成功率为 93%，1 例手术后成功，但半年后复发并再次治疗有效，远期效果尚有待进一步观察。

7. 手术治疗三叉神经痛

目前常用于治疗三叉神经痛的手术有周围神经撕脱术、经颅中窝三叉神经感觉根切断术、三叉神经脊束切断术、三叉神经根减压术和颅后窝三叉神经根微血管减压术等。应用较多的为周围神经撕脱术和经颅后窝微血管减压术。

（1）周围神经撕脱术：李剑农教授等研究发现，原发性三叉神经痛患者三叉神经周围分支的病变比主干更严重。周围分支表现纤维肿胀、增粗、髓鞘疏松改变、神经周围纤维结缔组织增生压迫神经和滋养血管病变等；而主干病变则表现为严重而普遍的空泡变性、纤维松解、断裂和脱髓鞘改变。由于三叉神经痛多发生在中老年，供养三叉神经的动脉多发生硬化、缺血，故可致神经纤维营养代谢异常而发生变性。外周神经分支周围纤维组织增生对血管的压迫致使血供进一步恶化，加重神经变性，终致神经纤维脱髓鞘而发生"短路串线"现象。这一发现不仅明确了三叉神经痛患者主干及神经根切断术后复发的原因，而且为周围神经撕脱术的应用提供了理论依据。手术时，应尽可能撕脱至近心端正常段，以减少手术后复发。

（2）微血管减压术：众多临床资料表明，血管压迫三叉神经是原发性三叉神经痛的原因之一。微血管减压术治疗三叉神经痛已为越来越多的学者所采用。临床实践表明，微血管减压术治疗原发性三叉神经痛的效果是确切的。手术采用 2%的利多卡因浸润麻醉或全麻。沿标记线作切口，依次切开皮肤、皮下组织、肌肉及骨膜，以骨膜剥离子逐层分离，然后以颅骨钻开一直径约 2 cm 的骨窗。在手术显微镜下轻轻向后上方牵开小脑，向前沿小脑幕在岩静脉与第Ⅶ、Ⅷ对脑神经间剪开桥池蛛网膜，将微型脑压板放入达三叉神经根部，自神经出脑桥处向远端探查血管压迫情况。将压迫在三叉神经根部的血管用显微剥离子轻轻分开,并在神经与血管之间夹放一块自体小肌片。若在不同的方向及部位有多条血管压迫时,应分别夹放数块小肌片或取一块较大肌片,将该段受血管压迫的神经包绕以与血管隔开。此时嘱患者自己用手撞击扳机点及做平时易诱发疼痛的动作,若无疼痛则达到减压目的。仔细观察确无活动性出血后逐层缝合关闭切口。

二、舌咽神经痛

舌咽神经痛为一种局限于舌咽神经分布区的发作性剧烈疼痛,分为原发性和继发性舌咽神经痛两类,可与三叉神经痛相伴发。

(一)有关解剖

舌咽神经或第Ⅸ对脑神经系混合性神经,内含运动、感觉和副交感神经纤维,与迷走神经、副神经一起经颈静脉孔穿出颅腔。舌咽神经主干自颅底向下通过颈动脉和静脉之间、茎突及其附着肌内侧,并绕茎突咽肌下缘弯向前行而达舌咽部(图4-3)。

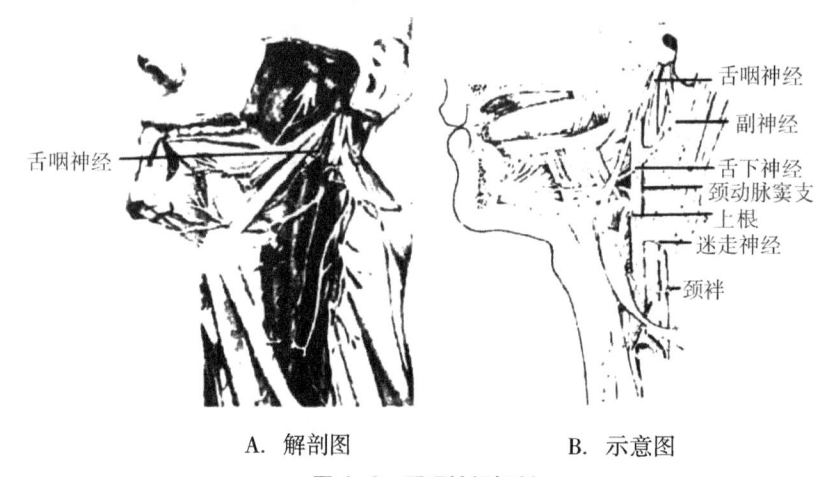

A. 解剖图　　　　B. 示意图

图4-3　舌咽神经解剖

(二)发病机制

(1)继发性舌咽神经痛多见于茎突过长或茎突综合征。只有耳深部剧痛,但咽部不痛者称为耳痛性舌咽神经痛,极少见。也可见于颈静脉孔区、颅底、鼻咽部、扁桃体等的肿瘤,局部蛛网膜炎或动脉瘤。

(2)原发性舌咽神经痛病因及发病机制尚未明了,可能为神经脱髓鞘病变引起舌咽神经的传入冲动与迷走神经之间发生"短路"的结果。近年来因显微血管外科的发展,临床上发现有些患者舌咽神经受椎动脉或小脑后下动脉的压迫。

(三)临床表现

舌咽神经痛是以舌咽部、耳深部的短暂发作性剧烈疼痛为主要特征的一种疾病。临床极少见,其发生率与三叉神经痛相比约为1∶88。发病多见于35岁以后,男性相对多见。

疼痛性质与三叉神经痛相似,主要表现为吞咽时短暂性刀割样、烧灼样或钻刺样剧痛。疼痛位于扁桃体、舌根、咽、耳道深部等处,可因吞咽、讲话、咳嗽、打呵欠等诱发,每次发作仅数秒至数十秒至1~2 min,从舌侧或舌根部向同侧耳深部放射,骤然发作并停止。停止发作时无任何症状。有的可伴咽喉痉挛、心律失常、低血压性晕厥等。检查时无异常所见,偶于同侧下颌角后有压痛,或舌后对苦味感觉过敏;各种味觉刺激均感觉为苦味。有的患者在咽后壁、舌根、扁桃体窝处可有疼痛触发点。舌咽神经痛的主要特征为用4%丁卡因喷涂于舌侧可使疼痛减轻或消失。

(四)诊断依据

(1)扁桃体、舌根、咽、耳道深部等处的短暂发作性剧烈疼痛。

(2)中年男性多见,常因吞咽、谈话、咳嗽而诱发。

(3)检查时无异常所见,偶于同侧下颌角后有压痛,或舌后对苦味感觉过敏。有的患者在咽后壁、舌根、扁桃体窝处可有疼痛触发点。

（4）以4%丁卡因喷涂于舌根可使疼痛减轻或消失为其主要特征。

（五）鉴别诊断

1. 三叉神经痛

三叉神经第Ⅲ支痛易与舌咽神经痛混淆。但三叉神经痛时，疼痛部位在舌前部而非舌根，通常累及下颌神经的分布区，不向外耳道放射，疼痛触发点在下唇、颊部或舌尖等处。必要时可做可卡因试验或用普鲁卡因局部封闭三叉神经第Ⅲ支，以资鉴别。

2. 喉上神经痛

喉上神经为迷走神经的分支。该神经疼痛可单独存在，也可与舌咽神经痛伴发。疼痛发作常起自一侧喉部，该处常有显著压痛，如在该区行局麻，往往疼痛暂获缓解，可以鉴别。

3. 中间神经痛

中间神经痛为一侧耳部剧痛，发作时间较长，常伴外耳道或耳郭疱疹，有时可引起周围性面瘫。个别不典型者仅表现为耳痛，与单纯表现为耳痛的舌咽神经痛不易区别，有人认为，对这种患者行手术治疗时除切断舌咽神经根外，还需同时切断中间神经根，以确保治疗效果。

4. 继发性舌咽神经痛

疼痛常为持续性，有阵发性加重，无触发点。检查中可见患侧有某种舌咽神经功能障碍（如舌咽部感觉和舌后部味觉减退、咽反射迟钝、软腭运动无力等）或其他阳性神经体征，以及有局部病变发现（如鼻咽部肿瘤），必要时可做特殊辅助检查，如头颅CT扫描、摄颅底或颅骨X线片等。

（六）治疗

1. 药物治疗

治疗三叉神经痛的药物均可用于本病。1%丁卡因或1%潘妥卡因直接涂抹咽部、舌根部扳机点处或表麻喷雾可获得短时间的镇痛作用。用0.5～1 mg阿托品静注或颠茄酊5 mg口服可以预防心动过缓、心脏停搏、晕厥、抽搐等。

2. 舌咽神经阻滞

经药物治疗效果不佳或症状严重者，可考虑行药物神经注射治疗，如用利多卡因、无水乙醇、酚甘油、东莨菪碱、维生素B_{12}等。可经咽部入路和颈部入路两种方法，将穿刺针置入舌咽神经周围，注入药物损毁或营养神经，以减轻症状。

颈部入路时需经侧颈部进针到颈静脉孔附近，该部位舌咽神经与迷走神经、副神经伴行，注入药物时易同时阻滞或损伤这些神经，故操作应谨慎。

咽部入路阻滞疗法，适用于各类患者，对扁桃体和舌根部有扳机点的原发性舌咽神经痛患者以及不能耐受手术的患者尤为适用。①从舌咽弓的外侧下方进针向扁桃体下极的后外侧刺入1～1.5 cm，注药阻滞舌咽神经扁桃体支；②从舌腭弓附近的舌外侧表面进针向舌根部刺入，注药阻滞舌咽神经的舌支。注入神经破坏剂前可先注入2%的利多卡因1 mL，以确定注射的准确性并可减轻酚甘油引起的疼痛。此方法简便，便于掌握，技术要求较低，适用于门诊治疗，不良反应包括穿刺时损伤血管而出血、注射后病变复发等，对复发者可考虑行再次注射。

3. 舌咽神经射频电凝

由于该方法不可避免地影响舌咽神经的运动根，故限制了它的应用，仅适用于颅底部癌肿、病侧声带功能已丧失者。

4. 手术治疗

手术从颅内切断患侧舌咽神经及迷走神经最高的1～2根神经纤维。须严格掌握适应证。

（1）舌咽神经和迷走神经上部根丛切断术：采用颅后窝一侧切口。

（2）面、舌咽和迷走神经束切断术：采用枕下部中线切口，切除枕骨大孔后缘和寰椎后弓，在第二颈神经后根的中点水平切断该神经束。

（3）微血管减压术：颅后窝一侧切口，解除小脑后下动脉或椎动脉对舌咽神经的压迫。

第二节 带状疱疹后遗痛

带状疱疹后遗痛（postherpetic neuralgia，PHN）是带状疱疹最常见的并发症，是老年人中最常引起疼痛的一种疾病。PHN的定义为在带状疱疹的特征性的急性出疹期后疼痛仍存在于受累的神经区域，主要表现为自发痛和痛觉超敏（触诱发痛）。目前常将自疱疹出现持续1个月后疼痛仍持续存在称为PHN。因为在1个月后疼痛有逐渐消失的趋势，故一些学者在研究时选择疼痛超过带状疱疹出现后2～3个月甚至6个月。

一、流行病学

PHN的发病率（疼痛自带状疱疹出现持续1个月以上）在9%到14%不等。有人对100例带状疱疹患者进行了3个月、5个月和1年的跟踪研究，发现仅3个患者出现了持续的严重的疼痛。尽管PHN的发病率很低，且随着时间可逐渐改善，其发病率和严重性（以时间来衡量）与年龄有直接的关系（表4-1）。在60岁以上大约50%的患者、在70岁以上近乎75%的患者在疱疹出现1个月以上发生PHN。

表4-1 PHN发病率和严重性与年龄的关系

年龄（岁）	疼痛患者（%）	超过1年的疼痛患者（%）
10～19	4.0	4.0
20～29	2.0	2.0
30～39	15.0	10.0
40～49	33.0	7.0
50～59	49.0	18.0
60～69	65.0	37.0
70～79	74.0	48.0

二、发病机制

PHN的病理改变表现为神经元和相应神经纤维炎性浸润、沃勒变性、出血性坏死及神经脱髓鞘改变。尸体解剖发现，背根神经节呈卫星状态、淋巴细胞浸润和节细胞退行性变、局部软脑膜炎、节段性脊髓炎等。在中枢神经系统也可发生类似变化。Watson首次描述了PHN患者可表现出特异的脊髓后角萎缩。

（一）触诱发痛

目前关于触诱发痛的机制存在两种观点。第一种观点是感觉传入神经纤维传导阻滞引起神经系统重塑。PHN患者可伴有一级传入感觉神经元的坏死，可引起其中枢端突触末梢的变性，导致脊髓神经元失去这些突触，形成感觉传入纤维传导阻滞，并使非伤害感受的大神经传入纤维有机会和中枢疼痛传导神经元间形成新的突触，从而导致异常性疼痛。第二种观点是感觉传入小纤维（包括伤害感受器）的活性增高、异常放电引起中枢的过度兴奋。Rowbotham等于1996年采用感觉定量测量，除发现PHN患者有感觉缺失外，还发现触觉异常性疼痛的程度与感觉缺失量成反比，即与传入感觉纤维（包括伤害感受器在内）的残存量成正比，因此他们认为：这些感觉传入纤维受到轻度损伤后仍然存活，并与中枢保持着相对完整性，而且活性增强，过度放电。当大量的这种神经电冲动传入中枢神经系统（CNS），就会造成CNS敏感化，继而小的、无痛性的机械刺激就可以引起异常疼痛。

（二）自发性疼痛

LoHlba N等发现采用背根切除术去除人和动物的一级传入突触后，可引起去传入阻滞，使脊髓神经元细胞产生自发性的癫痫样放电，从而引起自发疼痛。推测背根的损伤导致脊髓神经元（尤其是抑制性中间神经元）的坏死、胶质细胞增生、瘢痕形成或其他结构和生化改变，造成剩余神经元的敏化现象，出现自发性癫痫样放电，从而产生自发性疼痛。Sehon J等发现水痘–带状疱疹病毒感染的感觉神经元细胞能自发放电，并经免疫荧光证实有病毒复制，而对照的非感染的感觉神经元细胞却无自发放电活动。

原因可能是病毒的复制诱发了感觉神经元间兴奋性突触的形成，而且已证明这种突触是一种电偶联，而非化学性突触。因此，自发性疼痛也可能是病毒在背根神经节神经元内复制所引发的异常的神经电冲动造成的。

三、临床表现和诊断

（一）临床表现

（1）急性带状疱疹临床治愈后患区仍存在持续或发作性剧烈疼痛，受累的皮肤常出现发红、发紫或褐色。在此消退后，常有苍白色的瘢痕。有时，病程较长的病例也无瘢痕而有非常严重的疼痛。

（2）患区常有感觉减退或感觉缺失，而皮肤常有痛觉超敏（触诱发痛），即轻轻触摸皮肤即可产生剧烈难以忍受的疼痛；并有痛觉过敏，即对伤害性刺激的疼痛感觉增强。

（3）疼痛性质。可出现两种类型的疼痛：一种是持续的烧灼样疼痛，另一种是阵发性刀割样疼痛。两种都可是自发出现及在轻触皮肤时出现。用力按压皮肤常可减轻疼痛，而轻触皮肤常不可忍受。

（4）感觉异常。一些患者常描述有不可忍受的发痒、蚁行感或感觉迟钝。这些感觉也可由机械性的活动、温度改变和情绪低落所诱发。

（5）由于对剧烈疼痛的恐惧，患者的心理负担沉重，情绪低落，甚至对生活失去信心和有自杀倾向。

（6）查体时常发现在瘢痕区域甚至瘢痕区域周围的皮肤对针刺、温度或触摸的感觉丧失。但与之相矛盾的是，以拇指和示指轻擦或牵拉皮肤可出现皮肤感觉过敏。

（二）诊断要点

（1）急性带状疱疹临床治愈后疼痛持续超过 1 个月或既往有急性带状疱疹病史。

（2）有明显的按神经支配区域分布的感觉、痛觉、触觉异常，局部可有色素改变。

（3）疼痛的性质为自发性刀割样或闪电样发作性疼痛或持续性烧灼样疼痛、紧束样疼痛。

（4）患区内有明显的神经损伤后遗症状，如痒、紧束感、蚁行感、抽动或其他不适感。

（5）患者心理负担沉重，情绪抑郁，甚至对生活失去信心，有自杀倾向。

四、治疗

带状疱疹后遗神经痛的治疗及效果非常复杂和多变，到目前仍然没有任何一种方法能够缓解一些非常顽固的带状疱疹后遗神经痛，只有采用合理的综合治疗方法，才能有效缓解患者的剧烈疼痛，改善患者的生存质量。

（一）药物治疗

药物治疗是基本、常用的方法。选择用药应根据具体患者的病情特点，合理搭配，联合用药，以减少不良反应，并依据治疗反应及时调整给药方案。

1. 局部药物治疗

（1）利多卡因贴剂：5%利多卡因贴剂能相对快速地缓解疼痛，且其全身吸收少，不需增加剂量，无严格的禁忌证和相互作用。Rowbotham 等对 PHN 患者局部用利多卡因，发现其可使 PHN 患者有中度以上的疼痛缓解。Davies 等综述了 5%利多卡因贴剂用于治疗疱疹疼痛的疗效认为，5%利多卡因贴剂能够有效地缓解带状疱疹后遗痛尤其是痛觉超敏，且具有较少的全身副作用和其他药物的相互作用。因其良好的安全性和有效性已经成为治疗带状疱疹后遗痛的一线药物。

（2）辣椒碱制剂：辣椒碱的化学名称为香草壬酰胺，是由茄科植物辣椒的成熟果实中提取的天然生物碱，与初级神经末梢细胞膜上的香草醛受体结合，拮抗神经肽 P 物质，影响神经 P 物质的合成、释放和储藏，影响疼痛刺激的传递。此外，辣椒碱尚有促进局部血液循环作用，改善外周神经的组织代谢和营养供给，从而减轻局部的病理反应。辣椒碱在治疗 PHN 中尤为重要，因为 C 纤维通过释放 P 物质，从而引起了神经源性炎症和化学性疼痛，因此，辣椒碱通过抑制 P 物质的产生而抑制神经源性炎症和减轻化学性疼痛，此外，在大剂量时辣椒碱还可使这些神经元脱敏。临床研究也证实了辣椒碱较安慰剂可暂时地减轻 PHN 的疼痛。

2. 抗抑郁药

目前被用于治疗 PHN 的抗抑郁药主要包括三环类抗抑郁药和新型的抗抑郁药。三环类抗抑郁药可分为仲胺和叔胺类。仲胺类是相对选择地抑制去甲肾上腺素再摄取，药物主要是去甲替林和地昔帕明。叔胺类是通过对去甲肾上腺素和 5- 羟色胺平衡的抑制，常用的为阿米替林和丙咪嗪，它们有抗胆碱的副作用。新型的抗抑郁药也是通过对去甲肾上腺素和 5- 羟色胺平衡的抑制，但无典型的三环类药物的抗胆碱的副作用，主要包括文拉法辛和度洛西汀。研究显示对去甲肾上腺素和 5- 羟色胺都有作用的抗抑郁药似乎对 PHN 的效果更好。阿米替林仍是治疗 PHN 最有效的药物。研究表明三环类抗抑郁药的镇痛作用并不依赖于它们的抗抑郁作用，它们的有效剂量也小于治疗抑郁时的剂量。

Hempenstall 等对抗抑郁药治疗 PHN 的系统性回顾性研究发现，对于三环类抗抑郁药，其副作用较轻微，主要是头晕、镇静和抗胆碱作用（口干、便秘），且其更容易出现在上调剂量时。地昔帕明还有出现左束支传导阻滞的报道。

3. 抗癫痫药（或抗惊厥药）

抗癫痫药能够增加抑制性神经递质，减少兴奋性神经递质，调节阳离子通道的传导，目前最常用于治疗 PHN 的抗癫痫药主要是加巴喷丁和普利巴林。

加巴喷丁是最早用于神经源性疼痛的抗癫痫药，它在结构上类似 GABA，是一种参与疼痛调节和传导的神经递质，其确切作用机制尚未明确。目前认为主要是结合到电压门控 Ca^{2+} 通道的 $\alpha_2\delta$ 亚单位，从而抑制脊髓背角神经元谷氨酸的释放而发挥作用。加巴喷丁不在肝代谢，未发现与其他药物之间有相互作用，因此被认为是一种相当安全的药物。其镇痛效果呈剂量依赖性。Rowbotham 在一项历时 8 周的多中心、随机、双盲研究中，对 229 例带状疱疹后遗痛患者进行治疗，结果显示加巴喷丁治疗带状疱疹后遗痛有效。患者加巴喷丁最大量达 3 600 mg/d，疼痛评分（11 分 Likert 标度）明显下降（从 6.3 下降到 4.2）（$P < 0.001$）（而对照组从 6.5 下降到 6.0），睡眠质量得到改善，第二次疼痛评分也明显降低（$P < 0.001$）。大多数患者对加巴喷丁耐受，常见不良反应有嗜睡、眩晕、共济失调、水肿。

普瑞巴林（pregabalin，商品名"乐瑞卡"）是最近在中国获准上市的新药，性质与加巴喷丁相似，治疗带状疱疹后遗痛效果优于加巴喷丁，血药浓度较快达到目标水平，而副作用较少。其确切机制尚不明确，应该与加巴喷丁类似。

4. 镇痛药

中枢性镇痛药如曲马多，可用于治疗轻中度的 PHN。一项随机对照研究证实口服曲马多控释片（平均滴定剂量 275.5 mg/d）对 PHN 有明显的疗效。

对于重度疼痛的患者，可使用麻醉性镇痛药。有人推荐在需要时可每 6 小时予以 30 ~ 60 mg 可待因。在控制 PHN 时，一些研究显示阿片类药物如羟考酮和吗啡，与安慰剂比较可明显地减轻疼痛，副作用主要包括恶心、便秘、镇静和食欲下降。

5. NMDA 受体拮抗剂

NMDA 是一种涉及中枢和外周疼痛通路有关的复杂性受体，可维持神经元的兴奋性，对神经损伤后疼痛的发生和维持有促进作用。氯胺酮可部分阻滞 NMDA 受体，对 PHN 起到止痛效果，但它可能产生比较严重的副反应，如疲劳、眩晕等；右美沙芬有止痛作用，但小剂量产生的止痛作用不能持久；美沙酮既可阻滞 NMDA 受体，也有阿片样止痛作用，是一种具有潜在治疗价值的药物。

6. 其他药物

（1）糖皮质激素：早期小剂量应用糖皮质激素可减少 PHN 的发生，但对病程较长者疗效欠佳，且糖皮质激素的禁忌证和副作用较多。

（2）利多卡因：被提倡用于治疗许多类型的慢性神经源性疼痛，包括带状疱疹后遗痛，报道结果令人兴奋。然而，还缺乏口服抗心律失常药治疗带状疱疹后神经痛的疗效的权威性研究。

（3）神经妥乐平：可通过激活疼痛的下行抑制系统、抑制缓激肽的游离等达到止痛效果，还可通过扩张外周血管，加速神经损伤修复。赵华等的研究发现神经妥乐平 10.8 U/d 使带状疱疹后遗神经痛明显改善，并具有快速起效、长时间止痛作用。

（二）神经阻滞治疗

1. 脊神经阻滞

神经根受累是带状疱疹后神经痛的一个典型特点，在早期使用感觉神经阻滞减轻疼痛。神经阻滞主要用于带状疱疹后神经痛的诊断和预后的判断，尤其是在神经毁损前作为一判断预后的方法。

2. 交感神经阻滞

交感神经阻滞可减轻疼痛，尽管效果是暂时的，可能在短于2个月的神经痛患者中获得较好疗效。星状神经节和三叉神经干的阻滞常用于治疗三叉神经带状疱疹。

3. 硬膜外阻滞

硬膜外注入皮质醇对各种腰骶PHN有效。硬膜外阻滞可用于治疗颈5节段以下的带状疱疹。

（三）神经毁损治疗

对于PHN患者，神经毁损主要是针对周围神经、脊神经、脊神经后根和半月神经节及交感神经节，常在预测性阻滞显示有效时才进行神经毁损。常用的毁损方法可分为物理性和化学性毁损。

1. 化学性毁损

化学性毁损包括50%的乙醇、95%的乙醇和6%的苯酚。应用乙醇发生神经炎的可能性高于苯酚，这与穿刺针位置不正确或药物泄漏在感觉神经周围有关。作用的时间可从几天到几年，通常为2～6个月。

2. 物理性毁损

目前国外使用最为广泛的一种物理毁损方法是射频毁损，通过电流致神经纤维治疗性热损伤，破坏神经纤维而阻断神经冲动的传导。很多作者认为射频毁损比化学性神经毁损要优越，因为后者的扩散不易预测，阻滞范围不易控制，射频损伤面积较小，易于控制。脉冲射频的射频针尖的温度控制在38℃～42℃，不仅避免了高温对神经的热损伤，而且不影响神经信号的传导，具有微创、镇痛迅速、疗效确切、副作用少等其他传统治疗方法无法比拟的优点，为疼痛治疗开辟了广阔的应用前景。射频毁损不仅可用于外周神经，还可用于脊髓中的传导束，如脊髓丘脑束及大脑中的一些核团来治疗某些顽固性疼痛。

（四）物理治疗

1. 微波治疗

微波具有增加局部血液循环，加速新陈代谢，降低感觉神经兴奋性的作用，从而减轻患者疼痛。

2. 激光治疗

常用氦-氖亚激光治疗，早期应用低能量激光照射可预防PHN的发生。氦-氖亚激光可增强机体细胞和体液免疫功能，激活单核巨噬细胞系统，增强白细胞吞噬功能，具有抗炎消肿等作用；使激肽、5-HT等致炎致痛物质活性降低，激活内源性咖啡样抗痛物质，整合中枢神经的痛觉信号起到镇痛作用。

物理治疗无痛苦，方法简便，患者顺应性强。

（五）神经调控治疗

（1）经皮神经电刺激（TENS）用小波宽、低强度电刺激，兴奋大的有髓的初级传入神经纤维（A纤维），在脊髓背角激活抑制环路，减少C纤维的伤害感受性冲动的传导。对PHN有一定的疗效。

（2）脊髓电刺激（SCS）对PHN也有一定的疗效。若疼痛位于肢体，疗效较好；若疼痛位于躯干，疗效较差。

（3）运动皮层刺激可用于治疗颜面部PHN，有效率约为60%～70%。

（4）中枢靶控输注系统植入术对PHN也有一定的疗效，尤其是随着可乐定、罗哌卡因等对神经源性疼痛有效的药物的使用，该治疗在PHN中的应用将有更广阔的前景。

（六）心理治疗

PHN患者均可伴有不同程度的心理障碍，如焦虑、紧张、抑郁、异常人格特性甚至自杀倾向，而这些心理障碍又会在不同程度上加重患者的疼痛，只有进行有效的心理治疗，才能减轻患者疼痛。心理治疗方法包括认知行为治疗、松弛治疗、操作行为治疗、生物反馈治疗。对于疼痛所导致的复杂性心理问题，近年来许多临床研究表明，认知行为治疗对慢性疼痛有较好的治疗效果。

认知行为疗法的目的不仅局限于减轻患者的疼痛，同时通过改变患者对己、对人或对事的看法来改变疼痛造成的心理问题，提高患者的生命质量。

目前临床常用的认知行为疗法的技能训练主要有解决问题、放松练习、注意力训练等。

（1）解决问题：让患者把生活中的各种问题按急缓程度排序：家庭、职业、人际关系、娱乐、经济状况、身体健康。这样患者就会意识到疼痛只是生命中需要解决的一个问题而不是生命的决定因素，从而降低患者对疼痛的恐惧和焦虑，增强康复信心。

（2）放松练习：这是一种通过自我调整训练，由身体放松而引起整个身心放松，从而消除紧张的行为训练技术。要求患者交替收缩或放松自己的骨骼肌，同时体验自身肌肉的紧张和松弛程度以及有意识地去感受四肢和躯体的松紧、轻重、冷暖的程度，从而取得放松的效果。目前，放松疗法种类繁多，学习放松术的途径也不是唯一的，要根据不同患者的不同需要选择一种更行之有效的放松疗法。

（3）注意力训练：对刺激的注意程度同样是影响疼痛的重要因素。当注意力高度集中于某事时，意识对疼痛的警觉减少，疼痛也随之降低。因此注意力转移可以减轻疼痛。首先，告诉患者：人可以在某一段时间把注意力集中在某一特定事件上（可以举"选择电视频道"的例子：我们一次只能关注一个频道，注意力好比遥控器）。当患者能够很好地控制注意力时，接下来就要指导患者进行注意力转移训练：想象自己处于一个美丽安静的环境中或鼓励其描述过去的成功经历，并与患者一同分享成功的快乐，分散其对于疼痛的关注从而减轻疼痛。

五、预防

带状疱疹后遗神经痛的治疗到目前为止不甚满意，患者异常痛苦，目前许多学者将目光投向对带状疱疹后遗神经痛的预防。

目前值得肯定的是早期应用抗病毒药物可抑制病毒控制炎症的发展，缩短疗程，降低PHN的发病。常用药物包括阿昔洛韦、万乃洛韦和泛昔洛韦。阿昔洛韦能降低新皮损的形成，加速旧皮损的愈合，并且多数研究表明其益于降低PHN的发生率。新近更多的荟萃分析证明阿昔洛韦能够显著缓解带状疱疹急性期疼痛。万乃洛韦和泛昔洛韦亦有相似的研究，均证实能够加速皮损的愈合，明显减轻带状疱急性痛，能够减少PHN的发生率，缩短PHN的病程。抗病毒药物原则应在皮疹出现的72小时内给药，在前驱期或皮疹出现48小时内给药效果更佳。亦有研究认为早期应用抗病毒药物能降低疱疹急性期疼痛、缩短疱疹急性期，但并不能预防疱疹。

此外，还有研究显示VZV疫苗对PHN有一定的预防作用。2005年Oxman等研究认为Oka/Merck疫苗不但能够减少疱疹急性期症状，而且能显著降低PHN的发生，提示疫苗可能预防PHN的发生。另外，急性带状疱疹康复期患者的血清抗体可有效抑制VZV的增殖，缓解病情，并可能降低PHN的发生。

第三节 糖尿病性神经病

糖尿病是周围神经病变中最常见的病因。在1887年，Pryce在一位糖尿病患者身上同时从临床和病理生理两方面描述了疼痛对称性发生的多发性周围神经病。糖尿病性神经病是糖尿病最常见的并发症之一，但肌电图、神经传导速度及脑诱发电位的检查发现早期轻微神经系统改变的发生率可高达92%~96%。糖尿病性神经病可累及感觉、运动和自主神经，多以感觉性症状为主。疼痛是糖尿病性神经病的常见症状之一，因此也称为糖尿病痛性神经病（painful diabetic neuropathy，PDN）。病变主要见于周围神经、脊髓后根，亦可见于脊髓后索及肌肉，病理表现为神经纤维节段性脱髓鞘性变化、轴索膨胀变性、纤维化及运动终板肿瘤等。早期诊断早期治疗可降低糖尿病性神经病的发病及发展。

一、发病机制

糖尿病性神经病的发病机制尚未完全阐明，现在认为主要与糖尿病引起的糖、脂肪、磷脂等代谢障碍及由于周围神经等的滋养血管的动脉硬化、中外膜肥厚、玻璃样变性甚至闭塞等血管性障碍有关。起病初主要是与高血糖有关的代谢性神经病有关,高血糖可使位于雪旺细胞内的醛糖还原酶活性增加,将过多的葡萄糖催化生成山梨醇,山梨醇脱氢酶再将其氧化为果糖,山梨醇和果糖都是高渗性物质,它们在神经细胞内的积聚过多可引起神经细胞内的渗透压增高,造成水钠潴留,致使神经细胞水肿、变性、坏死,并引起神经纤维脱髓鞘和轴索变性。但血糖的控制与神经病情并不一致,说明存在其他因素。血管性病变可能是造成糖尿病性神经病变的重要原因之一,高血糖可使血管结构蛋白和胶原蛋白发生非酶性糖基化,使小动脉和毛细血管的内皮细胞增生,内膜、基底膜增厚,毛细血管通透性增加,轻则影响微循环,使神经组织损伤;重则引起管腔变窄,血液黏度增高,血流淤滞,甚至形成血栓,使神经组织缺血、缺氧。脂质代谢异常和血管活性因子减少可能也参与了糖尿病神经病变的发生发展。此外,糖尿病神经病变还与醛糖还原酶、对氧磷脂酶的基因多态性以及一氧化氮合酶、有丝分裂原活性蛋白激酶基因表达增加有关。

二、临床表现

临床表现除有糖尿病的多饮、多食、多尿、消瘦、疲乏、血糖升高及糖尿等症状外,神经系统也有明显的症状和体征。糖尿病性神经病根据病变特点可以分为五种临床类型:①糖尿病性自主神经病变;②糖尿病性多发神经病变;③糖尿病性单神经病变;④糖尿病性神经根病变;⑤糖尿病性肌萎缩。

1. 糖尿病性自主神经病变

自主神经病变常与感觉性神经病的发生相关。尽管自主神经的临床评估大多限于心血管系统和泌尿生殖系统,然而自主神经病变在各系统均有表现。病理及临床症状表明,患者的交感和副交感神经的传入和传出纤维均可受累。①在心血管系统:患者在活动、深呼吸时心率的调节反应减弱,甚至心脏完全性失神经,心率固定;由于交感缩血管神经变性,站立时窦弓反射减弱,心率增加不明显,不能调节动脉压的明显降低,发生直立性低血压,严重者产生头晕、黑矇、晕厥等症状;其他可表现为静息性心动过速、无痛性心肌梗死、猝死等。②在泌尿生殖系统:尿意减弱、排尿次数减少、膀胱容量增大,形成低张力性膀胱,排尿困难,易发生尿路感染和肾功能障碍;男性患者常见阳痿、逆行射精等性功能障碍。③在胃肠道系统:迷走神经对消化道的调节功能减弱,引起食管蠕动和胃排空能力减弱,表现为上腹不适、饱胀、恶心、呕吐、腹泻、便秘等;由于胆囊收缩功能减弱,易发生胆石症、胆囊炎。④眼:可表现为瞳孔缩小、扩张障碍等。在神经内分泌系统,可有胰多肽、生长抑素等激素水平的改变。另外,患者可有出汗异常:下肢无汗而头、手、躯干大量出汗,进食时明显,即"味觉性出汗"。

2. 糖尿病性多发神经病变

多发神经病变是糖尿病性多发神经病变中最普遍的类型。患者常主诉肢体远端对称性麻木、感觉迟钝或疼痛,疼痛多为隐痛、刺痛、烧灼痛,夜间尤甚。大多起病隐匿,自下向上进展,下肢较重。部分患者可能有感觉过敏,偶尔有不宁腿综合征。体检可发现袜套、手套式感觉减退或缺失,跟、膝腱反射减弱或消失。小纤维受累为主者,常有痛温觉和自主神经功能减弱,可在感觉障碍较严重的部位即趾骨、足跟、踝关节等处发生溃疡,形成经久难愈的"糖尿病足",给患者造成极大的痛苦;有的患者趾关节、跖趾关节发生退行性病变,形成 Charcot 关节。大纤维受累为主者,可表现为行走不稳、容易跌倒等感觉性共济失调。

3. 糖尿病性单神经病变

糖尿病能引起多种中枢和周围神经病变。糖尿病患者脑神经麻痹的发生率明显高于非糖尿病患者,以动眼神经麻痹最为多见,可单发、也可双侧受累,患者常主诉突发的眶周剧烈疼痛合并复视,检查显示眼肌麻痹,可存在特征性的上睑下垂。其次为滑车、外展、面神经麻痹,可表现为多组脑神经受损。最常发生的周围神经损伤为尺神经、正中神经、股神经和腓总神经,多为亚急性或慢性起病,可对称,也可单发,表现为下肢肌肉萎缩、疼痛,肌力减弱。另外,患者可有多处嵌压性神经病,常见挤压部位易患性增加,出现多处压迫性麻痹,如腕管综合征(压迫正中神经)、肘管综合征(压迫尺神经)、跗管综合征(压迫胫神经)。

4. 糖尿病性神经根病变

糖尿病性神经根病变是糖尿病病变中很突出但很少被了解的一种。多发性神经根病变可侵及胸壁、腹部、背部、大腿前侧、臀部和足部，可为双侧的、对称的，也可能为单侧的，通常病史中会有相关性的突发的胸、腹、背或四肢疼痛，可有感觉迟钝、感觉缺失。累及下肢时，可能会有膝腱反射和跟腱反射消失。

5. 糖尿病性肌萎缩

糖尿病性肌萎缩也称糖尿病性脊髓病，是一种特殊的临床综合征。可表现为类似慢性脊髓灰质炎的脊髓前角细胞损害，脊髓痨样后根、后柱损害，及与亚急性脊髓联合变性相似的后索及侧索变性。患者常有严重的疼痛和近端下肢、臀部、大腿前侧无力或者远端四肢无力。疼痛通常不对称，首先发生在一侧肢体，逐渐发展，到后来累及对侧的肢体，常不累及上肢。常有骨盆带、肩胛带及四肢近端肌肉萎缩。糖尿病伴低血钾时可有低钾性麻痹。这些改变多认为系糖尿病性血管引起的持续性脊髓供血不足所致。

三、辅助检查

由于电生理检测技术的不断改进，糖尿病性神经病的诊断阳性率逐渐提高。实验室检查可以明确有无病变、确定病变范围、病变程度、判断预后，并可发现亚临床病变，对早期诊治提供依据。肌电图呈神经原性改变，神经传导速度（NCV）、末端运动潜伏期（DML）可反映神经病的脱髓鞘特性，呈现为NCV减慢、DML延长；而运动或感觉动作电位波幅下降，反映轴突丧失。大多数报道显示下肢受累早于上肢、远端重于近端、感觉神经异常早于并重于运动神经异常，与临床表现一致。近年来，F波、H反射、体感诱发电位（SEP）在糖尿病性神经病领域中的应用，为诊断神经病变提供了新的工具。腓肠神经活检：对临床症状不典型的神经病，有鉴别诊断意义。血糖、肾功能检查也是必要的。糖化血红蛋白是由血红蛋白与细胞内外的蛋白质结合而成，可反映近期（1~3个月）的血糖代谢状况。大多数文献均表明其与电生理检测结果呈负相关，比空腹血糖和餐后2 h血糖更为可靠。

四、诊断依据

临床有糖尿病基础，存在周围神经损害的症状、体征或电生理检测的异常，并排除其他原因引起的肢体麻木、无力、疼痛，即可诊断尿病性神经病。

五、鉴别诊断

1. 系统性红斑狼疮（SLE）

SLE 是由于自身抗体和免疫复合物导致的多系统病变，其中约50%累及中枢神经系统，也可出现脑神经麻痹和多发性周围神经病等。CSF中淋巴细胞轻度增高，蛋白可轻度增高。SLE 患者脑内多有血管病变和损害周围神经。主要为小动脉和微动脉受累，光镜下可见玻璃样变性、血管周围炎性浸润以及内膜增厚，血管壁坏死和纤维素沉积，血管腔内有血小板和纤维蛋白血栓。一些患者神经系统症状和体征有自发性缓解，提示血管病变所致的缺血是可逆性的，并非永久性的损害。免疫异常在发病机制中起着重要作用。

2. 血管源性神经病

血管源性神经病是指一类由于供给周围神经的血管病变而导致的缺血性神经病，常见于结节性多动脉炎、伯格病、淀粉样变性、动脉粥样硬化、机械性压迫等。由于病因、病程、病情严重程度、累及范围不同，故临床表现也有较大的差异。其共同特点是临床病情与神经缺血严重程度、累及范围具有平行关系。

3. 高血糖性神经病

高血糖性神经病见于初诊为糖尿病的患者及血糖控制不佳的患者，有时诉下肢远端有麻木等不快的异常感觉。经治疗血糖恢复正常时，以上症状迅速消失，治疗开始前的神经传导速度减慢也常迅速改善。可以认为糖尿病患者的高血糖水平与末梢神经功能异常是相关的,治疗可使神经症状迅速改善,提示本病的病理不是神经纤维变性和脱髓鞘,而是代谢障碍。

六、治疗

控制疼痛是糖尿病性神经病变中最困难的处理措施之一。考虑到疼痛常伴抑郁,因此,充分认识潜在的抑郁并加以治疗成为患者必不可少的部分。大多数糖尿病的自然病程是疼痛自然缓解。

1. 严格控制高血糖

应控制饮食,控制血糖,纠正体内代谢紊乱,这是糖尿病性神经病治疗和预防最根本的措施。神经病变与高血糖有关,即使是近期出现的高血糖或一日之内血糖波动较大,都可使神经传导速度减慢,因此糖尿病神经病变治疗的基本原则是控制好血糖。对高渗性昏迷、酮中毒昏迷及低血糖性昏迷应积极抢救。

2. 药物治疗

(1) 维生素:大剂量 B 族维生素、烟酸等药物可促进神经功能的恢复。维生素 B_1、维生素 B_6 等缺乏可发生神经病变,但试用维生素 B_1、维生素 B_6 及维生素 B_{12} 治疗均无肯定效果。维生素 B_{12} 的衍生物甲钴胺—弥可保每次 $500\mu g$,每日 3 次口服;针剂,每次 $500\mu g$,一周 3 次肌注,可有一定疗效。

(2) 镇痛药物:镇痛药治疗疼痛性糖尿病性神经病变尽管可短期用于自限性的症状,但效果不佳。临床试验证明用布洛芬或舒林酸对于缓解神经病理性疼痛是有效的,但对于使用阿片类药物仍存在争议,因其作用不确切,可致成瘾和便秘,能加剧自主性神经病的症状。

(3) 抗抑郁药:三环类抗抑郁药作为神经性疼痛辅助药物已有很长时间了,它们被认为能够阻断神经对去甲肾上腺素和 5- 羟色胺的再摄取,因此具有抑制伤害性传导通路神经递质的作用。阿米替林 25 mg,每日 2~3 次,或丙米嗪 50~100 mg,睡前服,有利于睡眠,但较强的抗胆碱能副作用也限制了使用。5- 羟色胺再摄取抑制药也被证实对神经性疼痛有效,常用帕罗西汀、舍曲林等药物。

(4) 抗惊厥药和抗心律失常药:抗惊厥药和抗心律失常药在治疗周围神经痛时常在三环类抗抑郁药之后作为二线药物使用。这些药物可减少自发性放电导致的初级伤害性感受器的细纤维的损害。卡马西平每次 100~200 mg,每日 2~3 次,对锐痛较有效,对钝痛疗效不佳。加巴喷丁能够缓解与糖尿病变相关的疼痛,但价格较贵。利多卡因能够缓解顽固性疼痛,并能维持很长时间。其他如辣椒素、可乐定、右美沙芬等药在部分患者也取得了一定疗效。

(5) 其他:用血管扩张药、醛糖还原酶抑制药、肌醇、乙醚 -L- 肉碱、抗自由基制剂、神经营养因子、前列腺素等药物治疗,对临床症状或电生理改变有不同程度的改善。

3. 理疗

脉冲电刺激可能对于减轻糖尿病性神经病的烧灼样疼痛有效。在腰部的局部皮肤使用经皮神经电刺激对一些患者有效。电针疗法对于缓解慢性糖尿病性神经病变的疼痛也有效。脊髓电刺激为缓解慢性糖尿病性神经病变疼痛提供了一条新的、有效的途径,并可改善运动耐量。

4. 骶管阻滞

骶管阻滞作为临床常用的麻醉方法,具有操作方便、起效迅速、镇痛完善、对患者生理功能干扰轻微等优点。骶管阻滞治疗糖尿病性神经病变,不仅能够明显缓解下肢疼痛、肢体麻木等临床症状,还可以通过扩张下肢血管、改善神经纤维营养代谢,使受损的神经纤维得以修复。骶管阻滞时可以采用低浓度局麻药(利多卡因或布比卡因)混合小剂量阿片类镇痛药(芬太尼)及维生素 B_{12} 或其衍生物进行骶管阻滞,一般注药后约 10 min 下肢疼痛即可缓解。骶管阻滞治疗期间,局麻药的作用可使患者的下肢有不同程度的麻木感,但由于使用的局麻药浓度较低,不影响患者下肢活动。下肢血管的扩张可使患者的血容量相对不足,因此除补足液体外,应减少患者活动,避免发生直立性低血压。

5. 对症治疗

对疼痛、腹泻、阳萎、神经源性膀胱、直立性低血压采取对症治疗措施。如胃轻瘫可用胃动力药,如多潘立酮每次 10 mg,每日 3 次;尿潴留可用针灸、按摩或新斯的明 0.5 mg,肌内注射,必要时可行导尿术、保留导尿术或膀胱造瘘。

第五章 脊柱源性疼痛疾病

第一节 颈源性头痛

颈源性头痛是指由颈椎和/或颈部软组织的器质性或功能性病损所引起的以慢性、单侧或双侧反复头部疼痛为主要临床表现的一组以疼痛为主的临床综合征,为牵涉痛。可在头枕部、顶部、颞部、额部、眼眶区或者上述区域同时出现钝痛或酸痛。头痛的同时伴有上颈部疼痛、颈部压痛、颈部僵硬,或活动时上颈部疼痛、活动受限,多有头、颈部损伤史。

一、临床表现

颈源性头痛可以发生在任何年龄,以中年人多见。头痛多为单侧,有时可以是双侧,通常以一侧为重。疼痛首先发生于颈部或枕部,随之扩散至病变侧的额及眶部,在疼痛发作最剧烈时,额颞部程度最重,可超过颈枕部疼痛。疼痛程度在中等和剧烈之间,非刺痛,常感觉深在颅内。疼痛呈间歇性发作,每次持续数小时至数日,后期可持续发作;发作有缓解期,缓解期可长达数小时至数月。随着病情的进展,缓解期逐渐缩短,有的患者转为连续疼痛阵发性加剧。颈部活动、不良的颈部姿势及按压由眶上神经、高位颈神经($C_{1\sim3}$)所支配的组织可诱发头痛发作,有时咽鼓管检查、咳嗽或喷嚏也可诱发疼痛。颈部僵硬,主动和被动活动受限,可伴有同侧肩部及上肢痛。伴有其他相关症状和体征,如恶心、呕吐、畏光、视物模糊、流泪、声音恐怖、眩晕等。

二、影像学检查

1. X线摄片

所有颈源性头痛患者均须拍摄正侧位和左右斜位X线片。早期常无明显改变,以后则显示关节间隙狭窄和松动;逐渐,于关节突起处增生,形成尖形骨刺;后期该关节呈现肥大性改变、周边部伴有明显的骨赘形成,并使椎间孔变小和变形。X线检查可见不同程度的颈椎退行性改变,有的可见颈椎间孔狭窄,椎体前后缘增生,或棘突增宽变厚,棘上韧带钙化。

2. CT

对于大多数颈源性头痛患者,CT检查多无特殊变化,因此,CT可不作为常规检查项目。少数患者可见颈椎间盘突出,但与疼痛部位及程度不一定密切相关。有关节突关节病变的患者,可在横断面十分清楚地显示出关节突关节病变的程度及其与椎管、根管之间的联系。常见征象为:①关节突关节缘骨刺形成;②关节突关节肥大;③关节间隙变窄;④关节软骨变薄;⑤关节突关节内"真空现象";⑥关节囊钙化;⑦关节突软骨下骨质硬化等。但在早期诊断CT不如X线摄片意义大。CT的优点是可同时观察椎间盘,对排除椎间盘疾病有意义。

3. 磁共振扫描

MRI应该是诊断颈源性头痛最敏感的辅助检查手段,优点是可同时观察椎间盘、神经根、脊髓等各种颈椎组织，还可以观察组织的含水量来分析组织的退变情况。

三、诊断标准

1. 颈源性头痛国际研究会诊断标准

（1）颈部症状和体征：①颈部活动和/或头部维持于异常体位时，或按压头痛侧的上颈部或枕部时，头痛症状会加重；②颈部活动范围受限；③同侧的颈、肩或上肢非根性痛（定位不明确），或偶有上肢根性痛。

（2）诊断性神经阻滞可明确诊断。

（3）单侧头痛，不向对侧转移。

在（1）项中，根据对诊断的重要程度，将诊断标准按顺序从①~③项，诊断颈源性头痛时一定要有其中一项或多项。符合①项即可确诊，而仅符合②项或③项则不足以诊断，同时符合②项和③项则可明确诊断，若三项同时符合则诊断确定无疑。科研工作中必须符合（2）项，尽量符合（3）项。

2. 世界疼痛研究会（IASP）关于颈源性头痛的描述

这些描述几乎完全局限于一侧的中度到重度头痛，始于颈部或枕部，最后可扩散至前额和颞部。间歇性发作，早期持续时间不等，以后发作愈发频繁，疼痛时轻时重。临床症状和体征显示颈部受累。可用枕大神经、枕小神经即第3枕神经，或颈交感神经根阻滞进行试验性诊断。

3. Sjaastad等关于颈源性头痛的主要诊断标准

（1）单侧头痛，不累及对侧。

（2）颈部受累的症状和体征：①疼痛特点：疼痛性质相似，由颈部运动和/或单一长久的头部姿势引起的疼痛。疼痛的分布和特征相似，可由来自单侧颈上部、后部或枕部的外在压力引起。②单侧颈部、肩和手臂的非根性疼痛。③颈椎活动范围减少。

四、治疗

1. 健康教育

在颈源性头痛患者的治疗过程中，临床医生要注意对患者进行必要的健康教育。内容包括以下几点。

（1）注意保持良好的睡眠、体位和工作位：睡眠中将头颈部放在合适的位置，对于预防因劳损引起的颈椎间关节疾病具有重要的意义。一般认为，保持头颈部处于自然后伸位较为理想，枕头不要太高。工作中要经常变换体位，避免同一体位持续时间太久，坚持劳逸结合和做工间操，必要时则需更换工种。

（2）注意自我保护和预防：头颈部外伤在生活、工作中，特别是乘车和乘飞机时，使用安全带可减少头颈部创伤的程度，减缓头颈部疾病的发展。

（3）急性损伤应及时治疗：在急性损伤期，应注意保持卧床休息，采用颈托支具等进行颈部制动保护，必要时还可口服非甾体消炎药以消炎镇痛。尽量使受伤颈椎间关节的创伤反应减至最小。

（4）避免过度脑力劳动和长期精神紧张：过度脑力劳动和长期精神紧张是此类患者的共同特征，要指导患者注意调整生活方式和工作方式。

2. 一般性治疗

对于病程较短、疼痛较轻的患者采取休息、头颈部针灸、牵引、理疗，同时口服非甾体消炎药的方法治疗，一部分患者的病情可好转。但对按摩治疗要慎重，许多患者经按摩后病情加重，有的还发生严重损伤。

在患者的急性发作加重期，治疗应以休息、热疗及镇痛为主。针刺、口服非甾体消炎药等均能奏效。卧硬板床休息，起床时用颈围保护。急性期后，可适当开始体疗及自我推拿操作，使颈肌得以锻炼。适度的运动不仅可防止相对软骨面牢固、连续地受挤压，还可使关节软骨从滑液中得到营养，因此应注意动静结合。对于顽固的颈源性头痛，如果非手术治疗无效、发作频繁、影响工作和生活时，应考虑采用注射疗法及手术疗法。

3. 注射疗法

在相应的病灶区注射消炎镇痛药物，既有诊断作用，也起到治疗作用。无论是急性发作期还是慢性期，注射治疗都是缓解疼痛的有效手段。

常用方法有颈椎旁病灶注射和颈部硬膜外腔注射。

（1）颈椎旁病灶注射：在第2颈椎横突穿刺注射消炎镇痛药物有良好的治疗效果。药液在横突间沟扩散可流到 $C_{1\sim4}$ 颈神经及周围软组织内，发挥消炎、镇痛、促进神经功能恢复的作用。

操作方法：患者可取坐位或仰卧位，第2颈椎横突位于胸锁乳突肌后缘，距乳突下端1～2 cm，坐位时相当于下颌角水平。先确认穿刺点并做好标记，皮肤常规消毒，在穿刺点垂直进针。对于椎旁压痛明显者，每进针0.5～1 cm注射药液2 mL，当穿刺针的针尖触及横突后而且回吸无血液及脑脊液流出，才分次注射药液，并注意观察患者的呼吸和意识的改变。注药时患者常有向头部的放射感，数分钟内疼痛减轻或消失，并觉患侧头部轻松。有枕部及头部压痛者，应同时进行压痛点注射治疗。

第2颈椎横突的定位具有较大的个体差异，且邻近有许多重要的神经和血管，应由经验丰富的临床医生进行治疗。椎动脉在第2颈椎向外侧转折后上行，进针时易被刺入。在进针时要分段多次回吸，严防将药物误注入椎动脉。注药时应先注入小量试验量，观察无不良反应后再分次缓慢注射。注射过程中要反复询问患者的感受，以便及时发现不良反应。有时药物可向前流至颈上交感神经节处，从而患者出现一过性Homer综合征，能增强治疗效果。操作中应严防将药物误注入蛛网膜下隙。

（2）颈部硬膜外腔注射：经椎旁注射治疗效果不佳者，多系病变位于椎管内，以椎间盘突出引起的椎间盘源性神经根炎多见，椎旁注射的药液无法到达病变部位，可选用颈部硬膜外腔注药法。

对于单侧疼痛者，可在第2、3颈椎棘突间隙穿刺，将针口斜面转向患侧置管；也可在第5、6颈椎棘突间隙穿刺，向头侧置管注药治疗。患者应住院治疗，硬膜外腔置入的导管要妥善固定，防止感染。

4. 颈神经毁损治疗

经各种非手术治疗无效者，多有椎管内骨性异常改变卡压神经根，应考虑骨外科手术治疗。对有手术禁忌证或手术危险性较大的患者，经患者同意，可采用颈神经后内侧支破坏性阻滞，治疗应在X线透视引导下进行。还可采用射频热凝术毁损颈神经后内侧支。

（1）颈神经后内侧支射频热凝术：是一种神经破坏性阻滞疗法。在X线透视下穿刺针芯，置入电极即可进行射频热凝治疗。Bogduk提出，针宜自上斜向下穿刺，使电极与关节处于正切位，而与神经平行，温度宜选择80℃～85℃，连续加热时间为60 s。此法操作简单，创伤小，目前认为可长期缓解疼痛。本法只用于诊断明确，神经阻滞试验阳性者又经过非手术治疗、关节内注射疗法无效的患者。

（2）颈神经后内侧支乙醇阻滞术：也是一种神经破坏性治疗。在穿刺成功后，先给予1%利多卡因行试验性阻滞，观察无异常反应后，再注射无水乙醇1～2 mL。适应证同射频热凝术，方法较简便。

第二节 颈椎病

颈椎病（cervical spondylosis）是一种常见病和多发病，因颈椎椎间盘退行性改变及其继发病理改变累及其周围组织结构（神经根、脊髓、椎动脉、交感神经等），出现相应的临床表现。仅有颈椎的退行性改变而无临床表现者则称为颈椎退行性改变。其发病率高低与年龄有关，据统计，50岁年龄组发病率为25%，60岁年龄组发病率为50%，70岁以上则更高。随着现代从事长时间坐办公室的人群增多以及计算机、空调的广泛使用，使人们屈颈和遭受风、寒湿的机会不断增加，造成颈椎病的患病率不断上升，且发病年龄有年轻化的趋势。

一、分型

根据受累组织和结构的不同，颈椎病分为颈型（又称软组织型）、神经根型、脊髓型、交感型、椎动脉型、其他型（目前主要指食管压迫型）。如果两种以上类型同时存在，称为混合型。

1. 颈型颈椎病

颈型颈椎病是在颈部肌肉、韧带、关节囊的急性或慢性损伤，椎间盘退化变性，椎体不稳，小关节错位等基础上，机体受风寒侵袭、感冒、疲劳、睡眠姿势不当或枕高不适宜，使颈椎过伸或过屈，颈项部某些肌肉、韧带、神经受到牵张或压迫所致。多在夜间或晨起时发病，有自然缓解和反复发作的倾向。30～40岁女性多见。

2. 神经根型颈椎病

神经根型颈椎病是由于椎间盘退变、突出、节段性不稳定、骨质增生或骨赘形成等原因在椎管内或椎间孔处刺激和压迫颈神经根所致。在各型中发病率最高，占60%～70%，是临床上最常见的类型。多为单侧、单根发病，但是也有双侧、多根发病者。多见于30～50岁者，一般起病缓慢，但是也有急性发病者。男性多于女性。

3. 脊髓型颈椎病

发病率占颈椎病的12%～20%，由于可造成肢体瘫痪，因而致残率高。通常起病缓慢，以40～60岁的中年人为多。合并发育性颈椎管狭窄时，患者的平均发病年龄比无椎管狭窄者小。多数患者无颈部外伤史。

4. 交感型颈椎病

由于椎间盘退变和节段性不稳定等因素，从而对颈椎周围的交感神经末梢造成刺激，产生交感神经功能紊乱。交感型颈椎病症状繁多，多数表现为交感神经兴奋症状，少数为交感神经抑制症状。由于椎动脉表面富含交感神经纤维，当交感神经功能紊乱时常常累及椎动脉，导致椎动脉的舒缩功能异常。因此交感型颈椎病在出现全身多个系统症状的同时，还常常伴有椎-基底动脉系统供血不足的表现。

5. 椎动脉型颈椎病

在正常人头向一侧歪曲或扭动时，其同侧的椎动脉受挤压，使椎动脉的血流减少，但是对侧的椎动脉可以代偿，从而保证椎-基底动脉血流不受太大的影响。当颈椎出现节段性不稳定和椎间隙狭窄时，可以造成椎动脉扭曲并受到挤压；椎体边缘以及钩椎关节等处的骨赘可以直接压迫椎动脉或刺激椎动脉周围的交感神经纤维，使椎动脉痉挛而出现椎动脉血流瞬间变化，导致椎-基底供血不足而出现症状，因此不伴有椎动脉系统以外的症状。

二、临床表现

1. 颈型颈椎病

（1）颈项强直、疼痛，可有整个肩背疼痛发僵，不能做点头、仰头及转头活动，呈斜颈姿势。需要转颈时，躯干必须同时转动，也可出现头晕的症状。

（2）少数患者可出现反射性肩臂手疼痛、胀麻，咳嗽或打喷嚏时症状不加重。

（3）临床检查：急性期颈椎活动绝对受限，颈椎各方向活动范围近于零度。颈椎旁肌、胸$_{1~7}$椎旁或斜方肌、胸锁乳突肌有压痛，冈上肌、冈下肌也可有压痛。如有继发性前斜角肌痉挛，可在胸锁乳突肌内侧，相当于颈$_{3~6}$横突水平，扪到痉挛的肌肉，稍用力压迫，即可出现肩、臂、手放射性疼痛。

2. 神经根型颈椎病

（1）颈痛和颈部发僵常是最早出现的症状。有些患者还有肩部及肩胛骨内侧缘疼痛。

（2）上肢放射性疼痛或麻木。这种疼痛和麻木沿着受累神经根的走行和支配区放射，具有特征性，因此称为根型疼痛。疼痛或麻木可以呈发作性，也可以呈持续性。有时症状的出现与缓解和患者颈部的位置和姿势有明显关系。颈部活动、咳嗽、喷嚏、用力及深呼吸等可以引起症状加重。

（3）患侧上肢感觉沉重、握力减退，有时出现持物坠落。可有血管运动神经的症状，如手部肿胀等。晚期可以出现肌肉萎缩。

（4）临床检查：颈部僵直、活动受限。患侧颈部肌肉紧张，棘突、棘突旁、肩胛骨内侧缘以及受累神经根所支配的肌肉有压痛。椎间孔部位出现压痛并伴上肢放射性疼痛或麻木或使原有症状加重具有定位意义。椎间孔挤压试验阳性，臂丛神经牵拉试验阳性。仔细、全面的神经系统检查有助于定位诊断。

3. 脊髓型颈椎病

（1）多数患者首先出现一侧或双侧下肢麻木、沉重感，随后逐渐出现行走困难，下肢各组肌肉发紧、抬步慢，不能快走。继而出现，上下楼梯时需要借助上肢扶着扶梯才能登上台阶。严重者步态不稳、行走困难。患者双脚有踩棉感。有些患者起病隐匿，往往是在想追赶即将驶离的公共汽车，却突然发现双腿不能快走。

（2）出现一侧或双侧上肢麻木、疼痛，双手无力、不灵活，写字、系扣、持筷等精细动作难以完成，持物易落。严重者甚至不能自己进食。

（3）躯干部出现感觉异常，患者常感觉在胸部、腹部或双下肢有如皮带样的捆绑感，称为束带感。同时下肢可有灼热感或冰凉感。

（4）部分患者出现膀胱和直肠功能障碍：如排尿无力、尿频、尿急、尿不尽、尿失禁或尿潴留等排尿障碍，大便秘结。性功能减退。

病情进一步发展，患者须拄拐或借助他人搀扶才能行走，直至出现双下肢呈痉挛性瘫痪，卧床不起，生活不能自理。

（5）临床检查：颈部多无体征。上肢或躯干部出现节段性分布的浅感觉障碍区，深感觉多正常，肌力下降，双手握力下降。四肢肌张力增高，可有折刀感；腱反射活跃或亢进，包括肱二头肌、肱三头肌、桡骨膜、膝腱、跟腱反射；髌阵挛和踝阵挛阳性。病理反射阳性，如上肢 Hoffmann 征、Rossolimo 征、下肢 Barbinski 征、Chacdack 征。浅反射如腹壁反射、提睾反射减弱或消失。如果上肢腱反射减弱或消失，提示病损在该神经节段水平。

4. 交感型颈椎病

（1）头部症状：如头晕或眩晕、头痛或偏头痛、头沉、枕部痛，睡眠欠佳、记忆力减退、注意力不易集中等。偶有因头晕而跌倒者。

（2）眼耳鼻喉部症状：眼胀、干涩或多泪、视力变化、视物不清等；耳鸣、耳堵、听力下降；鼻塞、过敏性鼻炎、咽部异物感、口干、声带疲劳等；味觉改变等。

（3）胃肠道症状：恶心甚至呕吐、腹胀、腹泻、消化不良、嗳气以及咽部异物感等。

（4）心血管症状：心悸、胸闷、心率变化、心律失常、血压变化等。

（5）面部或某一肢体多汗、无汗、畏寒或发热，有时感觉疼痛、麻木但又不按神经节段或走行分布。

以上症状往往与颈部活动有明显关系，坐位或站立时加重，卧位时减轻或消失。颈部活动多、长时间低头、在计算机前工作时间过长或劳累时明显，休息后好转。

（6）临床检查：颈部活动多正常、颈椎棘突间或椎旁小关节周围的软组织压痛。有时还可伴有心率、心律、血压等的变化。

5. 椎动脉型颈椎病

（1）发作性眩晕，复视伴有眼震。有时伴随恶心、呕吐、耳鸣或听力减退。这些症状与颈部位置改变有关。

（2）下肢突然无力猝倒，但是意识清醒，多在头颈处于某一位置时发生。

（3）偶有肢体麻木、感觉异常。可出现一过性瘫痪，发作性昏迷。

三、诊断标准

1. 颈型

具有典型的落枕史及上述颈项部症状体征；影像学检查可正常或仅有生理曲度改变或轻度椎间隙狭窄，少有骨赘形成。

2. 神经根型

具有根性分布的症状（麻木、疼痛）和体征；椎间孔挤压试验和/或臂丛牵拉试验阳性；影像学所见与临床表现基本相符合；排除颈椎外病变（胸廓出口综合征、网球肘、腕管综合征、肘管综合征、肩周炎、肱二头肌长头腱鞘炎等）所致的疼痛。

3. 脊髓型

出现颈脊髓损害的临床表现；影像学显示颈椎退行性改变、颈椎管狭窄，并证实存在与临床表现相符合的颈脊髓压迫；除外进行性肌萎缩性脊髓侧索硬化症、脊髓肿瘤、脊髓损伤、继发性粘连性蛛网膜炎、多发性末梢神经炎等。

4. 交感型

诊断较难，目前尚缺乏客观的诊断指标。可现交感神经功能紊乱的临床表现，影像学显示颈椎节段性不稳定。对部分症状不典型的患者，如果行星状神经节结封闭或颈椎高位硬膜外封闭后，症状有所减轻，则有助于诊断。除外其他原因所致的眩晕：

（1）耳源性眩晕：由于内耳出现前庭功能障碍，导致眩晕，如梅尼埃综合征、耳内听动脉栓塞。

（2）眼源性眩晕：屈光不正、青光眼等眼科疾病。

（3）脑源性眩晕：因动脉粥样硬化造成椎-基底动脉供血不足、腔隙性脑梗死；脑部肿瘤；脑外伤后遗症等。

（4）血管源性眩晕：椎动脉的V_1和V_3段狭窄导致椎-基底动脉供血不足；高血压病、冠心病、嗜铬细胞瘤等。

（5）其他原因：糖尿病、神经官能症、过度劳累、长期睡眠不足等。

5. 椎动脉型

曾有猝倒发作、并伴有颈性眩晕；旋颈试验阳性；影像学显示节段性不稳定或钩椎关节增生；除外其他原因导致的眩晕；颈部运动试验阳性。

四、辅助检查

X线检查是颈椎损伤及某些疾病诊断的重要手段，也是颈部最基本最常用的检查技术，即使在影像学技术高度发展的条件下，也是不可忽视的一种重要检查方法。

X线平片对于判断损伤的疾病严重程度、治疗方法选择、治疗评价等提供影像学基础。常拍摄全颈椎正侧位片、颈椎伸屈动态侧位片、斜位片，必要时拍摄颈$_{1-2}$开口位片和断层片。正位片可见钩椎关节变尖或横向增生、椎间隙狭窄；侧位片见颈椎顺列不佳、反曲、椎间隙狭窄、椎体前后缘骨赘形成、椎体上下缘（运动终板）骨质硬化、发育性颈椎管狭窄等；过屈、过伸侧位可有节段性不稳定；左、右斜位片可见椎间孔缩小、变形。有时还可见到在椎体后缘有高密度的条状阴影——颈椎后纵韧带骨化。

在颈椎侧位X线片上，$C_3 \sim C_6$任何一个椎节，椎管的中矢状径与椎体的中矢状径的比值如果≤0.75，即诊断为发育性颈椎管狭窄。节段性不稳定在交感型颈椎病的诊断上有重要意义，即在颈椎过屈过伸侧位片上，于椎体后缘连线延长线与滑移椎体下缘相交一点至同一椎体后缘之距离之和≥2 mm；椎体间成角>11°。CT可以显示出椎管的形状及后纵韧带骨化的范围和对椎管的侵占程度；脊髓造影配合CT检查可显示硬膜囊、脊髓和神经根受压的情况。

颈部MRI检查则可以清晰地显示椎管内、脊髓内部的改变及脊髓受压部位及形态改变，对于颈椎损伤、颈椎病及肿瘤的诊断具有重要价值。当颈椎间盘退变后，其信号强度亦随之降低，无论在矢状面或横断面，都能准确诊断椎间盘突出。磁共振成像在颈椎疾病诊断中，不仅能显示颈椎骨折与椎间盘突出向后压迫硬脊膜囊的范围和程度，而且可反映脊髓损伤后的病理变化。脊髓内出血或实质性损害一般在T_2加权图像上表现为暗淡和灰暗影像。而脊髓水肿常以密度均匀的条索状或梭形信号出现。

经颅彩色多普勒（TCD）、DSA、MRA可探查基底动脉血流、椎动脉颅内血流，推测椎动脉缺血情况，是检查椎动脉供血不足的有效手段，也是临床诊断颈椎病，尤其是椎动脉型颈椎病的常用检查手段。椎动脉造影和椎动脉B超对诊断有一定帮助。

五、治疗

颈椎病的治疗分为手术和非手术治疗。大部分颈椎病患者经非手术治疗效果较好，仅小部分患者经非手术治疗无效或病情严重而需要手术治疗。

（一）非手术治疗

目前报道90%~95%的颈椎病患者经过非手术治疗可获得痊愈或缓解。非手术治疗目前主要是采用中医、西医、中西医结合以及康复治疗等综合疗法。

1. 西药治疗

包括消炎镇痛、扩张血管、利尿脱水、营养神经等类药物。

（1）消炎镇痛：主要使用非甾体类消炎镇痛药，如吲哚美辛、布洛芬、塞来西布等，如疼痛较剧，可酌情加用可待因、曲马多等阿片类药物。

（2）扩张血管：如银杏达莫注射液、丹参注射液等，可改善微循环，降低炎症因子水平。

（3）利尿脱水：使用脱水药如甘露醇、甘油果糖、七叶皂苷钠等配合适量的激素制剂如地塞米松、甲泼尼龙等，以减轻急性嵌压的神经水肿，促进局部的血液循环，终止疼痛的恶性循环。

（4）营养神经：可使用维生素 B_1、甲钴胺、神经妥乐平等药物，尤其适用于不仅有颈肩部疼痛，还伴有麻木、发凉症状者。

2. 中医辨证治疗

中医药辨证治疗：应以分型辨证用药为基本方法。

（1）颈型颈椎病：宜疏风解表、散寒通络，常用桂枝加葛根汤（桂枝、芍药、甘草、生姜、大枣、葛根）或葛根汤（葛根、麻黄、桂枝、芍药、生姜、大枣、甘草），伴有咽喉炎症者加大玄参、板蓝根、金银花等。

（2）神经根型颈椎病。

①以痛为主，偏瘀阻寒凝，宜祛瘀通络，常用身痛逐瘀汤（当归、川芎、没药、桃仁、羌活、红花、五灵脂、秦艽、香附、牛膝、地龙、炙甘草）；如为偏湿热，宜清热利湿，用当归拈痛汤（当归、党参、苦参、苍术、白术、升麻、防己、羌活、葛根、知母、猪苓、茵陈、黄芩、泽泻、甘草、大枣），如伴有麻木，在上述方中加止痉散（蜈蚣、全蝎）。

②以麻木为主，伴有肌肉萎缩，取益气化瘀通络法，常用补阳还五汤（黄芪、当归、川芎、芍药、桃仁、红花、地龙）加蜈蚣、全蝎等。

（3）椎动脉型颈椎病。

①头晕伴头痛者，偏瘀血宜祛瘀通络、化湿平肝，常用血府逐瘀汤（当归、川芎、赤芍、生地黄、桃仁、红花、牛膝、柴胡、枳壳、桔梗、甘草）；偏痰湿，宜用半夏白术天麻汤（半夏、白术、天麻、茯苓、陈皮、甘草、大枣）等。

②头晕头胀如裹，胁痛、口苦、失眠者，属胆胃不和，痰热内扰，宜理气化痰、清胆和胃，常用温胆汤（半夏、茯苓、陈皮、竹茹、枳实、甘草）。

③头晕神疲乏力、面少华色者，取益气和营化湿法，常用益气聪明汤（黄芪、党参、白芍、黄柏、升麻、葛根、蔓荆子、甘草）。

（4）脊髓型颈椎病：肌张力增高，胸腹有束带感者取祛瘀通腑法，用复元活血汤（大黄、柴胡、红花、桃仁、当归、天花粉、穿山甲、炙甘草）。如下肢无力、肌肉萎缩者，取补中益气，调养脾肾法，地黄饮子（附子、桂枝、肉苁蓉、山茱萸、熟地黄、巴戟天、石菖蒲、远志、石斛、茯苓、麦冬、五味子）和圣愈汤（黄芪、党参、当归、赤芍、川芎、熟地黄、柴胡）。

交感型颈椎病症状较多，宜根据病情辨证施治。

3. 中药外治疗法

由行气散瘀、温经散寒、舒筋活络或清热解毒等不同作用的中药制成不同的剂型，应用在颈椎病患者的有关部位。颈椎病中药外治的常用治法有敷贴药、喷药等。

4. 推拿和正骨手法

具有调整内脏功能、平衡阴阳、促进气血生成、活血祛瘀、促进组织代谢、解除肌肉紧张、理筋复位的作用。基本手法有摩法、揉法、点法、按法与扳法。

特别强调的是，推拿必须由专业医务人员进行。颈椎病手法治疗宜柔和，切忌施暴力。椎动脉型、脊髓型患者不宜施用后关节整复手法。难以除外椎管内肿瘤等病变者，椎管发育性狭窄者，有脊髓受压症状者，椎体及附件有骨性破坏者，后纵韧带骨化或颈椎畸形者，咽、喉和颈枕部有急性炎症者，有明显神经官能症者以及诊断不明的情况下，禁止使用任何推拿和正骨手法。

5. 针灸疗法

包括针法与灸法。针法就是用精制的金属针刺入人体的一定部位中，用适当的手法进行刺激，而灸法则是用艾条或艾炷点燃后熏烤穴位进行刺激，通过刺激来达到调整人体经络脏腑气血的功能，防治疾病的目的。

6. 物理疗法

物理因子治疗的主要作用是扩张血管、改善局部血液循环，解除肌肉和血管的痉挛，消除神经根、脊髓及其周围软组织的炎症、水肿，减轻粘连，调节自主神经功能，促进神经和肌肉功能恢复。常用治疗方法如下。

（1）直流电离子导入疗法：常用各种西药（冰醋酸、维生素B_1、维生素B_{12}、碘化钾、普鲁卡因等）或中药（乌头、威灵仙、红花等）置于颈背，按药物性能接阳极或阴极，与另一电极对置或斜对置，每次通电20 min，适用于各型颈椎病。

（2）低频调制的中频电疗法：一般用2 000～8 000 Hz的中频电流为载频，用1～500 Hz的不同波形（方波、正弦波、三角波等）的低频电流为调制波，以不同的方式进行调制并编成不同的处方。使用时按不同病情选择处方，电极放置方法同直流电，每次治疗一般20～30 min，适用于各型颈椎病。

（3）超短波疗法：用波长7 m左右的超短波进行治疗。一般用中号电极板两块，分别置于颈后与患肢前臂伸侧，或颈后单极放置。急性期无热量，每日1次，每次12～15 min，慢性期用微热量，15～20 min。10～15次为1个疗程。适用于神经根型（急性期）和脊髓型（脊髓水肿期）。

（4）超声波疗法：频率800 kHz或1 000 kHz的超声波治疗机，声头与颈部皮肤密切接触，沿椎间隙与椎旁移动，强度用0.8～1 W/cm^2，可用氢化可的松霜作接触剂，每日1次，每次8 min，15～20次为1个疗程。用于治疗脊髓型颈椎病。

超声频率同上，声头沿颈两侧与两冈上窝移动，强度0.8～1.5 w/cm^2，每次8～12 min，余同上，用于治疗神经根型颈椎病。

（5）超声电导靶向透皮给药治疗：采用超声电导仪及超声电导凝胶贴片，透入药物选择2%利多卡因注射液。将贴片先固定在仪器的治疗发射头内，取配制好的利多卡因注射液1 mL分别加入到两个耦合凝胶片上，再将贴片连同治疗发射头一起固定到患者颈前。治疗参数选择电导强度6 Hz，超声强度4 Hz，频率3 Hz，治疗时间30 min，每日1次，10 d为1个疗程。用于治疗椎动脉型和交感神经型颈椎病。

（6）高电位疗法：使用高电位治疗仪，患者坐在板状电极或治疗座椅上，脚踏绝缘垫，每次治疗30～50 min。可同时用滚动电极在颈后电区或患区滚动5～8 min，每日1次，每12～15 d为1个疗程，可用于各型颈椎病，其中以交感神经型颈椎病效果为佳。

（7）光疗

①紫外线疗法：颈后上平发际下至第二胸椎，红斑量（3～4生物量），隔日1次，3次为1个疗程，配合超短波治疗神经根型急性期。

②红外线疗法：各种红外线仪器均可，颈后照射，每次20～30 min。用于软组织型颈椎病，或配合颈椎牵引治疗（颈牵前先做红外线治疗）。

（8）其他疗法：如磁疗、电兴奋疗法、音频电疗、干扰电疗、蜡疗、激光照射等治疗也是颈椎病物理治疗经常选用的方法，选择得当均能取得一定效果。

7. 牵引治疗

颈椎牵引是治疗颈椎病常用且有效的方法。颈椎牵引有助于解除颈部肌肉痉挛，使肌肉放松，缓解疼痛；松解软组织粘连，牵伸挛缩的关节囊和韧带；改善或恢复颈椎的正常生理弯曲；使椎间孔增大，解除神经根的刺激和压迫；拉大椎间隙，减轻椎间盘内压力。调整小关节的微细异常改变，使关节嵌顿的滑膜或关节突关节的错位得到复位。

颈椎牵引治疗时必须掌握牵引力的方向（角度）、重量和牵引时间三大要素，才能取得牵引的最佳治疗效果。

（1）牵引方式：常用枕颌布带牵引法，通常采用坐位牵引，但病情较重或不能坐位牵引时可用卧式牵引。可以采用连续牵引，也可用间歇牵引或两者相结合。

（2）牵引角度：一般按病变部位而定，如病变主要在上颈段，牵引角度宜采用0～10°，如病变主要在下颈段（颈5～7），牵引角度应稍前倾，可在15°～30°，同时注意结合患者舒适来调整角度。

（3）牵引重量：间歇牵引的重量可以其自身体重的10%～20%确定，持续牵引则应适当减轻。一般初始重量较轻，如6 kg开始，以后逐渐增加。

（4）牵引禁忌证：牵引后有明显不适或症状加重，经调整牵引参数后仍无改善者；脊髓受压明显、节段不稳严重者；年老椎骨关节退行性变严重、椎管明显狭窄、韧带及关节囊钙化骨化严重者。

8. 手法治疗

手法治疗治疗基础，针对其病理改变，对脊椎及脊椎小关节的推动、牵拉、旋转等手法的被动活动治疗，以调整脊椎的解剖及生物力学关系，同时对脊椎相关肌肉、软组织进行松解、理顺，达到改善关节功能、缓解痉挛、减轻疼痛的目的。

常用的方法有中式手法及西式手法。中式手法指中国传统的按摩推拿手法，一般包括骨关节复位手法及软组织按摩手法。西式手法在我国常用的有麦肯基（Mckenzie）方法、关节松动手法（Maitland手法）、脊椎矫正术（chiropractic）等。

应特别强调的是，颈椎病的手法治疗必须由训练有素的专业医务人员进行。手法治疗宜根据个体情况适当控制力度，尽量柔和，切忌暴力。难以除外椎管内肿瘤等病变者、椎管发育性狭窄者、有脊髓受压症状者、椎体及附件有骨性破坏者、后纵韧带骨化或颈椎畸形者、咽喉和颈枕部有急性炎症者、有明显神经官能症者以及诊断不明的情况下，慎用或禁止使用任何推拿和正骨手法。

9. 运动治疗

颈椎的运动治疗是指采用合适的运动方式对颈部等相关部位以至于全身进行锻炼。运动治疗可增强颈肩背肌的肌力，使颈椎稳定，改善椎间各关节功能，增加颈椎活动范围，减少神经刺激，减轻肌肉痉挛，消除疼痛等不适，矫正颈椎排列异常或畸形，纠正不良姿势。长期坚持运动疗法可促进机体的适应代偿过程，从而达到巩固疗效、减少复发的目的。

颈椎运动疗法常用的方式有徒手操、棍操、哑铃操等，有条件也可用机械训练。类型通常包括颈椎柔韧性练习、颈肌肌力训练、颈椎矫正训练等。此外，还有全身性的运动如跑步、游泳、球类等也是颈椎疾病常用的治疗性运动方式。可以指导颈椎病患者采用"颈肩疾病运动处方"。

运动疗法适用于各型颈椎病症状缓解期及术后恢复期的患者。具体的方式方法因不同类型颈椎病及不同个体体质而异，应在专科医师指导下进行。

10. 矫形支具应用

颈椎的矫形支具主要用于固定和保护颈椎，矫正颈椎的异常力学关系，减轻颈部疼痛，防止颈椎过伸、过屈、过度转动，避免造成脊髓、神经的进一步受损，减轻脊髓水肿，减轻椎间关节创伤性反应，有助于组织的修复和症状的缓解，配合其他治疗方法同时进行，可巩固疗效，防止复发。

最常用的有颈围、颈托，可应用于各型颈椎病急性期或症状严重的患者。颈托也多用于颈椎骨折、脱位，经早期治疗仍有椎间不稳定或半脱位的患者。乘坐高速汽车等交通工具时，无论有无颈椎病，戴颈围保护都很有必要。但应避免不合理长期使用，以免导致颈肌无力及颈椎活动度不良。

（二）手术治疗

手术治疗主要是解除由于椎间盘突出、骨赘形成或韧带钙化所致的对脊髓或血管的严重压迫，以及重建颈椎的稳定性。脊髓型颈椎病一旦确诊，经非手术治疗无效且病情日益加重者应当积极手术治疗；神经根型颈椎病症状重、影响患者生活和工作、或出现了肌肉运动障碍者应选择手术治疗；非手术治疗无效或疗效不巩固、反复发作的其他各型颈椎病，应考虑行手术治疗。手术可分为微创手术和开放手术。

1. 微创手术

微创手术包括胶原酶溶盘、臭氧溶盘、经皮椎间盘激光减压、射频热凝等方法，具有疗效确切、创伤小、术后恢复快、并发症少等优点，可根据情况选用其中一种或联合选用多种方法治疗。

（1）胶原酶溶盘：在成年人椎间盘内，胶原纤维含量占髓核干重的20%～25%，占纤维环干重的50%～70%。退变和突出的间盘由于组织脱水，胶原含量比例更高，因此突出物的主要成分为胶原纤维，正是胶原酶的作用底物。人体内的胶原分子为三联螺旋稳定结构，不能被一般的蛋白酶降解，但胶原酶可在生理环境下作用于胶原分子，使其在距氨基端3/4处发生断裂，降解为1/4和3/4两个片段。断裂后的胶原分子可发生变性反应，丧失其稳定的螺旋结构，而易被组织中的蛋白酶水解为氨基酸，然后被吸收。研究表明，发生退变的胶原组织易被胶原酶所降解，而正常的胶原纤维则不受影响。

依据药物注射部位的不同可将胶原酶溶盘术分为盘内和盘外两种。

①盘内胶原酶溶盘：可采用颈椎前外侧血管鞘与内脏鞘间隙入路穿刺至间盘内（图5-1）。在患者健侧胸锁乳突肌与气管之间触摸到颈动脉搏动后，将其推向外侧，手指经过血管鞘与内脏鞘之间，向深部触探，如果触到坚硬平坦骨质可能为椎体，稍有弹性并隆起的为椎间盘纤维环。手指探及纤维环或骨面后保持不动，另一只手持穿刺针沿固定手指指甲前直接穿刺进入椎间盘或触及椎体骨质后小心上下探索到椎间盘后刺入。穿刺成功后注入适量胶原酶。

②盘外胶原酶溶盘：将胶原酶注射到突出间盘水平的硬膜外腔，从外向内溶解突出物，达到解除神经根压迫的效果。可采取置管法或直接注射法。穿刺进路常采用小关节内缘进路（图5-2），依据X线片、CT或MR测定小关节内缘间距并标定进针点。选择病变间隙的下1～2个间隙为穿刺间隙，构成该穿刺间隙的下位棘突为穿刺水平。旁开距离为测得的该小关节内缘间距除以2，再减去2 mm。如：$C_{5\sim6}$间盘左后突出穿刺间隙选$C_{6\sim7}$或$C_7\sim T_1$间隙。测量$C_{6\sim7}$小关节内缘间距为24 mm，则进针点在C_7棘突向左旁开10 mm处。穿刺置管方法：用硬膜外穿刺针，经进针点垂直皮面进针，直到椎板，稍退针2 mm，改朝头端45°～60°进针，使穿刺针勺状面背侧紧贴椎板缘滑入小关节内缘，遇到韧性阻力为黄韧带，一旦阻力消失，有落空感，为突破黄韧带进入侧隐窝。回抽无血无液，推注液体或空气无阻力，则可向头端置入硬膜外导管，稳妥固定。穿刺到位后可注入造影剂以确定针尖或导管位置是否准确。穿刺成功后进行严格的局麻药试验以确定硬脊膜完整性：注入含氟美松的0.8%利多卡因2 mL，观察20 min，颈项部及患侧上肢疼痛消失，并有温热、麻木感，测阻滞神经根分布区域痛觉及触觉减退，肌力稍减弱，但不影响指间关节及腕关节的运动，说明注入的液体分布于病变神经根处而没有进入蛛网膜下腔或硬膜下腔。难以确定硬脊膜完整性时，要果断放弃溶盘。根据突出间盘数目及突出程度，确定胶原酶的剂量，合理配制胶原酶溶液的容量，注射时适当控制速度。

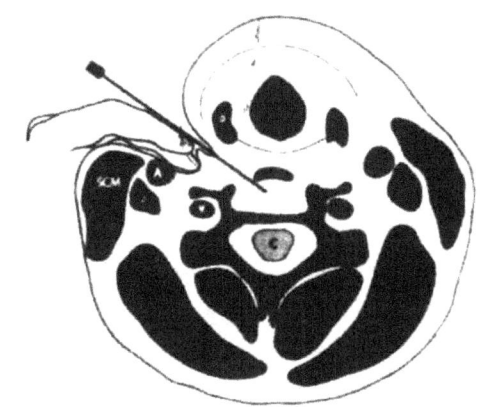

图5-1 穿刺针经颈椎前外侧血管鞘与内脏鞘间隙穿刺至间盘内

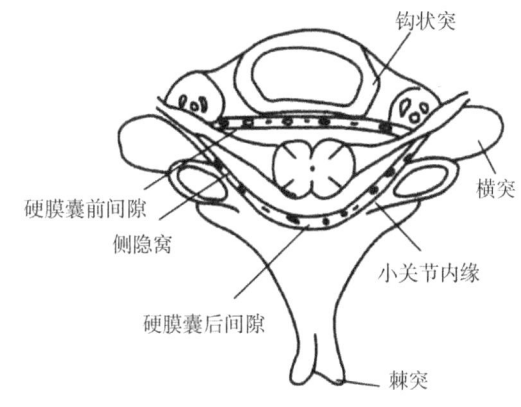

图5-2 颈段硬膜外腔侧隐窝

国内近年来盘内溶盘应用逐渐减少，而盘外溶盘应用日渐增多，多是出于提高安全性和避免发生术后疼痛的考虑。如果病人压迫症状严重，盘内注射可诱发明显的疼痛反应，甚至有加重压迫性损伤的可能，则禁忌行盘内溶盘。除此以外，全面分析患者的症状、体征及影像学表现，结合术者的临床经验，慎重采用盘内、盘外溶盘相结合的方法，可进一步提高溶盘治疗的效果。

（2）臭氧溶盘：可采用颈椎前外侧血管鞘与内脏鞘间隙入路穿刺至间盘内，然后注入适量臭氧，一般采用浓度为 40～70μg/mL 的臭氧 1～2mL。

（3）经皮椎间盘激光减压：经皮激光间盘减压术（PLDD）是利用激光的高能量局部生物效应，即燃烧、汽化、变性和凝固的作用将突出的椎间盘髓核"切除掉"，从而达到减低病变椎间盘的内部压力，回缩突出的颈、腰椎间盘，解除其对脊髓和/或神经的压迫，恢复其正常生理功能的作用，消除病人由于椎间盘突出而引起的腰腿疼痛、麻木及感觉和（或）运动功能障碍的临床症状。

①X线引导下穿刺：操作者立于患者健侧，在患者健侧胸锁乳突肌与气管之间触摸到颈动脉搏动后，将其推向外侧，手指经过血管鞘与内脏鞘之间，向深部触探，如果触到坚硬平坦骨质可能为椎体，稍有弹性并隆起的为椎间盘纤维环。手指探及纤维环或骨面后保持不动，另一手持激光穿刺导针沿固定手指指甲前直接穿刺进入椎间盘或触及椎体骨质后小心上下探索到椎间盘后刺入椎间盘。X线透视下调整穿刺方向，将穿刺针向后、向患侧推进直至满意位置：侧位显示针尖位于椎间隙前后之中后 1/3 交界、上下的正中，前后位显示针尖位于正中或略偏患侧。

②激光汽化：置入光纤，光纤尖端超过针尖 0.2 cm 裸露于椎间盘髓核中，确认激光功率正确，然后进行激光汽化。手术过程中通过Y形接头负压抽吸椎间盘内气体，并观察患者的一般情况、神经功能、发声、吞咽、呼吸等。由于颈椎髓核容积仅 0.2～0.3 cm^3，一般汽化能量为 200～400 J。汽化结束拔出光纤和穿刺针，局部压迫 15～20 min 以防出血，通过甲状腺的穿刺，压迫时间应更长些，防止甲状腺出血。

③并发症：a. 脊髓压迫多为术中髓核气体排出不畅导致突出的髓核突出加重所致。b. 脊髓神经灼伤产生的原因为穿刺过深。穿刺时应注意透视引导。$C_{3\sim4}$ 穿刺注意喉上神经损伤，$C_{6\sim7}$ 穿刺注意喉返神经损伤，C_6 椎体外侧有颈中交感神经节，注意穿刺损伤。c. 颈部血肿多为甲状腺出血所致。$C_{3\sim4}$ 穿刺注意甲状腺上动静脉，$C_{6\sim7}$ 穿刺注意甲状腺下动静脉。术前要仔细检查出凝血试验，注意手术操作轻柔，术后拔针时应该有效地压迫颈部止血。如出现颈部出血特别是深部血肿压迫气管时，可行气管切开。d. 椎间盘感染少见。预防的方法同 PLDD。e. 前纵韧带损伤多由于椎间隙稍狭窄、穿刺针粗、患者体位不对或穿刺针方向不对所致。因穿刺困难，穿刺次数较多，引起前纵韧带损伤也是常见原因，术后患者颈肩部沉重酸痛，一般多能自行恢复。f. 术中，疼痛多由于气体积聚或长时间烧灼、椎间盘局部温度过高不能及时散热所致，若病人出现疼痛应及时停止汽化并排气，症状则能缓解。

注意事项：a. 由于颈椎在解剖上与腰椎有明显的不同，因此应选择合适的治疗器械和治疗参数。如小而短的穿刺针，功率小而脉冲短的激光能量等。b. 穿刺进针时，用手指在胸锁乳突肌和气管之间向椎体表面压紧，使气管和食管、向中线移动，颈动脉向外侧移动，避免导针刺伤血管、食管。c. 激光照射前应认真检查光导纤维尖端是否超出穿刺针尖端 3～5 mm 以上，否则激光可导致金属穿刺针发热而灼伤周围组织。d. 术中应根据椎间盘突出部位及针尖位置，及时调整针尖方向、位置，避免折断光纤尖端。

（4）椎间盘突出靶点射频热凝：射频技术具有精确定位神经距离和控制热凝温度的优势，并且射频穿刺套针直径小，因而射频针能够穿刺到突出物内加温，使突出物回缩，缓解对神经的压迫与刺激，同时不影响椎间盘内髓核的正常生理作用。

①X线引导下穿刺：操作者立于患者健侧，在患者健侧胸锁乳突肌与气管之间触摸到颈动脉搏动后，将其推向外侧，手指经过血管鞘与内脏鞘之间，向深部触探，如果触到坚硬平坦骨质可能为椎体，稍有弹性并隆起的为椎间盘纤维环。手指探及纤维环或骨面后保持不动，另一手持射频针沿固定手指指甲前直接穿刺进入椎间盘或触及椎体骨质后小心上下探索到椎间盘后刺入椎间盘。针头一旦进入椎间盘约 5 mm 就会有被吸住的感觉并固定。X线透视下调整穿刺方向，将穿刺针向后、向患侧推进直至位置满意：侧位显示针尖位于椎间隙后缘，前后位显示针尖位于棘突与患侧钩椎关节之间。

②电刺激：a. 启动 2 Hz、1 V 的运动刺激，观察患者应无手臂与颈肌搐动。根据术前椎间盘突出物情况，再增加电压至 2 V。无肌肉搐动时，可小心推进针尖，每次 1～2 mm，直至出现肌肉搐动。如有肌肉搐动则减少电压至 1 V，搐动消失为位置正确。如果仍有搐动，将针后拔 1～2 mm 直至搐动消失。

b. 启动 50 Hz、1 V 的感觉刺激，应无手臂与颈肌的异感或疼痛。如有异感或疼痛，应将针后拔 1~2 mm，直至异感或疼痛消失。

③射频热凝：a. 针尖位置确定后，在小心观察下启动射频加温功能，先从 50℃、持续作用 20 s 开始，一旦有肌肉搐动或异感则停止加温或拔出电偶电极。b. 无异感时，小心升高温度为 60℃、70℃、75℃、80℃，加温时间分别为 30 s。直至原有患病肢体皮肤有温热感时，维持 120 s。c. 加温时，操作者务必守在患者身旁，密切观察并询问患者感觉，准备随时拔出电偶电极终止加温。当患病的区域有温热感为正常反应，一旦有痛觉、麻觉或非患病区域的异感均应立即停止加温或拔出电偶电极，待异感消失后降低一个等级的温度重新开启加热功能。或将射频针拔出 1~2 mm，异感消失后重新启动加温功能。

④注意事项：a. 患者应清醒、合作，能和医生清晰准确地交流其感受，才能进行颈椎间盘靶点射频。b. 穿刺时操作者认真从血管鞘和内脏鞘之间进针。c. 颈椎间盘缺乏血管，一旦感染药物难以渗入，所以穿刺时须严格遵守无菌操作原则。d. 穿刺针进入皮肤或椎间盘后，医生要密切关注患者的感觉和表现情况。因为颈椎间盘体积较小，患者咳嗽或吞咽动作均可使已进入椎间盘内的针尖脱出盘外划伤甲状腺或颈前面的大血管。e. 针尖进入椎间盘后，要反复进行正侧位 X 线透视来判断针尖位置，缓慢分次推进，或调整针尖在椎间隙内的位置。粗暴或大幅度进针者容易向后损伤脊髓或向对侧伤及椎动脉或脊神经。

（5）椎间盘等离子射频减压（coblation）：利用低温射频电流汽化皱缩髓核达到间盘减压效果，同时以热凝作用使间盘变性固缩解除压迫的一种治疗方法。等离子热凝包括低温汽化和热凝固缩两个过程。鉴于其两方面的治疗作用，国外学者也将等离子热凝术称之为射频热凝髓核成形术（nucleoplasty）。其理论基础是：容积的很小改变可产生压力的很大变化。它运用 40℃ 低温射频能量在髓核内汽化切开多个隧道，配合 70℃ 热凝，使胶原纤维汽化、收缩和固化，移除部分髓核组织（约 1 cm^3），使突出的椎间盘压力降低，缓解对神经根的压迫，减轻疼痛和麻木等症状。

①穿刺：于定位椎间隙把颈动脉推向一侧，触及颈椎体前缘，在 C 型臂引导下于颈动脉鞘与内脏鞘之间与皮肤成 35°~45° 缓慢置入穿刺针。当穿刺针通过纤维环时，术者有较硬的沙砾感；随之，当穿刺针进入髓核后，阻力感减小，操作者会有针被固定在韧带组织的感觉。X 线监视下调整穿刺针方向及深度，直至位置满意后，拔出针芯，插入特制成末端弯曲的颈椎专用等离子刀头，使刀头刚好露出穿刺针针尖。X 线前后位见射频刀头位于椎间隙正中或略偏患侧，X 线侧位见射频刀头在椎间隙上下的正中、前后的前 3/4 后 1/4 交界处。

②消融和热凝：应用 Athro Care System 2000 型治疗仪，能量设为 2 挡，踩压热凝脚踏 0.5 s。如刺激症状出现，重新调整刀头位置。证实位置正确后，踩压热凝脚踏，持续 5~10 s，同时缓慢旋转 180°。操作完成后旋出电极，拔出穿刺针，以小敷贴覆盖穿刺点。穿刺点冰敷 20 min，术后卧床休息。

③注意事项：a. 穿刺正确位置，正侧位透视穿刺针尖不能超过对侧小关节连线和后缘 1/4。b. 若穿刺针触及神经根产生放射痛时，应略退针并稍微调整进针方向再缓慢进针。c. 插入刀头后，应将穿刺针后退 2 mm，使穿刺针头位于中层或外层纤维环内，防止工作时刀头接触穿刺针头。d. 热凝操作过程中若患者突然感觉剧烈的疼痛，应立即停止操作，重新透视定位，适当调整刀头至正确位置后方可继续治疗。e. 颈部血管神经较多，应熟悉解剖位置，避免反复穿刺，以免损伤气管、食管、喉返神经等，引起哮喘、喉鸣，甚至呼吸困难、窒息等危险。f. $C_{2/3}$ 椎间盘前方毗邻体积较大的咽腔，且其前外侧结构复杂，在颈动脉鞘与咽腔之间有横行走向的舌动脉、面动脉及舌骨大角。C_7~T_1 椎间盘水平左侧有胸导管横过，所以以右侧入路为宜。g. 术后颈领固定 2 周，以防颈部过度活动影响治疗效果。

2. 开放手术

开放手术术式分为颈前路和颈后路。

（1）颈前路手术：经颈前入路切除病变的椎间盘和后骨刺并行椎体间植骨。其优点是脊髓获得直接减压、植骨块融合后颈椎获得永久性稳定。在植骨同时采用钛质钢板内固定，可以提高植骨融合率、维持颈椎生理曲度。前路椎间盘切除椎体间植骨融合手术适应证：1~2 个节段的椎间盘突出或骨赘所致神经根或脊髓腹侧受压者；节段性不稳定者。植骨材料可以采用自体髂骨，同种异体骨，人工骨如羟基磷灰石、磷酸钙、硫酸钙、珊瑚陶瓷等。椎间融合器（Cage）具有维持椎体间高度、增强局部稳定性、提高融合率等作用，同时由于其低切迹的优点，可以明显减少术后咽部异物感和吞咽困难，专用的髂骨取骨装置可以做到微创取骨。对于孤立型OPLL所致局限性椎管狭窄等可以采用椎体次全切除术、椎体间大块植骨、钛板内固定的方法。如果采用钛笼内填自体骨（切除的椎体）、钛板内固定则可以避免取骨。对于椎间关节退变较轻、椎间隙未出现明显狭窄的患者可以在切除病变的椎间盘后进行人工椎间盘置换术。

（2）颈后路手术：经颈后入路将颈椎管扩大，使脊髓获得减压。常用的术式是单开门和双开门椎管扩大成形术。手术适应证：脊髓型颈椎病伴发育性或多节段退变性椎管狭窄者；多节段OPLL；颈椎黄韧带肥厚或骨化所致脊髓腹背受压者。有节段性不稳定者可以同时行侧块钛板螺钉或经椎弓根螺钉内固定、植骨融合术。

第三节　腰椎间盘突出症

腰椎间盘突出症是因椎间盘变性，纤维环破裂，髓核突出刺激或压迫神经根、马尾神经所表现的一种综合征，是腰腿痛最常见的原因之一。腰椎间盘突出症中以腰$_{4\sim5}$、腰$_5\sim$骶$_1$间隙发病率最高。

一、临床表现

1. 症状

（1）腰痛和坐骨神经痛：腰及一侧下肢放射痛是该病的主要症状。腰痛常发生于腿痛之前，也可二者同时发生；大多有外伤史，也可无明确诱因。典型坐骨神经痛是从下腰痛向臀部、大腿后侧、小腿外侧直到足部的放射痛。使脑脊液压力增高的动作，如咳嗽、喷嚏和排便等，都可加重腰痛和放射痛。

（2）下腹部或大腿前侧痛：高位腰椎间盘突出（腰$_{1\sim2}$、腰$_{2\sim3}$、腰$_{3\sim4}$）可引起受累神经根支配区的下腹部、腹股沟区或大腿前内侧疼痛。

（3）麻木：当椎间盘突出刺激了本体感觉和触觉纤维，引起肢体麻木而不出现下肢疼痛，麻木感觉区按受累神经区域皮节分部。

（4）间歇性跛行：行走一段路程后腰及下肢出现疼痛、麻木、酸胀无力加重，取蹲位或坐位休息后疼痛缓解，再行走症状又复出现，跛行距离和跛行时间常能反映疾病的严重程度。

（5）马尾神经受压：见于中央型腰椎间盘突出症，向正后方突出的髓核或脱垂、游离椎间盘组织可压迫马尾神经，出现大、小便障碍，鞍区感觉异常，甚至性功能障碍。

2. 腰部及脊柱体征

（1）脊柱活动受限：几乎全部患者都有不同程度的腰部活动受限，其中以前屈受限最明显。

（2）脊柱外形：腰椎生理性前凸减少、消失，甚至后凸，部分患者脊柱侧弯，侧弯是使神经远离突出物，使压迫缓解，减轻疼痛的保护性措施，具有辅助诊断价值。

（3）压痛点：棘旁可有压痛并向下肢放射，压痛明显处在患侧相应棘旁。

3. 神经根体征

（1）直腿抬高试验及加强试验：患者仰卧，伸膝，被动抬高患肢。抬高在60°以内出现坐骨神经痛，称为直腿抬高试验阳性。在直腿抬高试验阳性时，缓慢降低患肢高度，待放射痛消失，这时再被动背屈患肢距小腿（踝）关节以牵拉坐骨神经，如又出现放射痛称为加强试验阳性。

（2）屈颈试验（Lindner征）：患者仰卧，双下肢伸直平放，慢慢抬头屈颈，此时出现下肢放射性痛即为阳性。

（3）感觉障碍：被挤压的神经根支配区有感觉（包括痛觉、触觉及温度觉）障碍。主要侵及下位两条腰神经及骶$_1$神经根，确定感觉改变区，有利于定位。

（4）运动障碍：受侵神经根所支配的肌肉功能常减低。腰$_{4\sim5}$椎间盘突出压迫腰$_5$神经根，使所支配的趾背伸力减弱。骶$_1$神经根受损时，趾及足跖屈力减弱。

（5）反射改变：膝反射在腰$_3$、腰$_4$椎间盘突出症时可降低，在腰$_4$、腰$_5$椎间盘突出时可无改变，但也可出现亢进或减退。腰$_5$骶$_1$突出时跟腱反射减退或消失者可达85%。

二、诊断

典型腰椎间盘突出症患者，根据病史、症状、体征以及影像学检查可作出初步诊断。如仅有影像学表现而无临床表现，不应诊断本病。在腰椎间盘突出症的诊断过程中，应明确"六要素统一"的原则，即：突出间隙与受累神经的统一（例如L$_5$/S$_1$椎间盘的突出，可以压迫S$_1$神经，产生S$_1$神经分布区的疼痛等症状，如果患者有L$_4$神经受累的表现，虽然有L$_5$/S$_1$的间盘突出，但是也不应诊断L$_5$/S$_1$的间盘突出症）；突出的侧别与病变侧别的统一（一般来讲，典型的椎间盘突出症偏侧性突出会引起患者同侧别的症状，例如左侧突出会引起患者左侧的症状，右侧突出会引起患者右侧的症状）；突出程度与症状的统一（一般情况下，突出的程度越大，产生的压迫症状越明显，患者的症状也越重）。

1. X线平片

单纯X线平片不能直接反映是否存在椎间盘突出。但有一部分患者可以显示以下征象：①正侧位片可见脊柱侧弯；②腰椎侧位片对诊断价值较大，可见椎体边缘增生及椎间隙变窄，腰椎生理前凸变小或消失等。此外X线片可发现有无结核、肿瘤等骨病，有重要鉴别诊断意义。

2. CT和MRI

CT可显示骨性椎管形态，黄韧带是否增厚以及椎间盘突出的大小、方向等。MRI可以全面观察各腰椎间盘是否存在病变，也可在矢状面上了解髓核突出的程度和位置，并鉴别是否存在椎管内其他占位性病变。

三、治疗

腰椎间盘突出症的治疗包括非手术治疗、微创介入治疗以及手术治疗，本书仅介绍微创治疗。

1. 侧隐窝阻滞术

侧隐窝阻滞术是将消炎镇痛液注射到侧隐窝治疗神经根炎或腰椎间盘突出症引起的腰腿痛的方法。侧隐窝是硬膜外隙的外侧部间隙，即靠近椎弓根或椎间孔的空间。其前方为椎体或椎间盘的后外侧缘，后方为椎间关节或椎板外缘，外侧界是椎间孔内口或椎弓根，内界是经过硬膜囊侧壁的矢状面。L$_{4\sim5}$及L$_5\sim$S$_1$段因硬膜囊变细，侧隐窝空间变大。侧隐窝有穿出硬膜囊即将穿出椎间孔的神经根及根动、静脉（椎间孔上部水平），也有穿出硬膜囊下降的神经根（椎间孔下部及椎弓根水平），还有硬膜外静脉丛。椎间盘突出多占据侧隐窝，造成侧隐窝狭窄，神经根受卡压后出现瘀血、水肿、渗出等炎症反应，也可发生在侧隐窝，所以侧隐窝是治疗腰椎间盘突出症和神经根炎的最佳部位。

单侧病变可采用单侧阻滞术，双侧病变可采用双侧阻滞术。侧隐窝阻滞术共有三种进路，可根据腰椎结构和病变情况进行选择应用。

（1）关节内缘进路：主要应用于下腰椎病变的患者。一般L$_5\sim$S$_1$的小关节内缘间距较大，多选用该进路（图5-3）。

患者取俯卧位，下腹部垫枕，使腰椎生理前凸变浅或稍后凸；双踝下垫薄枕。进针点（小关节内缘的体表投影）因人而异，最好在C臂引导下进行或借助患者腰椎CT和X线正侧位片的测量来确定。常规消毒铺单后，用7号8~10 cm长细针从穿刺点快速进针，穿透皮肤后，稍向外倾斜5°~10°进针，至3.5~5 cm深度遇到骨质，即为关节突关节，注射0.5%利多卡因3 mL。退针后再垂直进针，可触到小关节内缘，针尖斜面紧贴关节内缘继续进针，遇到阻力即为黄韧带。边加压边进针，一旦阻力消失，针尖便进入侧隐窝。针尖进入侧隐窝后，轻轻回抽，无血、无液，快速注入0.5%利多卡因或生理盐水5 mL，患者可出现神经根刺激现象，进一步验证针尖位置的正确性。若为神经根炎患者，则注射消炎镇痛液10~15 mL。若行其他微创治疗，则按其他治疗程序继续进行。

（2）椎板外切迹进路（图5-4）：多应用于上腰椎（小关节间距过小）病变的患者。

患者体位同小关节内缘进路，进针点也需在影像引导下确定。常规消毒铺单后，从穿刺点快速进针，达皮下后，向内倾斜 50° 进针。遇骨质为椎板，注入 0.5% 利多卡因 3 mL，稍退针后再垂直进针，找到椎板外切迹，再沿其外缘进针，遇到阻力和韧感为黄韧带，边加压边进针，一旦阻力消失，针尖即达侧隐窝。同小关节内缘进路注药。

（3）小关节间隙进路（图 5-5）：应用于小关节间距呈矢状排列（腰椎 X 线正位片可见关节间隙；CT 片可见关节间隙走向朝向侧隐窝或椎间盘）的患者。

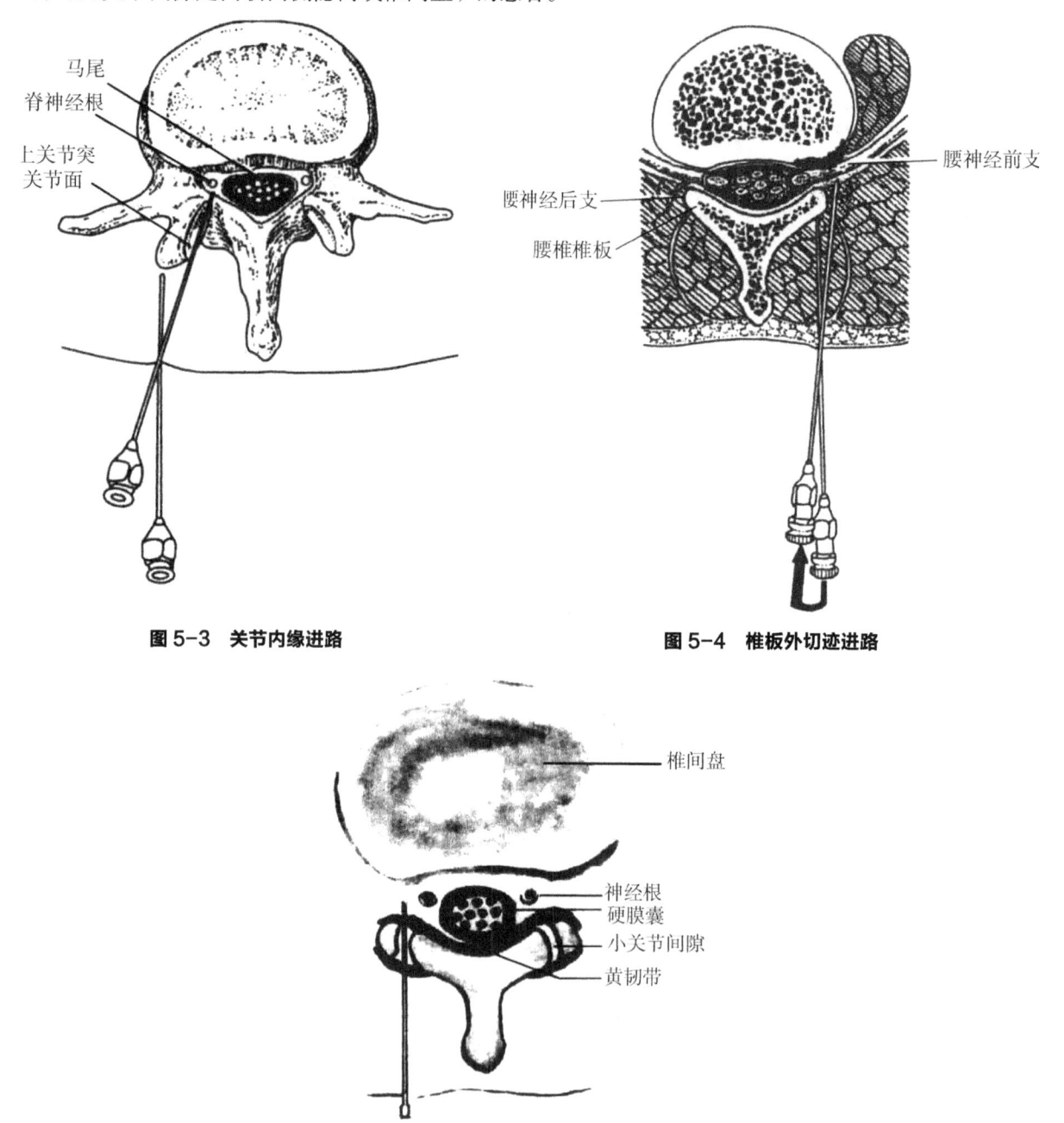

图 5-3　关节内缘进路　　　　　　　图 5-4　椎板外切迹进路

图 5-5　小关节间隙进路

患者体位与小关节内缘进路同，影像学定位小关节间隙的体表投影作为穿刺点。从穿刺点垂直皮面进针，穿透皮肤后向外倾斜 5° 进针，遇到骨质为上关节突，稍退针后向内倾斜 5° 进针，遇到骨质为下关节突，证明二者之间即为关节间隙。稍退针后垂直进针达原进针深度有韧感，即小关节囊，继续进针进入小关节间隙，再继续进针，遇到韧感为小关节囊前壁和黄韧带，边加压边进针，一旦阻力消失即进入侧隐窝。

2. 腰神经根粘连的针刀治疗

（1）椎间管内口松解术（图5-6）：患者取俯卧位，下腹部垫一薄枕，根据腰椎X线及CT片标定病变间隙、侧别及相应的腰椎小关节内侧缘体表投影处。常规消毒后于小关节内侧缘体表投影处稍内侧1～2 mm垂直皮肤而平行身体纵轴快速进针刀。穿透皮肤后，稍向外倾斜5°～10°继续缓慢进入针刀，遇到骨质即为关节突，再稍抬针柄，使针刀紧贴上关节突前内缘滑进约2 mm，紧贴骨面，提插切割1～2下，手下有松动感时，退出针刀。

（2）椎间管外口松解术（图5-7）：患者取俯卧位，下腹部垫一薄枕，根据腰椎X线及CT片标定病变间隙、侧别及相应的下位腰椎横突上缘顶点的体表投影处。常规消毒后于标定处垂直皮肤而平行身体纵轴快速进针刀，穿透皮肤后，稍向内侧及足端倾斜50°～10°继续缓慢进入，遇到骨质即为横突，稍退针后压低针尾沿横突上缘向内进针，遇骨质即为上关节突，刀刃平行于上关节突前缘紧贴骨面切割松解1～2下，针刀原位旋转90°平行椎上切迹紧贴骨面切割松解1～2下，手下有松动感后退出针刀。

（3）腰神经后支松解术（图5-8）：患者取俯卧位，下腹部垫一薄枕，根据腰椎X线及CT片标定病变间隙、侧别及相应的下位腰椎上关节突外缘与横突基底部上缘的交点体表投影处。常规消毒后于标定处垂直皮肤而平行身体纵轴快速进针刀，穿透皮肤后，缓慢进针，遇到骨质即为横突基底部，稍退针刀，向头端稍倾斜，进针刀有自骨面滑下的感觉者为横突上缘，再稍退针刀，压低针尾斜向内侧进针刀，遇到骨质即为上关节突外缘。将针刀自横突上缘沿上关节突外缘上、下方向切割剥离2～3下，手下有松动感时退出。

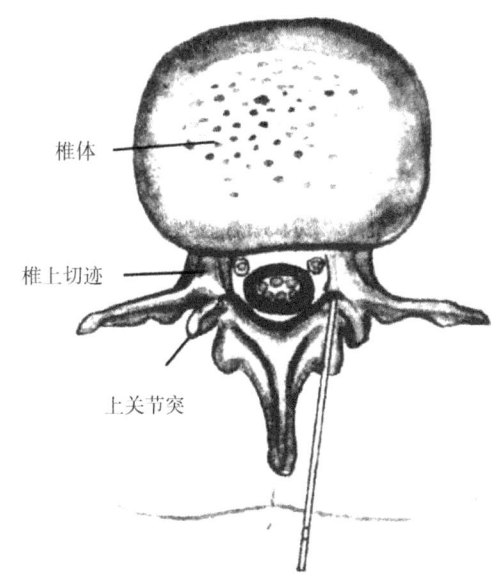

图5-6　椎间管内口松解术

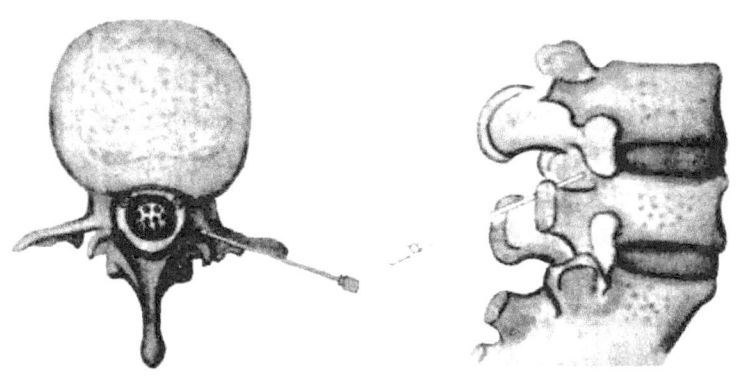

图5-7　椎间管外口松解术　　　　图5-8　腰神经后支松解术

3. 化学溶盘术

化学溶盘术是指应用药物（主要包括胶原酶和臭氧）溶解突出椎间盘的髓核或纤维环，解除椎间盘对神经根的压迫而治疗椎间盘突出症的方法。

（1）适应证：临床症状、体征与影像学表现相一致的腰椎间盘突出症者；经过其他非手术治疗3个月以上无效，突出较大，症状较重者；能充分理解溶盘术，求治心情迫切者。

（2）禁忌证：突出间盘钙化，伴有骨性椎管狭窄者；已出现运动障碍和马尾神经综合征者；脊椎滑脱者；突出物游离于椎管内者；合并感染或重要脏器功能不全者；有严重过敏史者；孕妇、精神疾病患者及16岁以下的青少年。

（3）手术方法：现在溶盘术的方法主要有盘内和盘外两种。盘内溶盘适用于纤维环膨出型或纤维环未破裂的突出型，主要使用胶原酶或臭氧；而盘外溶盘适用于纤维环破裂的突出型，主要使用胶原酶。

①盘内溶盘：多采用安全三角入路，在病变椎间盘水平旁开8 cm穿刺，沿横突上缘滑入，经椎间孔下1/3刺入椎间盘内，在X线透视下确定进针位置，穿刺针刺入椎间盘内有砂砾样感，阻力增大，注射器注气有阻力，确定穿刺成功后，注入胶原酶。

②盘外溶盘：目前国内采用盘外注射方法较多且应用广泛。后正中进路：同常规硬膜外腔穿刺及置管。后正中进路侧方置管：常规硬膜外腔穿刺后调整穿刺针针尖方向，使之朝向患侧隐窝置管。侧隐窝进路：同前。

（4）术后处理：注意观察有无疼痛、麻木加重，肌力、运动的变化以及排便功能障碍。

（5）不良反应与并发症：包括过敏反应、疼痛加剧、尿潴留与肠麻痹、脊柱失稳性腰背痛、继发性腰椎管狭窄、神经损伤、椎间隙感染等。

4. 经皮椎间盘等离子消融术

经皮椎间盘等离子消融术是利用低温射频电流消融突出髓核以达到间盘减压效果，同时以热凝作用使间盘变性固缩、解除神经压迫的一种治疗方法。

（1）适应证：影像学检查示椎间盘膨出或"包容型"突出，纤维环和后纵韧带无破裂，髓核未脱出纤维环，且与临床表现相符者；非手术治疗2个月无效者；椎间盘造影阳性、局麻药注入椎间盘有较满意的镇痛效果者；椎间盘高度≥75%者。

（2）禁忌证：椎间盘脱出者；髓核游离者；骨性椎管狭窄者；侧隐窝狭窄者；中等和严重的椎管狭窄者；椎间盘退变严重，椎体明显唇样增生或间盘钙化者；脊柱不稳定者；椎间盘高度＜75%者；症状迅速进展者；出现高位肌麻痹或马尾神经症状者；脊柱骨折或肿瘤者；出凝血功能障碍者；穿刺部位或全身感染者；有精神疾病者。

（3）实施方法：取俯卧位，腹部垫枕减少腰椎的弯曲度，患者下背部、腰骶部皮肤常规碘酒、酒精消毒，铺无菌巾。采用横突上安全三角入路，C型臂X线机透视下定位拟穿刺椎间隙，进针点定在椎间隙正中旁开8～10 cm处（依据患者体格情况而定）；沿穿刺途径实施局部浸润麻醉。脊柱穿刺针与皮肤成35°～45°、与椎间隙平行沿横突上缘向内侧穿刺进针，在上关节突侧前方进入椎间隙，并调整至正确位置。穿刺深度以针尖刚刚透过纤维环内层进入髓核为宜。X线透视下正位像见针尖位于同侧椎弓根内侧缘，侧位像针尖位于椎间隙后部1/4～1/3处。拔出针芯，通过脊柱穿刺针插入特制的等离子刀头至髓核内并使刀头刚好露出脊柱穿刺针针尖。退穿刺针约2 mm，使针尖位于纤维环内，以防止刀头对穿刺针的刺激。此时在穿刺针尾部与刀头操作柄交界处做一标记，即为消融过程的起始点（最近点）；再将刀头缓慢推进到达椎间盘对侧纤维环的内侧缘，此时将弹簧卡移至穿刺针尾部，此点即为消融过程的最远点。两标记之间即为有效消融深度。正侧位透视重新确定等离子刀头在脊柱穿刺针外、椎间盘髓核内，且位于椎间隙上下居中位置。将刀头退至最近点标记处即可进行消融和热凝操作，连接等离子刀头与等离子体手术系统主机。消融能量设置为2档（125 Vrms），持续25～30 s，热凝温度设定为70℃。踩压热凝脚踏半秒钟测试患者反应，确定无神经受累后行等离子消融。调整刀头操作手柄上的标志位于12点的位置，边踩压消融脚踏开关，边自前端标记处向里缓慢推进刀头，直至标记深度为止。然后踩压热凝开关，以5 mm/s速度退回刀头至前端标记处为止。在椎间盘内来回拉动刀头一次，完成一个方向的消融固缩（即为一个消融周期）。同法分别在 2、4、6、8、10 点位置形成其他通道，即完成全部消融和热凝操作。术后卧床休息，3 个月内应避免负重及进行剧烈运动。

（4）并发症及其防治。

①神经根损伤：治疗过程中患者有神经根刺激症状，如突感剧烈疼痛或放电样麻木，应立即停止消融治疗，改变刀头方向或调整套管深度，透视下再定位，检查位置正确后方可继续治疗。

②终板炎：等离子消融刀头的前部带有角度，在不合适的方向下可能会伤及终板软骨，使软骨下骨暴露，导致渗出而产生终板炎。操作中一定要使穿刺针与椎间隙平行且位于椎间隙中央，可有效避免椎体上下终板损伤。

③椎间盘炎：常由感染或化学因素所致，发生率极低。

④硬膜外脓肿，很少发生。

⑤脊髓损伤。

5. 经皮椎间盘激光汽化减压术

经皮椎间盘激光汽化减压术是指在 C 形臂 X 线或 CT 的引导下，用 16 G 或 18 G 穿刺针刺入病变的颈/腰椎间盘，通过穿刺针导入 200～800μm 光纤，然后启动激光治疗系统发射激光，将椎间盘部分髓核汽化，从而降低椎间盘内压力，达到治疗椎间盘突出症的目的的一种微创手术方法。

（1）适应证与禁忌证：见经皮椎间盘等离子消融术。

（2）实施方法：取俯卧位，腹部垫枕减少腰椎的弯曲度，在 X 线透视下定位，在病变椎间隙水平后正中线患侧旁开 8～12 cm，标记穿刺进针点，常规碘酒、乙醇消毒，铺无菌巾。穿刺针取与正矢状面约 45°进针，刺入病变椎间隙中心。X 线透视正位针尖位于棘突附近，侧位针尖位于椎间隙后中 1/3 处。退出穿刺针芯，置入激光光纤，使光纤头裸露并超出穿刺针尖端 3～5 mm，并用三通管将光纤固定于正常位置穿刺针内。汽化髓核：将激光器功率调至 12～15 W；脉冲时间 1.0 s；脉冲间隔时间 4.0～5.0 s，激光总能量可根据椎间盘突出的大小和变性程度，控制在 1 200～2 000 J；髓核汽化过程中，通常汽化能量为 400 J 左右。在汽化过程中可有稀薄的烟雾从针管冒出，术者可嗅到焦糊味。一般汽化腔直径在 1 cm 为宜，要尽量使椎间盘后部的髓核汽化。

（3）并发症。

①椎间盘炎：病因不十分明确，PLDD 为高温环境，细菌性感染概率极小，有学者认为 PLDD 引起的椎间盘炎多为无菌性炎症常合并邻近椎体改变。

②神经热损伤：发生率较低，主要与光纤位置接近神经根有关。

③血管损伤。

④椎体终板损伤：主要原因是光纤位置太靠近终板软骨。椎体终板损伤时可见穿刺针内有暗红色骨髓抽出。此时应立即停止激光烧灼。

6. 经皮旋切间盘减压术

经皮旋切间盘减压术是使用 17 G 匙形钻切除髓核组织以降低盘内和神经根周围压力来治疗腰椎间盘突出症引起的腰腿痛的一种微创手术（图 5-9）。

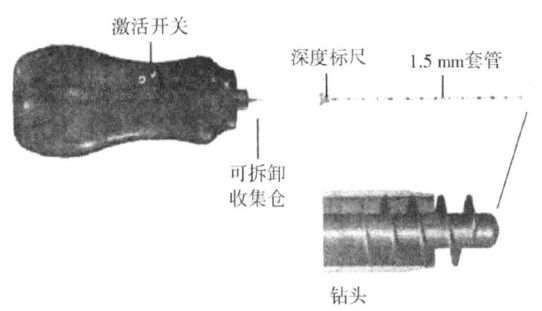

图 5-9　经皮腰椎间盘旋切器

（1）适应证：临床症状、体征和影像学检查（包括 X 线、MRI、CT、椎间盘造影）结果一致的腰椎间盘突出症，特别是膨出型腰椎间盘突出症者；经规范非手术治疗（如药物治疗、物理治疗或硬膜外腔阻滞治疗等）效果不佳者。

（2）禁忌证：未经非手术治疗的腰椎间盘突出症患者；仅有腰椎间盘突出的影像学表现而无相应的症状和体征；有严重的下肢感觉和运动神经功能障碍而不伴有疼痛者；游离的椎间盘脱出者；伴有严重椎管狭窄者；病变椎间隙高度＜正常椎间盘高度50%者；脊柱感染、骨折和肿瘤患者；出血、凝血功能异常者。

（3）实施方法：取俯卧位，腹部垫枕以减少腰椎的弯曲度，X线透视下定位，在病变椎间隙水平后正中线患侧旁开8～12 cm，标记穿刺进针点，常规碘酒、乙醇消毒，铺无菌巾。穿刺方向与躯体矢状面呈40°～50°夹角进针，经安全三角区进入椎间盘，针尖达目标椎间盘时稍用力以便突破纤维环。在进针的过程中如发生下肢疼痛、麻木等神经根刺激症状，要重新调整进针方向。突破纤维环时能感受到柔韧感，随之阻力明显减少，标志穿刺针的尖端已进入髓核（纤维环和髓核的交界处）。此时理想的针尖影像位置应是：正位片上在椎间隙的中点、平椎弓根的内缘，侧位片上位于椎间隙中点、不超过椎体后1/4。穿刺成功后，拔出针芯，通过穿刺针置入DEKOMPRESSOR™钻头，穿刺针与旋切器轻轻拧紧相连，在X线的实时监控下，缓慢推进带有钻头的穿刺针，直至刀头尖端触到对侧纤维环内缘（有明显的阻力），停止前进，将穿刺针上的深度标志卡移至皮肤处，此点即为旋切的最远点。此时，理想的钻头尖端影像位置应在：正位片上接近但不超过对侧椎弓根的内缘，侧位片上不超过椎体前1/4。退钻头至纤维环内缘，正位片上显示钻头位于同侧椎弓根的内缘，此点为旋切的最近点。然后打开旋切器把手上的电源开关，以0.3～0.5 cm/s的速度推进钻头进行髓核旋切，直到最远点，至此完成一个旋切通道。退出旋切器，刮除切下的髓核组织。可以改变旋切方向后再次进行旋切，根据突出的大小和类型可行不同方向上的旋切。该方法可切除1 cm³的髓核组织，从而降低盘内压力，缓解疼痛。旋切的通道数取决于：①突出物的大小；②旋切的容易程度；③一般单侧旋切2～4个通道；④可以双侧进针旋切。该操作是在影像学引导下进行的，只要严格掌握适应证，准确轻柔操作，并发症很少发生，目前尚未见相关报道。但如果操作不慎，也有可能发生神经或血管损伤、椎间盘内感染等并发症。术后穿刺局部出现的疼痛或压痛，多数患者可1周后自然消失。

7. 靶点射频热凝技术

靶点射频热凝技术即运用射频仪器输出超高频无线电波，通过特定的穿刺针到达各种组织并产生局部高温，起到热凝固或切割作用。

（1）适应证：临床症状、体征与影像学表现相一致的腰椎间盘突出症者；经过其他非手术治疗3个月以上无效者。

（2）禁忌证：突出间盘钙化，伴有骨性椎管狭窄者；已出现运动障碍和马尾神经综合征者；脊椎滑脱者；突出物游离于椎管内者；合并感染或重要脏器功能不全者。

（3）治疗方法：C形臂X线监视仪确认病变椎间隙并标定体表投影，选患侧小关节内缘进针。根据患者腰椎CT或MR确定突出椎间盘的层面，并依此调整进针点的高度和层面，X线监视仪调整并确定针尖抵达突出的椎间盘内。进行椎间盘的造影，造影显示针尖位于突出椎间盘内，并且可以在患者身上复制出比较典型的症状。针尖接瑞典Leksell型射频治疗仪，分别给予低频和高频刺激，确认患者无异常感觉及肌肉运动。持续热凝60 s，依次用60℃、76℃、86℃各治疗1个周期。热凝过程中患者可以有疼痛部位的温热感。由于是靶点治疗，距离神经根比较近，因此应密切观察患者的反应并注意监测肌力的变化，如有比较明显的神经根刺激症状，应立即停止热凝。

第六章 阻滞技术

穿刺技术和阻滞技术是麻醉科医生的专长,穿刺阻滞技术是疼痛诊疗的必备技术,也是介入性疼痛治疗的基础。阻滞疗法是一个独特和有效的诊疗方法,尤其是神经阻滞疗法已经广泛应用于各种疼痛与疼痛性疾病的诊断和治疗,以及许多非疼痛性疾病的诊断和治疗,缓解了以往无法控制的疼痛和非疼痛性疾病。近年来,疼痛诊疗引进了许多新的治疗设备和方法,如射频治疗、激光治疗、等离子治疗、胶原酶治疗、臭氧治疗等;新的诊疗和定位设备,如神经定位刺激器、超声引导、硬膜外腔镜及 X 光、CT 等影像学,在一定程度上提高了疼痛治疗效果。应当提倡在影像学、神经刺激器等引导下进行各种阻滞和治疗,以提高穿刺的准确率,减少误伤和并发症,尤其是进行破坏性神经毁损操作时。

第一节 概述

一、神经阻滞疗法的作用机制

神经阻滞疗法的作用机制有以下几个方面:①阻滞交感神经,扩张血管,减轻水肿,可缓解内脏疼痛和血管性疼痛,同时可缓解交感神经过度紧张引起的各种症状;②阻滞感觉神经,阻断疼痛的传导,抑制感觉神经兴奋引起的各种反射和不良反应;③阻滞运动神经,缓解肌肉紧张,解除肌肉和筋膜源性疼痛;④神经阻滞和局部阻滞后的继发作用,调节机体与局部的内环境,神经内分泌等;⑤尚未阐明的机制。

二、神经阻滞疗法在疼痛治疗中的特点与作用

临床上,神经阻滞疗法可分为诊断性和治疗性神经阻滞。诊断性神经阻滞系指阻滞固有的神经或神经节,根据疼痛、感觉以及功能变化的程度和范围来判断疾病的性质及范围,进而作出诊断和鉴别诊断。诊断性神经阻滞的应用范围包括:判断局部疼痛的解剖来源;鉴别疼痛有无交感神经的参与;鉴别牵涉痛,确定胸腹部疼痛为躯体性与内脏性;确定感受伤害的神经节段;协助中枢性疼痛的诊断。当然,诊断性神经阻滞有假阳性情况,例如安慰剂效应,主诉不可靠,局部麻醉药吸收入血作用;也有假阴性情况,例如阻滞不全或疼痛传导途径改变,牵涉痛,主诉不可靠,阻滞时机不合适。治疗性神经阻滞则是通过神经阻滞去除病因,消除疼痛,改善血流,改善功能,达到治疗的目的;依据治疗的目的又可分为对症性和根治性治疗,治疗性神经阻滞主要针对慢性疼痛、顽固性疼痛和癌痛,以及某些非疼痛性疾病。

神经阻滞疗法与局部麻醉不同,局部麻醉系将局部麻醉药注射到特定中枢或末梢神经的周围,产生短暂的神经阻滞,在一定的时间内消除手术等伤害性刺激所致的疼痛,手术后神经功能尽快恢复。神经阻滞疗法则是应用低浓度局部麻醉药反复阻滞相关的神经或病变部位,阻断有害性刺激向中枢等传导,阻断恶性循环;既是对症的治疗方法,又是对因的治疗方法,并获得镇痛以外的治疗效果;此外阻滞用

药不仅限于局部麻醉药，还可以应用神经破坏药物（如阿霉素等）、物理方法（如射频热凝毁损等）和化学方法（如无水乙醇、酚甘油等）等长期阻滞或毁损受累的神经或病变部位。神经阻滞疗法又与习称的封闭有概念和实质的区别，封闭系在局部注射低浓度或大容量的普鲁卡因，例如肾囊封闭、骶前神经封闭，局部麻醉药用量均在100 mL以上，其作用时间短，治疗的病症有限。

神经阻滞疗法是介于药物治疗与手术治疗之间的一种治疗方法，在临床上已经成为有些疼痛性疾病的首选治疗方法。应当充分发挥这种独特的治疗方法，不断拓宽其适应证范围，进一步进行基础研究、阻滞方法和技术的改进，尤其通过介入方法开展各种特殊的神经阻滞，使神经阻滞疗法迈上一个新的台阶。

三、神经阻滞疗法的适应证与禁忌证

神经阻滞疗法的适应证很广泛，理论上人体各部位的疼痛和疼痛性疾病凡经体表穿刺能够到达的相关神经、神经干、神经节和神经丛均可采用神经阻滞治疗。一般将神经阻滞总称为神经阻滞疗法，除了治疗疼痛和疼痛性疾病外，还包括非疼痛性疾病。治疗的疾病包括伤害感受性疼痛（躯体疼痛、内脏疼痛）和神经病理性疼痛、癌痛、特殊疼痛以及非疼痛性疾病，例如某些心脏病、老年性痴呆、脑血栓、精神分裂症、顽固性哮喘等心、脑、肺、肾功能障碍性疾病等。

禁忌证有急性炎症或穿刺部位有感染、明显的出血倾向、应采用手术治疗者、对局部麻醉药物过敏者、不宜应用肾上腺糖皮质激素者。神经阻滞疗法需要在无菌治疗室操作，应当配备氧气、麻醉机、麻醉咽喉镜、气管内导管等急救设备、急救药物和监测仪器。神经阻滞应当由麻醉科医师或疼痛科医师实施。

四、神经刺激器定位技术

外周神经包括感觉纤维和运动纤维，神经刺激器的基本原理是对外周神经进行脉冲刺激，如该神经包含有运动神经，则电刺激会引起该神经支配的肌肉收缩。根据电刺激的强度和肌肉收缩的程度来判断针尖与神经之间的距离，即通过刺激针将神经刺激器产生的连续脉冲电流刺激机体组织，当神经刺激针的针尖接近神经干或神经节时，该神经所支配的肌群将产生有节律的运动或产生感觉异常，从而可断定神经刺激针的针尖已接近神经。早期的神经刺激定位器为电压可调式（0.3～3 V），目前则为电流可调式。刺激器产生电流的强度为0～5 mA，频率为1 Hz、2 Hz，脉冲时间为0.1 ms、0.3 ms、1.0 ms；穿刺针是针身绝缘，只有针尖导电的特制阻滞针，通常有25 mm、50 mm和100 mm三种。刺激针针尖同神经干的距离与神经刺激器电流强度成反比，针尖离神经干越近引发相应肌肉收缩或感觉异常所需电流越小。当刺激器的电流小于0.5 mA时，仍可出现相应肌肉收缩或感觉异常，表明针尖与神经干或神经纤维非常接近，此时即可注入局部麻醉药物。神经刺激器定位术操作规范包括：①术前准备，选择适应证患者，术前给予患者适当镇静；②开放静脉通路，连接必要监测仪器和设备；③将刺激器的正极通过表面电极同患者的皮肤相连，负极连于神经刺激针，根据所需阻滞的神经选择脉冲时间，设置初始电流为1 mA左右，穿刺时使针尖接近拟阻滞的神经，直至诱发该神经支配的肌肉的收缩或感觉异常，然后调低电流至小于0.5 mA，如仍有上述反应，即可给药治疗。传统的神经阻滞需要患者的配合，依赖于针刺异感的出现，与传统的神经阻滞相比神经刺激定位术阻滞具有指标客观明确、成功率高、并发症少等优点。神经刺激定位器除局部麻醉神经定位外，还广泛应用于疼痛诊疗，包括臂丛神经、坐骨神经以及躯干和肢体的末梢神经；事实上，不仅用于神经定位，还可进行某些治疗，例如电刺激膈神经治疗呃逆。

第二节 脑神经阻滞

一、三叉神经阻滞

三叉神经阻滞是诊断和治疗三叉神经分布区域内疼痛的常用和有效方法。三叉神经阻滞包括三叉神经节（半月神经节）阻滞、上颌神经阻滞、下颌神经阻滞和额神经、眶下神经及颏神经阻滞。三叉神经在面部的分支与分布区域见图6-1、图6-2，三叉神经末梢支出颅的眶上孔、眶下孔与颏孔的位置见图6-3。

除末梢支阻滞外，三叉神经节、神经干应在 X 线或 CT 引导下进行阻滞，最好再有神经刺激器定位。

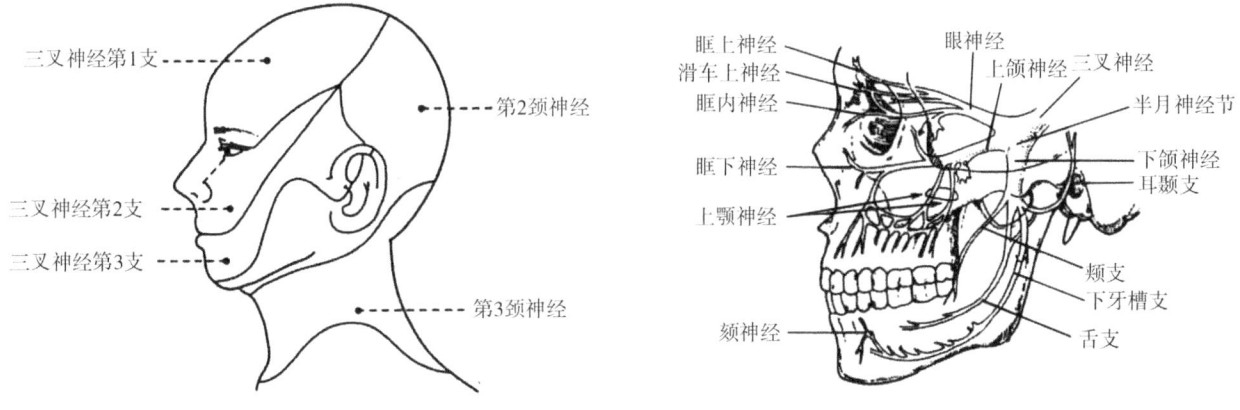

图 6-1 三叉神经在面部的分布区域　　　　　图 6-2 三叉神经的分支与分布

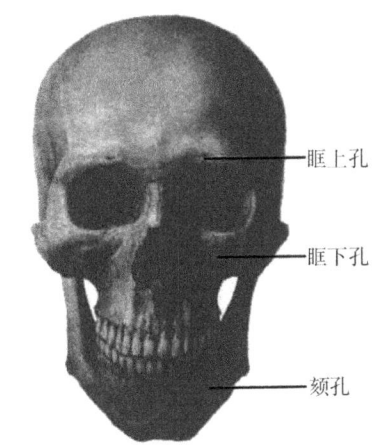

图 6-3 眶上孔、眶下孔与颏孔的位置

（一）三叉神经节阻滞

1. 阻滞用具

（1）25 G，长 2.5 cm、21 G 和 22 G，长 10 cm 阻滞针，5 mL 和 1 mL 注射器。

（2）局部麻醉药：1% 和 2% 利多卡因。

（3）神经破坏药：无水乙醇，甘油，阿霉素。

（4）高频热凝治疗仪，如果应用此方法阻滞。

（5）其他：消毒液体，造影剂等。

2. C 型臂下介入阻滞方法

治疗前，可口服或肌内注射安定类药物，高血压患者可首先口服降压药物。一般患者需要住院至少 1 天。

（1）患者先仰卧位，头下垫枕。

（2）穿刺点定位：眼眶外缘向下与正中线平行作垂线，再自嘴角向外侧引延长线，两线的交叉处即为穿刺点。

（3）X 线定位：在斜位和轴位像下，调整枕头的高度。将 X 线球管向患者的足侧倾斜 30°。把患者的面部转向健侧 15°～20°，抬起下颌。调整头的位置使斜位像能够看到卵圆孔，再在轴位像上确认卵圆孔。穿刺时，利用斜位像确认阻滞针是否进入卵圆孔，以轴位像确认阻滞针的方向和深度。

（4）穿刺方法：局部皮肤消毒，穿刺点和穿刺针经过的途径局部麻醉。以 22 G 或 21 G 阻滞针自穿刺点进针，进针方向与角度见图 6-4。在斜位像透视下，向卵圆孔后壁穿刺。接近卵圆孔时，从轴位像观察阻滞针的方向和深度，使阻滞针在卵圆孔的内侧进入卵圆孔。阻滞针通过卵圆孔时可刺中下颌神经，出现放射痛。针尖在进入卵圆孔时，在斜位和轴位像下确认针尖的角度和深度，针尖进入卵圆孔时,应当紧靠后壁的内侧部分。在此位置暂时固定针头。

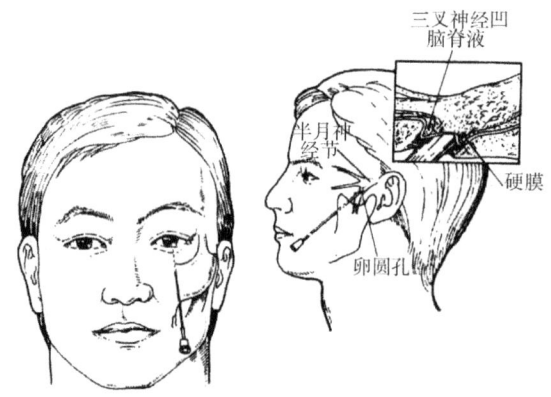

图 6-4　穿刺方法与进针方向和角度

(5) 注入无水乙醇:连接 1 mL 含有局部麻醉药的注射器,缓慢进针,针尖到达三叉神经压迹入口时,阻力消失,如果无脑脊液和血液流出,此部位即是注入无水乙醇的位置。先注入 2% 利多卡因 0.2 mL,确认患支所支配的皮肤感觉减弱或缺失、面部发热,则是阻滞部位准确的标志。20 分钟后,无其他分支阻滞及其他并发症后,可注入等量的无水乙醇。阻滞后静卧休息 2 小时。

(6) 注入甘油:适于操作时有脑脊液流出或担心面部感觉迟钝患者。操作方法同上述 (5)。在穿刺出脑脊液后,患者由仰卧位改为坐位。注入 0.2 mL 造影剂,观察三叉神经压迹。位置准确,可再吸出造影剂,然后再缓慢注入 0.2 mL 甘油。拔出阻滞针后,保持坐位 1 小时。

3. CT 下介入阻滞

(1) 患者仰位,双眼视前方,肩部略垫高,使患者头部后仰,将患者头部固定,连接心电图、血压及血氧监测。

(2) 在阻滞侧口角旁 1 cm、2 cm、3 cm 处作金属标记物,将 CT 机机架调成 10°～20°,以前床突上 10 mm 为起始平面,扫至床前突下 25 mm,在可见到卵圆孔的平面标记线与口角旁最为恰当的金属标记物的交点为穿刺点,同时测出穿刺点与卵圆孔的距离及进针角度。

(3) 常规消毒铺单,以 1% 利多卡因作局部麻醉,用长 10 cm 的神经刺激针进行穿刺,将刺激针与神经刺激定位器连接,打开神经刺激,电流的强度调制 1 mA,频率为 1 Hz,进针接近测得距离时,如患者出现相应部位异常感觉,则提示针尖接近卵圆孔,根据 CT 指示调节针尖位置,直至到达卵圆孔。

(4) 注入造影剂,确认造影剂未进入颅内,可给予神经毁损药物或局部麻醉药。

4. 适应证

三叉神经痛,头痛、面部疼痛,带状疱疹、带状疱疹后三叉神经痛,恶性肿瘤引起的三叉神经分布范围的疼痛。

5. 并发症

蛛网膜炎,主要是穿刺过程中引起的感染;脑神经损伤,神经破坏药扩散引起动眼神经、展神经以及滑车神经的损伤;角膜溃疡、角膜炎,主要是三叉神经第 1 支阻滞引起的并发症;高血压,主要是患者过度紧张,操作时引起的疼痛所致;射频治疗后,有时出现头痛,呈烧灼感,可应用消炎止痛药物对症治疗;单纯疱疹,阻滞后,有时在口唇上出现。

(二) 上颌神经阻滞

1. 阻滞用具

(1) 25 G,长 2.5 cm 针头,22 G,长 7 cm 阻滞针,1 mL 和 5 mL 注射器。

(2) 局部麻醉药:1%～2% 利多卡因。

(3) 神经破坏药:无水乙醇。

(4) 射频治疗仪:如果应用此方法阻滞。

(5) 其他:消毒用品,造影剂。

2. 阻滞方法

（1）患者仰卧位，头转向对侧。

（2）穿刺点：自耳屏根部向鼻侧 3 cm、颧弓正下方。自穿刺点再向眼外眦方向引一条线，为穿刺进针的方向。

（3）X 线定位：调整 X 线角度以及患者头的位置，以便显示圆孔。

（4）穿刺方法：局部皮肤消毒，穿刺点及进针径路局部麻醉。自穿刺点进针，向眼外眦方向进针，阻滞针与皮肤约成 70°～80°。进针约 4 cm 后，在 X 线诱导下，观察圆孔与眶下孔，此两孔之间即为阻滞的部位。阻滞针到达预定部位后，上唇、鼻翼等上颌神经分布区出现放射痛，一般距离皮肤的深度为 4.5～5.0 cm。

（5）注入局部麻醉药：位置确定后，注入局部麻醉药 0.5 mL，观察阻滞效果。主要是口唇和鼻翼部位的感觉缺失。需要造影时，先注入 0.3 mL 的局部麻醉药，然后注入 0.2 mL 的造影剂，最后再用 0.2 mL 的局部麻醉药将残留在针头内的造影剂冲洗出去。

（6）注入神经破坏药：局部麻醉药注入 20 分钟后，无并发症及其他异常，注入无水乙醇 0.5 mL。

3. 适应证

（1）三叉神经第 2 支疼痛，对于眶下孔阻滞效果不佳者，可用此方法阻滞。

（2）头、面部疼痛：通常方法不能控制的疼痛，可考虑进行上颌神经阻滞。

（3）带状疱疹、带状疱疹后神经痛：主要是上颌神经范围内疼痛。

（4）恶性肿瘤引起的上颌神经区域内的疼痛。

4. 并发症

（1）出血、血肿：穿刺过程中穿破血管。一般停止操作，压迫止血即可。

（2）视力障碍：阻滞针向眶上裂方向刺入可伤及外展神经、动眼神经。

（3）乙醇性神经炎：乙醇阻滞后出现烧灼痛，可能发生了乙醇性神经炎。

（4）面神经麻痹：穿刺点正是面神经支阻滞的部位，局部麻醉时有时可阻滞该神经。

（三）下颌神经阻滞

1. 阻滞用具

同上颌神经阻滞。

2. 阻滞方法

（1）仰卧位，头转向对侧。

（2）穿刺点：自耳屏根部向鼻侧 2.0～2.5 cm（比上颌神经阻滞的穿刺点稍向耳屏侧），颧弓下缘的正下方为穿刺点。

（3）X 线定位：与三叉神经节阻滞相同，包括斜位和轴位像，显示卵圆孔。

（4）阻滞方法：局部皮肤消毒，自穿刺点垂直进针，直达蝶骨大翼的外侧板，距离皮肤约 4～5 cm。在 X 线的引导下向卵圆孔的外、后方向进针。触及下颌神经后，下颌和舌前端可出现放射痛。并在 X 线的斜位和轴位像确认针尖的位置。

（5）注入局部麻醉药：针尖位置准确，可注入局部麻醉药和造影剂，方法同上颌神经阻滞。

（6）注入神经破坏药：注入局部麻醉药 20 分钟后，无并发症和其他不良反应，注入无水乙醇 0.5 mL。

3. 适应证

（1）三叉神经下颌支范围的疼痛。

（2）头、面部疼痛，常规方法不能控制的疼痛，尤其是耳颞部的疼痛。

（3）带状疱疹和带状疱疹后神经痛，主要是发生在下颌支范围内的疼痛。

（4）恶性肿瘤引起的疼痛，局部麻醉药阻滞效果确切者，可行神经破坏药阻滞。

（四）额神经阻滞

1. 解剖学要点

三叉神经第 1 支眼支的末梢支，在眼眶的前方分为眶上神经和滑车神经，眶上神经又分为内侧支和外侧支。内侧支通过额切迹，外侧支通过眶上切迹分布于额部和上眼睑部位的皮肤。滑车上神经则沿着上斜肌的滑车上面到达皮下，分布于额下部、上眼睑和鼻根部、内眦部位。眶上切迹位于眉毛上缘，正中线旁开 2.5 cm 处。

2. 阻滞用具

（1）25 G 普通针头，1 mL 注射器。

（2）局部麻醉药：1% 和 2% 利多卡因，0.5% 布比卡因。

（3）神经破坏药：7% 酚溶液，50% ~ 99.5% 乙醇。

（4）其他用具：消毒液，纱布，手套等。

3. 阻滞方法

（1）仰卧位，仰头。

（2）穿刺点在眉毛上缘，距离正中线旁开 2.5 cm，眶上切迹。

（3）穿刺方法：局部皮肤消毒，自穿刺点垂直进针，直达眶上切迹上的骨质，不必将针尖刺入眶上切迹或寻找放射痛。回吸无血，可注入局部麻醉药 0.3 ~ 0.5 mL。拔针后用手指推捻注射部位，使药液向左右扩散。

（4）注入神经破坏药：注入局部麻醉药 15 ~ 20 min 后，无不良反应及其他并发症，可神经破坏药 0.3 mL。注入前，注意保护眼睛，避免药液飞溅到眼睛。

4. 适应证

主要适用于面部疼痛，尤其是眼部和前额部的疼痛。

5. 并发症

（1）眼睑水肿或血肿，尤其应用神经破坏药阻滞后，有时很明显，一般不需要特殊处理，数天后可消失。

（2）眼睑下垂，主要是药液侵入动眼神经所致，一般数日可恢复。

（五）眶下神经阻滞

1. 解剖学要点

三叉神经第 2 支的末梢支，眶下神经在眶下孔穿出后，分为数支分布于下眼睑、前颊部、上唇以及鼻翼。眶下孔位于正中线旁开 2 ~ 3 cm、下眼睑下方 2 cm 处，眶下孔开口向前、内、下方，长度约 1.5 ~ 2.0 cm，眶下孔偶有数个者。

2. 阻滞用具

21 G 针头，用于穿刺皮肤，圆头或钝头 25G 阻滞针；其他阻滞用具和局部麻醉药以及神经破坏药与额神经阻滞相同。

3. 阻滞方法

（1）仰卧位，仰头。

（2）穿刺点在眶下缘正中，向下 1 cm，眶下孔。

（3）穿刺方法：局部皮肤消毒，自穿刺点垂直进针直达眶下孔部位的骨质，确认无回血，注入局部麻醉药 1 mL。局部麻醉药阻滞不必将针尖刺入眶下孔或寻找放射痛。

（4）注入神经破坏药：穿刺点可选择在鼻翼上端最外侧，向鼻侧 0.5 ~ 1.0 cm，与眶下缘正中向下的垂线交点处。首先自穿刺点垂直进针，进行局部麻醉。然后，用圆头或钝头的阻滞针刺入眶下孔，深入 0.2 ~ 0.5 cm。针尖进入眶下孔后，大部分患者有神经刺激症状。回吸无血及其他并发症，可注入局部麻醉药 0.5 mL。15 ~ 20 min 后，效果确切，无并发症和不良反应，可注入 0.5 mL 以下剂量的神经破坏药。拔针后，局部压迫 30 分钟。

4. 适应证

三叉神经第 2 支末梢范围的疼痛，包括带状疱疹以及带状疱疹后神经痛，恶性肿瘤引起的疼痛。

5. 并发症

（1）面部水肿、肿胀，主要是神经破坏药刺激所致，一般数日可消失。

（2）皮下出血、水肿，数日可消失。

（3）视力障碍，药液扩散进入眼眶或穿破眶下管内的血管所致。

（4）穿刺误入上颌窦。

（5）误伤眼球，多因针尖进入眶下孔过深。

（六）颏神经阻滞

1. 解剖学要点

三叉神经第3支的末梢支，下牙槽神经从颏孔穿出后分为颏神经、颏支和下唇支。颏孔位于下颌骨外侧中央部位，距离正中线2.5 cm，下唇下方约1 cm；相当于第1前磨牙和第2前磨牙之间的下方。

2. 阻滞用具

与眶下神经阻滞相同。

3. 阻滞方法

（1）仰卧位，仰头。

（2）穿刺点为颏孔上的皮肤，局部皮肤消毒。

（3）局部麻醉药阻滞：触摸颏孔，在其上方皮肤垂直进针，直达骨质，回吸无血，可注入局部麻醉药0.5～1.0 mL。在颏孔周围注射即可，不必刺入颏孔内。拔针后局部压迫数分钟。

（4）神经破坏药阻滞：先在穿刺点局部麻醉，然后用圆头或钝头阻滞针刺入颏孔内，刺入的角度与下颌骨骨面呈40°～60°，进入颏孔后，患者有异样感或放射痛。注入0.5 mL的局部麻醉药，15分钟后无不良反应和其他并发症，可注入神经破坏药0.5 mL以下。拔针后，局部压迫30分钟。

4. 适应证

主要适用于三叉神经下颌支末梢分布范围的疼痛，带状疱疹、带状疱疹后神经痛以及恶性肿瘤引起的疼痛。

5. 并发症

偶有局部出血和血肿，多因误伤颏动脉所致。

二、面神经阻滞

（一）解剖学要点

面神经主要支配颜面部表情肌的运动，仅含有少量的感觉纤维，感觉神经细胞位于膝神经节内，作为传入纤维的中间神经元，与面神经运动纤维有明确的界限。面神经经面神经管孔进入面神经管内，走行约3cm，从茎乳孔穿出颅骨，面神经主干经过茎突后颈外动脉的外侧，在正对其前上方的腮腺内形成神经干后，再分支分布于面部所有的表情肌，面神经的分布范围见图6-5。茎乳孔在茎突基底部的后内方、乳突的前方。乳突是阻滞的明显解剖标志。

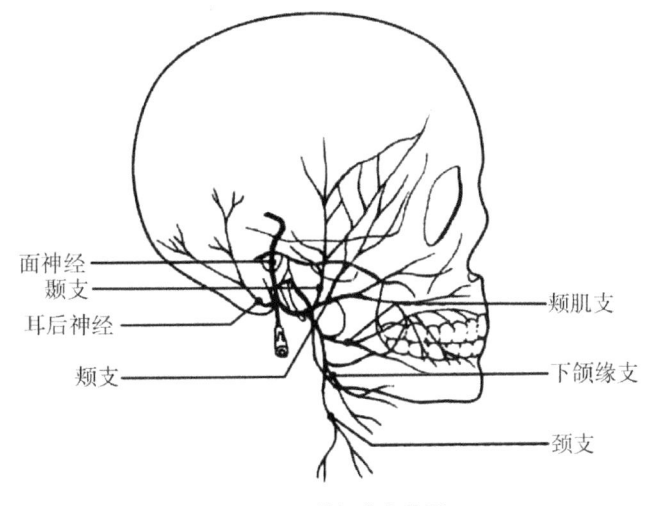

图6-5　面神经分布范围

（二）阻滞前准备

阻滞前，应当向患者解释阻滞过程，阻滞后产生的面部表情肌的麻痹以及可能发生的并发症，取得患者的理解与合作。

（三）阻滞用具

（1）25～26 G 长 5 cm 阻滞针（可用腰麻针代替），1 mL 和 5 mL 注射器。

（2）局部麻醉药 0.5%～2% 利多卡因。

（3）神经破坏药无水乙醇。

（四）神经干阻滞

阻滞方法分为神经干阻滞和末梢支阻滞，神经干阻滞又分为压迫法和微量乙醇注入法。

1. 压迫法

（1）患者仰卧位，头尽量转向健侧，可在头下垫枕，充分暴露乳突是关键。

（2）穿刺点：在乳突尖端下，鼻侧 0.5 cm 处为穿刺点，局部皮肤消毒。

（3）阻滞方法：首先用左示指触摸到乳突，并用指腹固定乳突的尖端直到阻滞操作完成，乳突尖端不是点而是面，移动手指尖触摸其全貌。自穿刺点进针，沿阻滞针的径路局部麻醉（0.5% 利多卡因）。穿刺针的进针方向为：从正面看与正中线约呈 30°，从侧面看与前额中央和人中连续平行，向茎乳孔方向进针。关键是穿刺针沿着乳突前壁（鼻侧）进针，如果过分靠近前壁，容易穿破骨质引起疼痛；如果角度太小有可能穿破外耳道引起出血。如果方向准确，阻滞针在乳突孔附近可触及面神经，并引起瞬间刺痛，其后引起面神经麻痹。一般阻滞针刺入的深度约为 2.5～5 cm。在阻滞过程中，要注意观察患者的面部表情，尤其是眼睑的运动，一旦出现麻痹，即停止进针。以眼睑勉强能够闭合为最好，在此位置保留阻滞针 1 小时。如果麻痹程度没有变化，可拔针结束阻滞。如果麻痹恢复，又出现痉挛，可轻轻按压阻滞针，再次产生麻痹；或稍拔针，改变方向再次阻滞。

（4）注意事项：阻滞针不要过度靠近乳突的前壁，以免穿破骨质引起疼痛；另外阻滞针与正中线的角度可以根据患者的胖瘦等调整，但是角度过小会穿透外耳道，引起外耳道出血，角度过大，则可能穿入颈静脉孔而损伤血管和神经。

2. 微量乙醇注入法

阻滞方法与压迫法基本相同，阻滞针触及面神经产生麻痹后，注入 2% 利多卡因 0.01～0.03 mL，一般阻滞的容量约为 0.07 mL。20 分钟后，无不良反应和其他并发症，可注入等量无水乙醇。此方法阻滞时间长，但是会引起一定的不良反应，例如头晕、呕吐，而且麻痹很明显，一般少用。

（五）末梢支阻滞

末梢支阻滞分为 O'Bnen 法和颧弓下法。

1. O'Bnen 法

（1）穿刺点：自耳屏向眼外角和口角作引线，再作此两线形成的夹角平分线，此平分线向鼻侧 1～2 cm 处为穿刺点。

（2）阻滞方法：皮肤常规消毒，用 26 G 阻滞针自穿刺点垂直进针，约 0.5～1.5 cm，注入局部麻醉药 0.3～0.5 mL，数分钟后，患者出现不能闭眼的现象。

2. 颧弓下法

穿刺点在颧弓正下方，与三叉神经下颌支阻滞的穿刺点基本相同。穿刺深度在 0.5～1.5 cm（根据患者的情况和阻滞的效果调整），注药方法与上述 O'Bnen 法相同。

（六）适应证

主要适用于面肌痉挛，尤其是顽固性痉挛。

（七）并发症

1. 听力障碍

听力障碍是最严重的并发症，多系注入的药液侵入内耳所致。面神经压迫法阻滞很少出现此种并发症。

2. 眼震、头晕

也多发生在注药阻滞，一般数小时内可以恢复。

3. 恶心、呕吐

多与眼震和头晕伴发。

4. 外耳道出血

穿刺误入外耳道所致，清除血块即可，一般不需特殊处理。

5. 其他

多发生在药物阻滞方法，阻滞后泪腺分泌亢进、颜面部压痛等。

三、舌咽神经阻滞

舌咽神经阻滞分为口腔内喷雾和涂抹阻滞、口腔内注射阻滞和侧颈部阻滞。

（一）口腔内局部喷雾和涂抹阻滞

1. 阻滞用具

局部麻醉药喷雾器，棉签和4%利多卡因。

2. 患者坐位

最好坐在耳鼻喉科诊疗椅上。

3. 阻滞方法

用压舌板推压舌头，向咽腭弓和舌腭弓喷雾局部麻醉药，再向扁桃体和舌根部喷雾局部麻醉药，总量2 mL。也可以用棉签将局部麻醉药涂抹到上述部位。

4. 注意事项

避免两侧同时阻滞，以免引起吞咽困难。

（二）口腔内注射阻滞

（1）25 G 长6 cm 阻滞针和1 L 注射器。

（2）局部麻醉药：2%利多卡因；神经破坏药：无水乙醇，5%酚甘油。

（3）患者体位：坐在耳鼻喉科诊疗椅子上。

（4）穿刺点。穿刺点有两个：软腭弓的下端、向外0.5 cm处为一个穿刺点；舌的外侧缘与软腭弓的交叉点为另一个穿刺点。

（5）注入局部麻醉药：首先用压舌板将舌头推压向一侧，自第一个穿刺点进针，朝向扁桃体下极的后外侧壁方向进针1 cm。充分回吸无血后，注入局部麻醉药0.5 mL。自第二个穿刺点再进针，向舌根部进针1.5 cm，反复回吸无血后，注入局部麻醉药0.5 mL。

（6）注入神经破坏药：注入局部麻醉药后20分钟，阻滞效果确切（腭部、扁桃体部和舌根部感觉缺失和疼痛消失），无其他并发症，可注入等量神经破坏药。

（三）侧颈部阻滞

（1）25 G 长3.2 cm 阻滞针，5 mL 注射器，2%利多卡因。

（2）患者仰卧位，颈部垫枕，充分暴露耳周围的解剖标记。

（3）穿刺点：嘱咐患者将头尽量转向健侧，以便触及茎突，穿刺点在乳突与下颌角连线的中点。

（4）阻滞方法：穿刺前，双手的拇指再次触摸乳突和下颌角。局部皮肤常规消毒，自穿刺点进针，左手示指触及茎突，阻滞针向茎突方向进针。茎突有时位置很浅，虽然示指可以触及，但是阻滞针却很难触及，此时，避免进针过深，不应超过2 cm，以免损伤血管和神经。针尖触及茎突后稍微拔针，再向茎突的前上方进针0.5 cm，充分回吸无血后，可注入局部麻醉药1 mL，如针头位置准确，可获得阻滞效果。

（5）注入神经破坏药：应当在X线下进行，以免损伤神经和血管。

（四）适应证

主要用于咽喉及舌根部等舌咽神经分布范围内疼痛的诊断和诊疗。

（五）并发症

侧颈部阻滞时，如果同时阻滞了附近的其他神经可引起血压升高、心率增快、声音嘶哑、吞咽困难、Horner综合征、颜面麻痹以及舌功能异常等并发症，局部麻醉药阻滞一般2小时后可恢复；情况严重者应当积极治疗，以免出现意外。阻滞针误刺入喉头，注入局部麻醉药时患者会诉有局部麻醉药味道，一般无需特殊处理。

（六）注意事项

舌咽神经出颅部位有迷走神经、副神经、舌下神经、面神经和交感神经伴行，附近有颈内动脉和颈内静脉通过。穿刺过深可损伤血管和神经，注入药物过多会引起上述神经的阻滞，造成危险，尤其是注入神经破坏药更应当慎重。

四、喉上神经阻滞

（一）解剖学要点

喉上神经系混合神经，起自迷走神经下神经节T端的附近，在颈内动脉的内侧，沿喉头向甲状软骨上角的内下方走行。在舌骨的高度分为细的外侧支和粗的内侧支。外侧支系主干的延续，在喉头的侧面下行，通过胸骨甲状肌的深面，与咽喉神经丛和交感神经的心上神经有交通支联系。内侧支系感觉神经，分布到甲状舌骨骨膜、腭部、舌根、声带等咽喉内部的黏膜，并与喉返神经有交通。

（二）阻滞用具

（1）25 G，长2.5 cm阻滞针，5 mL注射器。
（2）阻滞药物：1%利多卡因。

（三）阻滞方法

（1）仰卧位，头后仰，并转向健侧，充分暴露颈部。
（2）穿刺点：触摸舌骨大角与甲状软骨的上角，两者连线中点为穿刺点。
（3）阻滞方法：局部皮肤常规消毒，左手可轻轻摇动甲状软骨，自穿刺点进针，向前内方向进针，针尖触及韧带后停止进针。
（4）注入药物：固定阻滞针，充分回吸无血后，注入局部麻醉药2 mL。拔针后，局部压迫数分钟，卧床30分钟。

（四）适应证

主要适用于咽喉部位的疼痛诊疗。

（五）并发症

误入动脉可形成血肿，局部压迫即可；也可误入喉头，无需特殊处理。

五、副神经阻滞

（一）阻滞用具

（1）25 G，长3.2 cm阻滞针，5 mL注射器。
（2）阻滞药物：2%利多卡因。

（二）阻滞方法

（1）仰卧位，颜面稍微转向健侧。
（2）穿刺点：在胸锁乳突肌后缘、乳突下2 cm处。
（3）阻滞方法：局部皮肤常规消毒，左手轻提胸锁乳突肌，自穿刺点进针，沿胸锁乳突肌深面穿刺进针2 cm。
（4）注入药物：固定针头，充分回吸无血后，注入阻滞药物3～5 mL。拔针后，局部压迫数分钟，卧床休息1～2 h。

（三）适应证

痉挛性斜颈，胸锁乳突肌痉挛，外伤性颈部综合征，颈肩臂综合征，肌紧张性头痛以及项部疼痛等。

(四) 并发症

除了局部出血外，无其他严重并发症。

第三节 脊神经阻滞

一、膈神经阻滞

(一) 解剖学要点

膈神经的走行与分布见图 6-6。

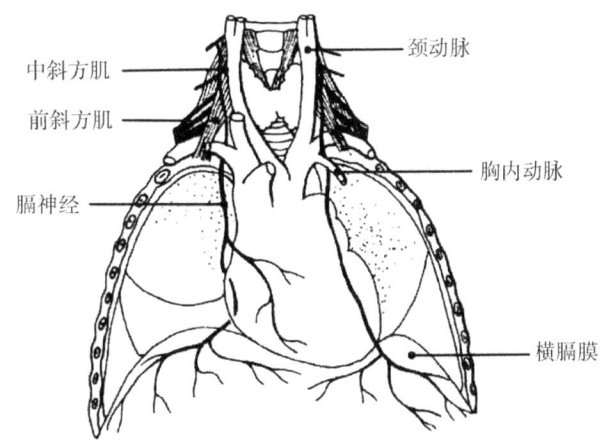

图 6-6 膈神经的走行与分布

(二) 阻滞用具

（1）25 G，长 2.5 cm 和 27 G，长 1.9 cm 阻滞针，5 mL 注射器。

（2）阻滞药物：1% ~ 2% 利多卡因。

(三) 阻滞方法

（1）仰卧位，颈部与治疗台平行，两上肢贴在身体两侧，颜面部转向健侧。

（2）穿刺点：首先嘱咐患者轻抬头显示胸锁乳突肌，在胸锁乳突肌锁骨头的外侧缘，自锁骨向头侧 2.5 ~ 3.0 cm 处为穿刺点。另外，也可以自 C_6 颈椎横突向外引线与胸锁乳突肌外侧缘引线的交点，再向下 1.5 cm 处为穿刺点。

（3）阻滞方法：左右膈神经应分别阻滞，以免引起膈肌麻痹。在穿刺点局部麻醉，局部皮肤常规消毒，自穿刺点进针，在胸锁乳突肌与前斜角肌之间进针约 2 cm，有突破椎体前筋膜的感觉更好。

（4）注入药物：固定针头，注入阻滞药物 5 ~ 12 mL。

(四) 适应证

主要适用于呃逆、横膈膜疼痛、膈神经痛等。

(五) 并发症

1. 误伤血管

附近有颈总动脉、椎动脉和颈内动脉，阻滞时要触摸搏动的动脉并避开这些动脉。注药时，要充分回吸并确认无血。

2. 气胸

肺尖在锁骨内侧 1/3 与中 1/3 的交点最高，可以在锁骨上 2.5 cm。引起气胸，主要是阻滞针刺向了后下方。出现气胸后，应当拍摄胸片，轻者安静休息即可，重者需要引流。

3. 喉返神经阻滞

主要是药物扩散阻滞了该神经，向患者说明情况，密切观察，1 ~ 2 h 可恢复。

4. 臂丛阻滞

药物沿前斜角肌的外侧扩散可阻滞背侧的臂丛。

5. Horner 综合征

交感神经阻滞所致,无需特殊处理。

二、枕大、小神经阻滞

(一) 解剖学要点

枕大神经由 C_2 神经后支组成,以运动纤维为主的混合神经,由寰椎与枢椎之间发出,与枕后动脉并行,自上项线的边缘穿出至皮下,分布于后枕部至头顶的皮肤。枕小神经由 $C_{2\sim3}$ 神经前支组成,系感觉神经,自胸锁乳突肌后缘穿出,并沿此肌的后缘上行,分布于耳后部以及枕部的皮肤。

(二) 阻滞用具

(1) 25 G 阻滞针和 5 mL 注射器。

(2) 阻滞药物:1%~2%利多卡因。

(三) 阻滞方法

1. 枕大神经阻滞

(1) 患者体位:初次阻滞时最好侧卧位,再次阻滞时可俯卧位或坐位;坐位时,头呈双眼看自己的膝关节位置。

(2) 穿刺点:触摸枕动脉,在枕后隆起中点向外侧 2.5 cm 的上项线处,枕动脉的内侧为穿刺点,此处也是压痛点。

(3) 阻滞方法:局部皮肤常规消毒,自穿刺点垂直进针,出现放射痛后,即可注入阻滞药物 1~2 mL。如果针尖触及颅骨后,仍然没有放射痛,在充分回吸无血后,可放射性浸润阻滞,总量 1~2 mL。

(4) 注意事项:阻滞部位有毛发,应当严密消毒;阻滞时,不应为寻找放射痛而反复穿刺,浸润阻滞效果也很好。拔针后压迫 5 分钟以防出血。

2. 枕小神经阻滞

(1) 患者体位:同枕大神经阻滞。

(2) 穿刺点:自枕大神经的穿刺点再向外 2.5 cm 的上项线上,此部位压痛也最明显。

(3) 阻滞方法:局部皮肤常规消毒,自穿刺点垂直进针,出现放射痛后,注入阻滞药物 1~2 mL。如果没有放射痛,与枕大神经阻滞相同,可进行浸润阻滞。

(4) 注意事项:同枕大神经阻滞。

(四) 适应证

主要适用于枕后区域内的疼痛治疗,尤其是肌紧张性头痛和颈肩臂综合征、外伤性颈部综合征、颈椎病伴有枕部疼痛。

(五) 并发症

常见头皮出血,局部压迫数分钟即可。针尖触及颅骨时,有时可引起骨膜反应,出现一过性心率减慢和血压降低。阻滞前向患者解释,消除患者的疑虑。

三、肩胛上神经阻滞

(一) 解剖学要点

肩胛上神经系臂丛 $C_{5\sim6}$ 的分支,含有感觉、运动和交感神经纤维,支配肩关节及其周围的肌肉组织。该神经自肩胛骨上缘的肩胛上切迹穿出,进入冈上窝,由此分出运动纤维支配冈上肌,另一支从外侧绕过肩胛颈到冈下肌,感觉纤维分布到部分肩关节,肩峰下及其周围软组织。肩胛上神经通过肩胛切迹时没有分支,常在此处阻滞该神经。

（二）阻滞用具

（1）23～25 G，长 6.0 cm 针头，10 mL 注射器。

（2）阻滞药物常用局部麻醉药，0.5%～1%利多卡因或 0.125%～0.25%布比卡因。

（三）阻滞方法

（1）患者多取坐位，颈稍前屈，患肢上臂内收内旋。

（2）穿刺点：在肩胛冈上触摸找到肩峰至肩胛骨内缘的中点，在其上 2.5 cm 处为穿刺点。简便方法定位，右侧阻滞时，用左手心握住肩峰及三角肌，示指和中指卡住肩胛冈，示指的指尖即为穿刺点；左侧阻滞时，应用右手定位，方法同右侧。

（3）穿刺方法：局部皮肤常规消毒，自穿刺点垂直进针，穿刺针间接盛有 10 mL 阻滞药物的注射器。穿刺针依次穿过皮肤、斜方肌、冈上肌，距皮肤约 4～5 cm 的深度可触到骨质，有时可出现肩关节的放射痛，回吸无血，可注入阻滞药物 8～10 mL。

（4）效果判定：可从肩关节疼痛消失、冈上肌张力降低，上臂不能外旋等体征来判定；一般不出现局部皮肤感觉缺失。

（四）适应证

主要用于慢性肩部疼痛的诊断与治疗，包括肩周炎、肩关节脱臼后关节痛、肩关节镜术后疼痛、肩胛骨骨折、慢性风湿引起的肩关节疼痛以及癌转移引起的肩关节疼痛。

（五）并发症

（1）穿刺血管：肩胛上动脉与肩胛上神经并行，穿刺时造成误伤。

（2）气胸：指尖滑过肩胛上切迹进入胸腔。

（3）肩胛上神经损伤。

（六）注意事项

穿刺过程中不要刻意将针尖向内、前方移动寻找肩胛切迹和强调放射痛，以免造成气胸和损伤神经。实际上，只要针尖触到冈上窝的骨质，将 8～10 mL 局部麻醉药注入冈上窝，即可产生良好的效果。

四、肩胛背神经阻滞

（一）解剖学要点

肩胛背神经由 $C_{4～5}$ 神经组成，经 C_5 椎间孔分出，其走行与分布范围见图 6-7。

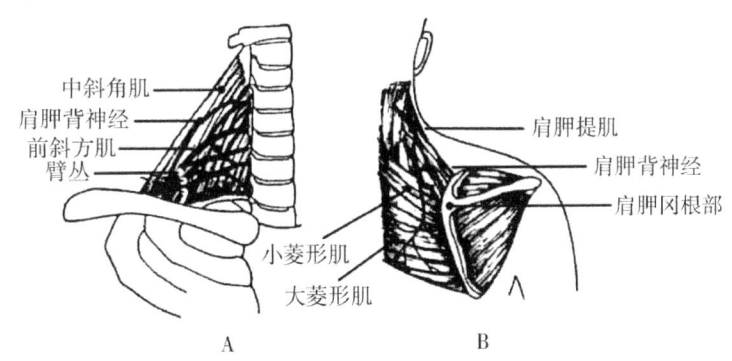

图 6-7　肩胛背神经的走行与分布（A，B）

（二）阻滞用具

（1）25 G，长 2.5 cm 和 27 G，长 1.9 cm 阻滞针，5 mL 注射器。

（2）阻滞药物：1%利多卡因，水溶性类固醇。

（三）阻滞方法

阻滞方法分为中斜角肌部位、肩胛提肌部位、小菱肌与大菱肌部位阻滞。

1. 中斜角肌部位阻滞

（1）仰卧位，头稍微转向健侧。

（2）穿刺点：胸锁乳突肌后缘中央部位的压痛点，即为穿刺点。

（3）阻滞方法：局部皮肤常规消毒，自穿刺点垂直进针，出现放射痛后，固定针头。

（4）注入药物：充分回吸无血后，注入局部麻醉药物 2～3 mL。没有放射痛时，可在压痛点周围浸润阻滞。

（5）注意事项：进针过浅，药物扩散可同时阻滞颈浅丛。

2. 肩胛提肌部位阻滞

（1）坐位，双手自然放在两侧大腿上。

（2）穿刺点：自 C_{1-2} 胸椎棘突向外 5～6 cm 的压痛点，即为穿刺点。

（3）阻滞方法：局部皮肤常规消毒，自穿刺点垂直进针，贯穿肩胛提肌，深度约 1.5～2.5 cm。

（4）注入药物：固定针头，注入局部麻醉药 1～2 mL 即可。

3. 小菱肌和大菱肌部位阻滞

（1）患者体位同肩胛提肌部位阻滞。

（2）穿刺点：小菱肌的穿刺点为肩胛骨内侧缘、肩胛冈与胸椎棘突之间的压痛点。大菱肌的穿刺点为肩胛骨内侧缘正中部位的压痛点。

（3）阻滞方法：局部皮肤常规消毒，自穿刺点垂直进针，贯穿小菱肌或大菱肌，深度约 1.5～2.0 cm。

（4）注入药物：每个点分别注入局部麻醉药物 1～2 mL。

（四）适应证

主要适用于肩胛背神经分布范围内的疼痛诊疗，包括颈肩臂综合征、变形性颈椎病、颈椎间盘突出、落枕、胸廓出口综合征、肩周炎、外伤以及中斜角肌综合征等。

（五）并发症

颈部阻滞时，进针过深可阻滞颈深丛。反复穿刺可损伤神经。肩胛提肌和小菱肌与大菱肌阻滞时，进针过深可造成气胸。

五、肋间神经阻滞

（一）解剖学要点

胸神经的前支有 12 对，包含有运动、感觉纤维；其中上 11 对在肋间行走，第 12 对肋间神经在最下位的下面行走，又称肋下神经。第 3～6 肋间神经系典型的走行，即神经自椎间孔发出后，分出通往交感神经节的白交通支。肋间神经后支分出后，行走于肋间内肌与肋间外肌之间、肋骨的神经沟内，伴行有肋间动脉和静脉。

（二）阻滞用具

（1）24 G～27 G，长 1.2 cm～3.2 cm 的钝角阻滞针，2 mL 和 5 mL 注射器。

（2）阻滞药物：0.5%、1%～2%利多卡因，0.25%～0.5%布比卡因。

（3）神经破坏药：5%和10%酚溶液，无水乙醇。

（三）阻滞方法

1. 患者体位

有 3 种体位。①俯卧位：腹下垫枕，脊柱与操作台平行，适于肋骨角阻滞；②侧卧位：适于肋骨角阻滞和腋后线部位阻滞；③仰卧位：适于腋前线与锁骨中线部位的阻滞。

2. 穿刺点

根据阻滞范围，可选择在肋骨角、腋后线、腋前线或锁骨中线进行阻滞。

3. 阻滞方法

局部皮肤常规消毒，首先触摸被阻滞神经通过的相应肋骨下缘，阻滞针垂直刺向肋骨下缘，然后针尖沿肋骨下缘向下滑动，滑过肋骨下缘后，再向内穿刺 0.3～0.5 cm，可穿入神经血管鞘，进入神经沟。针尖触及肋骨后，最好在阻滞针上做一个标记，再进针不超过 0.5 cm，如图 6-8（A，B）。

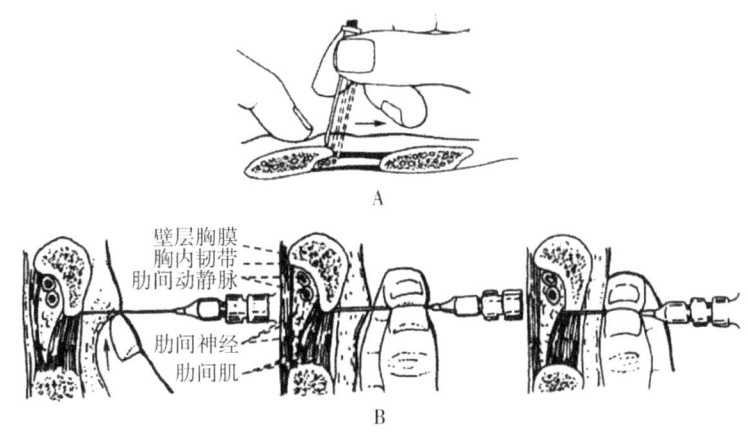

图 6-8 肋间神经阻滞方法

4. 注入局部麻醉药

充分回吸无血及空气后,每个肋间神经注入局部麻醉药 3 mL。

5. 注入神经破坏药

如果需要注入神经破坏药,一定要局部麻醉药阻滞效果满意,20 分钟后再注入 0.1 ~ 0.2 mL 的神经破坏药。

(四)适应证

主要适用于胸、腹和背部疼痛的诊断与治疗,包括鉴别躯体神经痛与交感神经痛、胸腹部手术后疼痛、瘢痕疼痛、肋骨和胸骨骨折、外伤性疼痛、变形性脊柱病累及肋间神经、肋骨癌转移、带状疱疹及带状疱疹后神经痛、胸膜炎以及其他原因引起的胸、腹和背部疼痛。

(五)并发症

1. 气胸

主要表现有呼吸困难,应当拍摄胸片进行诊断,并进行相应的治疗。

2. 局部麻醉药中毒

主要发生在多个肋间神经阻滞,一次用药量过多所致。

3. 全脊髓阻滞

局部麻醉药误入蛛网膜下隙,主要发生在靠近脊柱部位的阻滞。

4. 乙醇性神经炎

通常不使用神经破坏药阻滞,对于恶性肿瘤引起的疼痛、带状疱疹后神经痛可应用神经破坏药阻滞。如果发生乙醇性神经炎,早期可应用局部麻醉药加类固醇局部阻滞治疗。

六、颈、胸、腰椎旁神经阻滞

脊神经共 31 对:颈神经 8 对,胸神经 12 对,腰神经 5 对,骶神经 5 对,尾神经 1 对。

(一)颈神经根阻滞

1. 解剖学要点

共有 8 对颈神经,C_1 神经在颅骨与寰椎之间通过,C_2 神经在寰椎(C_1)和枢椎(C_2)椎间孔通过,C_7 神经在 C_6、C_7 之间的椎间孔通过,C_8 神经则在 C_7 和 T_1 椎间孔通过。C_1 脊神经节在椎动脉的稍内侧走行,C_2 脊神经节在寰椎关节的后面中央的稍内侧走行。C_3 ~ C_6 横突前面有前结节,后面有后结节;横突有横突孔,椎动脉由此孔向头侧走行,相应的神经根在椎动脉的背侧走行。C_7 没有横突孔,椎动脉与脊神经在横突的腹侧走行。

2. 阻滞前准备

一般来说,单纯颈神经根阻滞对全身影响很小,但是技术不熟练者,或患者过度紧张时,应开放静脉通路和心电图监测。另外神经根阻滞可引起短暂的剧烈疼痛,可不应用术前药,但应当向患者说明。

3. 阻滞用具

(1) 21 G，长 7 cm 和 21 G，长 9 cm 阻滞针。

(2) 低渗透压、非离子性造影剂（碘海醇，iohexol）以减轻对神经根的刺激。

(3) 局部麻醉药：1% 或 0.5% 利多卡因。

(4) 高频热凝治疗仪：破坏性神经根阻滞时可应用高频热凝固方法。

4. 阻滞方法

(1) 患者仰卧在 X 线透视台上，肩下垫一浴巾。颈椎轻度后仰，术者站在阻滞侧。

(2) 定位：预先自体表确认将阻滞的神经根。

(3) 头尾侧穿刺点：位于神经根头侧颈椎的横突，这样针尖在脊神经沟以上，容易触到神经根。但 C_3 与 C_4 神经根阻滞时，下颌可能妨碍进针，可嘱咐患者头转向对侧。

(4) 背腹侧穿刺点：在胸锁乳突肌肌腹的背侧。

(5) 穿刺方法：局部皮肤常规消毒，自穿刺点进针后，首先将针尖触到同序数椎体的头侧横突结节，然后再向内、尾侧进针，达到目的神经根后，可引发放射痛。注入 1~2 mL 造影剂，观察神经根的现状和走向，并确认无误入血管。

(6) 注入药物：注入 1~2 mL 局部麻醉药和类固醇水溶性混合液，拔针后局部压迫 5 分钟，然后用弹性胶布固定。术后安静休息 1 小时，密切观察有无异常情况。

5. 适应证

(1) 颈椎病神经根痛。

(2) 颈椎间盘突出引起的神经根疼痛。

(3) Pancoast's 综合征。

(4) 颈性头痛。

(5) 带状疱疹后神经痛。

6. 并发症

穿刺椎动脉或静脉，误入蛛网膜下隙，误入硬膜外腔。

7. 注意事项

颈神经根阻滞的技术难度较大，能够确切阻滞者少。因此，要选择适当的患者，在有经验的医师指导下进行。

（二）胸神经根阻滞

1. 解剖学要点

胸神经有 12 对，自相应的椎间孔穿出，胸神经根占据了椎间孔的上部，向椎弓根方向走行。上胸部的胸神经稍向上穿出相应的椎间孔，中胸部胸神经则与椎间孔平行穿出，而下胸神经稍向下穿出相应的椎间孔。

2. 阻滞用具

(1) 22 G，长 8~10 cm 局部麻醉针，23 G，长 6 cm 和 21 G，长 9 cm 阻滞针，2 mL 和 5 mL 注射器。

(2) 局部麻醉药：1%~2% 利多卡因，类固醇。

(3) 神经破坏药：无水乙醇，5%~10% 酚溶液。

(4) 其他：造影剂，消毒用具，标记笔，尺子等。

3. 阻滞方法

阻滞应当在 X 线下进行，首先观察椎弓根、椎板、椎体、横突以及肋骨的相互关系。阻滞方法分为俯卧位和侧卧位，侧卧位下，可显示椎间孔，并且不受肩胛骨等组织以及生理弯曲的影响，较常用。

(1) 患者侧卧在 X 线透视台，患侧在上，同时前倾 30°~45°。前胸背垫支撑物。头垫枕，患侧上肢肘部屈曲，健侧靠近躯体下方，健侧下肢伸直，患侧下肢屈膝，处于舒适和稳定的体位。

(2) 穿刺点：穿刺点在患侧椎旁 4~5 cm 与肋间或椎体之间的交叉点。T_2 神经支配上臂内侧（腋窝到肘关节），T_1 神经支配前臂内侧（肘关节到手腕）。

（3）穿刺方法：局部皮肤常规消毒，用 21 G 长 9 cm 阻滞针自穿刺点进针，在 X 线的透视下向椎弓根下缘稍前方进针，然后刺入椎间孔的出口处。如果触到椎体，可调整方向。触及神经根后相应的部位有放射痛。

（4）注入造影剂：注入 1～2 mL 造影剂，观察扩散和神经根的显影情况。

（5）注入药物：无异常后，注入 1%～2% 局部麻醉药 1～3 mL 和地塞米松 2～4 mg。注射过程中，如有放射痛，则效果确切。

（6）注药后，安静休息 1 小时。

（7）对癌痛患者，可考虑神经毁损。

4. 适应证

主要适用于带状疱疹与带状疱疹后神经痛、椎间盘突出症、胸椎病神经根疼痛、椎间关节疼痛、压缩性骨折引起的胸背疼痛、外伤后胸背疼痛、肋间神经痛、痛性非化脓性软骨肿大、癌痛以及其他胸背疼痛。

5. 并发症

（1）气胸：穿刺针太向外侧穿刺肺脏引起，穿刺点不要向外超过 5 cm。

（2）穿刺血管：椎体中央有血管，穿刺中回吸有血则不要注药。

（3）神经损伤与反射性交感神经营养不良：可因反复穿刺引起。若发生，尽早应用硬膜外阻滞治疗。

6. 注意事项

胸椎有生理弯曲，老年人更明显，俯卧位定位时应考虑这些特点。斜位穿刺时，这些因素影响较小。

（三）腰神经根阻滞

1. 解剖学要点

腰神经有 5 对，L_1 或 L_2 以下为马尾神经，腰神经离开马尾神经后，出相应的椎间孔，沿椎板下缘、上位关节突的前面走行，然后绕到椎板后外侧传入腰肌的起始部位。腰神经在椎管内走行有变异，反复阻滞效果不佳者，应当考虑变异情况。

2. 阻滞用具

（1）23 G，长 6 cm 和 21 G，长 9 cm 阻滞针。5 mL 注射器数支。

（2）阻滞药物：1% 利多卡因，地塞米松 2～4 mg。

（3）造影剂。

3. 阻滞方法

腰椎引起的疼痛多发生在 $L_{4\sim5}$；$L_5\sim S_1$，L_5 及 S_1 神经根阻滞最常用，阻滞方法分为俯卧位和斜位阻滞。

4. L_5 神经根阻滞

（1）俯卧位方法：①俯卧位，下腹垫枕。调整 X 线球管以显示 L_5 椎体的上下终板。②穿刺点：L_5 椎弓根下缘，正中旁开 4 cm（横突远端）的体表投影处。③阻滞方法：局部皮肤常规消毒，在 X 线透视和局部麻醉下，自穿刺点进针，首先针尖刺入横突基底部。再向横突尾侧方向进针，横突后面到神经根的距离约 2 cm。穿刺到神经根后，患者会发生体动和剧烈的放射痛。此时可注入造影剂，确认针尖部位和造影剂扩散情况。④注入阻滞药物：无异常情况后，注入含有类固醇的局部麻醉药 2 mL。⑤阻滞后休息 1 小时，无异常后，可行走。

（2）斜位方法：患侧稍抬高，呈斜位，穿刺点定位同俯卧位方法。局部皮肤常规消毒，穿刺针向椎体的侧面进针，然后向椎体下缘。触到神经根后有放射痛。注入造影剂和注药方法同俯卧位方法。

（3）经椎间孔法：俯卧法和斜位法均以诱发放射痛为定位方法，不利于多次穿刺治疗。经椎间孔法是将药物注射到椎间孔的神经周围（安全三角，safe triangle），不必诱发放射痛。

俯卧位，腹部垫枕，减少腰椎的弯曲度。穿刺点在斜位法的穿刺点的稍前和头侧。转动 X 线球管，显示椎间孔。自穿刺点朝向椎间孔缓慢进针，侧位 X 线观察针尖的深度，并确认针尖在椎间孔的外侧。

注入造影剂 0.5 mL，如果造影剂流入硬膜外腔，则说明针尖在神经根周围，在正位和侧位 X 线下确认针尖位置，注射阻滞药物，基本不出现放射痛。注射后患者休息 1 小时，无并发症可离开。

5. S_1 神经根阻滞

（1）俯卧位法：①体位：同 L_5 神经根阻滞的俯卧位法。②穿刺点：L_4，L_5 ~ S_1 神经根阻滞的穿刺点均为相应椎体棘突下缘、正中旁开 4 cm。③阻滞方法：局部皮肤常规消毒，穿刺点局部麻醉后，将穿刺针向骶后孔方向刺入，针尖通过骶后孔时，有刺入的感觉。再继续进针，则出现大腿后面到腓肠肌腹有放射痛。④注入造影剂和注药方法同 L_5 神经根阻滞。

（2）斜位法：按照俯卧位的方法确定穿刺点，患侧稍抬高，呈斜位。穿刺方向也是向骶后孔，刺入骶后孔后有放射痛。注入造影剂和注药方法同上。

6. 适应证

椎间盘突出症；腰椎管狭窄症；腰椎周围病变引起的神经根疼痛；带状疱疹后神经痛；手术后疼痛；复杂性区域疼痛综合征。

7. 并发症

（1）刺入蛛网膜下隙、硬膜下腔、硬膜外腔，引起不同范围的阻滞，多在注药 5 ~ 15 min 出现血压降低和呼吸困难。

（2）神经损伤：多次穿刺某一神经，可引起神经损伤；因此，神经根穿刺，最多 2 次。

8. 注意事项

在 X 线透视下操作，一般不会引起刺入大血管和内脏的并发症。神经根穿刺以产生放射痛为标志，但作为治疗目的，针尖不一定要在神经干内，造影剂在神经干周围扩散即可达到很好的镇痛效果。

七、坐骨神经阻滞

（一）解剖学要点

坐骨神经是体内最大和最长的神经，由 $L_{4~5}$ 神经与 $S_{1~3}$ 骶神经组成。坐骨神经经梨状肌与骨盆骨壁之间穿出骨盆，行走于大腿的后面，在大腿的中下 1/3 处分为胫神经和腓总神经。坐骨神经的走行与支配范围见图 6-9 和图 6-10。

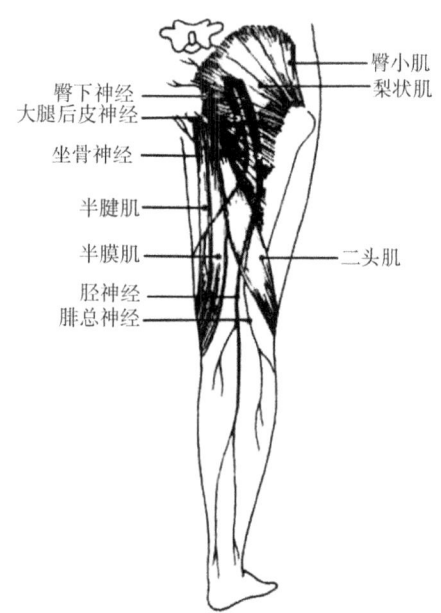

图 6-9　坐骨神经的走行与毗邻关系图

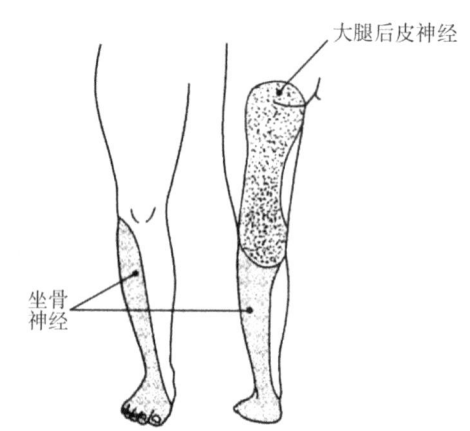

图 6-10　坐骨神经在腿部皮肤的分布范围

（二）阻滞用具

（1）23 G，长 6 cm 一次性穿刺针和 22 G，长 8 ~ 10 cm 阻滞针，10 mL 注射器。

（2）局部麻醉药 1% 利多卡因，水溶性类固醇激素。

（三）阻滞方法

坐骨神经阻滞有后入路方法和前入路方法，后入路方法又分为髂后上棘与股骨大转子连线阻滞法、骶尾关节与股骨大转子连线阻滞方法、坐骨结节股骨大转子连线阻滞法和梨状肌阻滞法。

1. 髂后上棘与股骨大转子连线阻滞方法

（1）患者侧卧位，患侧在上，健侧下肢伸直。患侧的髋关节与膝关节屈曲，膝关节内侧垫枕。

（2）穿刺点：在髂后上棘与股骨大转子的连线的中点，垂直向下 3 cm 处为穿刺点。

（3）阻滞方法：局部皮肤常规消毒，自穿刺点垂直进针，5 ~ 8 cm 左右，患者可出现下肢的放射痛，可在此深度寻找坐骨神经。引发放射痛后，停止进针，并稍拔针数毫米，固定针头。

（4）注入局部麻醉药：先注入局部麻醉药 5 ~ 10 mL，可追加到 10 ~ 20 mL。

2. 骶尾关节与股骨大转子连线方法

此方法定位简单、准确，较常用。

（1）俯卧位，双下肢伸直，可腹下垫枕。

（2）穿刺点在骶尾关节与股骨大转子连线的中点，多为压痛点，也是穿刺点。

（3）阻滞方法：局部皮肤常规消毒，自穿刺点垂直进针，直到患者出现放射痛，稍拔针数毫米，固定针头。

（4）注入局部麻醉药：方法同髂后上棘与股骨大转子连线阻滞方法。

3. 坐骨结节与股骨大转子连线方法

（1）患者侧卧位，患侧在上。髋关节屈曲 90°，膝关节屈曲，使坐骨神经接近皮肤。

（2）穿刺点：首先确认坐骨节结与大转子，两点连线中点既是压痛点也是穿刺点。

（3）阻滞方法与注药方法同骶尾关节与股骨大转子连线方法。

4. 梨状肌阻滞

（1）俯卧位，两腿和两脚伸直，腹下垫枕。

（2）在髂后上棘与股骨大转子连线上，中外 1/3 处，垂直向下 1 cm 处为穿刺点。

（3）阻滞方法：自穿刺点垂直进针，直达髋骨，然后拔针 1 ~ 2 cm（相当于梨状肌部位），注入局部麻醉药 10 ~ 15 mL，可加入类固醇药物。

5. 前入路阻滞方法

（1）患者仰卧位，双下肢伸展。

（2）穿刺点：髂前上棘与耻骨结节的连线上，内侧 1/3 处，作垂线；自股骨大转子与腹股沟韧带作平行线，与上述垂线的交点为穿刺点。

（3）阻滞方法局部皮肤常规消毒，自穿刺点垂直进针，然后稍微偏向外侧，指向股骨（股骨小转子），遇到股骨后，拔针到皮下，再向内侧穿刺，绕过股骨后，继续进针 5 cm 左右，可引发患者的放射痛。

（4）注药方法同梨状肌阻滞。

（四）适应证

主要适用于坐骨神经痛的诊断与治疗。

（五）并发症

1. 神经损伤

出现一过性麻痹和疼痛，数日可恢复。

2. 出血

梨状肌与骨盆壁周围有丰富的静脉，反复穿刺可损伤静脉，引起出血。如果出血量大，还可引起梨状肌综合征。

3. 局部麻醉药中毒

局部麻醉药注入血管引起。一定要反复回吸，确认无回血，再注入药物。

八、股神经阻滞

（一）解剖学要点

股神经由 $L_{2\sim3}$ 神经和 L_4 神经前支的后部分组成。自腰大肌与髂骨肌之间向外下行走，超过腹股沟韧带下行数厘米后分为前支和后支。股神经的走行与分支及分布范围见图6-11。

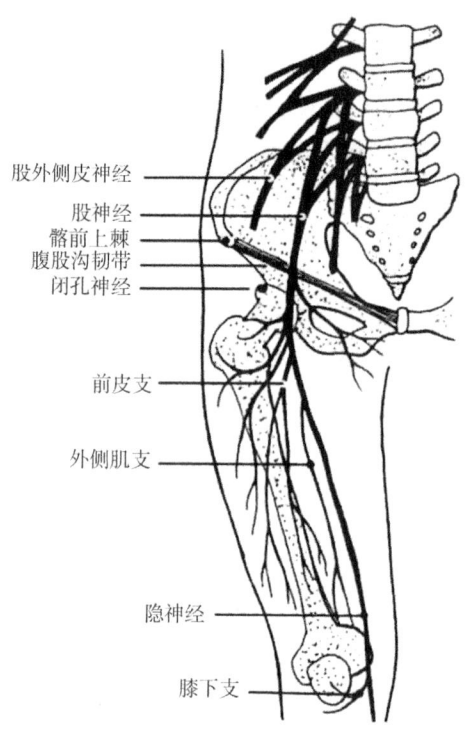

图6-11 股神经的走行与分支及分布范围

（二）阻滞用具

（1）24 G，长3.2 cm 和25 G，长2.5 cm穿刺针，5 mL和10 mL注射器。
（2）局部麻醉药0.5%～1%利多卡因，水溶性类固醇。

（三）阻滞方法

（1）仰卧位，在耻骨联合的上缘高度，腹股沟韧带下方2.5 cm处，可触及股动脉。
（2）穿刺点在上述股动脉的外侧为穿刺点。
（3）阻滞方法局部皮肤常规消毒，尽量向内侧挤压股动脉，自穿刺点垂直进针，约1～2 cm可引发患者的放射痛，主要在大腿的前面、膝关节、小腿和脚的内侧。
（4）注入药物稍微拔针数毫米，充分回吸无血后缓慢注入局部麻醉药2～5 mL。如果没有放射痛，可在股动脉外侧行扇形浸润阻滞。事实上，作为疼痛治疗，不一定要寻找放射痛，在神经周围浸润阻滞，效果也很好。

（四）适应证

主要适用于股神经分布范围内的疼痛治疗，包括手术后和外伤后、大腿骨折引起的疼痛，带状疱疹及带状疱疹后神经痛，变形性髋关节炎，慢性关节炎，原因不明的大腿神经麻痹等。

（五）并发症

（1）交感神经阻滞。
（2）血肿：主要是误穿了股动脉，拔针后，充分压迫。
（3）神经炎：穿刺误伤神经干，出现神经痛、肌肉无力，可持续1～2个月。

第七章 麻醉中的监测技术

第一节 呼吸功能监测

一、呼吸频率、呼吸运动和呼吸音

(一) 呼吸频率

正常成人静息状态下呼吸为 16~18 次/分,新生儿约 44 次/分,随着年龄增长而逐渐减慢。

1. 呼吸过速

指呼吸频率超过 24 次/分,见于发热、疼痛、贫血、甲亢及心力衰竭等。一般体温升高 1℃,呼吸增加 4 次/分。

2. 呼吸过缓

指呼吸频率低于 12 次/分,呼吸浅慢见于麻醉药或镇静剂过量和颅内压增高等。

3. 呼吸深度变化

呼吸浅快见于呼吸肌麻痹、肺部疾病、腹压增高等;呼吸深快见于剧烈运动时,可引起呼吸性碱中毒;严重代谢性碱中毒时可出现深而慢的呼吸,见于酮症酸中毒及尿毒症酸中毒等,称为库斯莫尔(Kussmaul)呼吸。

4. 潮式呼吸和间停呼吸

由于呼吸中枢兴奋性降低引起,见于中枢系统疾病如脑炎、颅内压增高、巴比妥中毒等。

(二) 呼吸运动

呼吸运动是通过膈肌和肋间肌的收缩和松弛来完成的。正常情况下吸气为主动运动,呼气为被动运动。男性和儿童以腹式呼吸为主,女性以胸式呼吸为主。实际上该两种呼吸运动均不同程度同时存在。肺、胸膜或胸壁疾病可使胸式呼吸减弱而腹式呼吸增强;腹膜炎、大量腹腔积液、妊娠晚期时,腹式呼吸减弱,胸式呼吸增强。

1. 呼吸困难

患者主观感觉为通气不足,表现为呼吸费力,严重时鼻翼扇动,张口呼吸,甚至辅助呼吸肌亦参与运动。上呼吸道梗阻时,吸气时出现胸骨上窝、锁骨上窝及肋间隙向内凹陷,称为"三凹征"。因吸气时间延长,又称吸气性呼吸困难。下呼吸道梗阻患者,因气流呼出不畅,呼气用力,呼气时间延长,称为呼气性呼吸困难。心源性呼吸困难,表现为端坐呼吸并伴有呼吸音的变化。

2. 咳嗽、咳痰

这是一种保护性反射,借咳嗽反射将呼吸道内的分泌物或异物排出体外。麻醉过程中发生咳嗽、咳痰时,应分析发生的原因,除患者呼吸系统病变外,还与麻醉过浅、吸入药物刺激、误吸、呼吸道出血等有关。急性肺水肿时,咳粉红色泡沫痰。

(三)呼吸音

听诊的顺序从肺尖开始,自上而下分别检查前胸部和背部,而且要在上下、左右对称的部位进行比较。必要时可嘱患者进行较深的呼吸或咳嗽数声后听诊。

呼吸音的监测在于监听呼吸音的强度、音调、时相、性质的改变,鉴别正常与病理性呼吸音及其部位,如哮鸣音、水泡音、捻发音、胸膜摩擦音等。患者与麻醉机接通时,可经气管导管、螺纹管、呼吸囊进行监听,判断呼吸有无异常及有无痰液等。

二、肺容量和通气量

(一)肺容量

肺的总气量可分为4个基础容积:潮气量(VT)、补吸气量(IRV)、补呼气量(ERV)与残气量(RV)。由两个或两个以上基础容积之和组成另外4种容量:深吸气量(IC)、肺活量(VC)、功能残气量(FRC)与肺总量(TLC)。静息状态下,上述8项的测定不受时间限制。

1. VT

在平静呼吸时,每次吸入或呼出的气量,成人约500 mL。潮气量与呼吸频率决定每分通气量,潮气量小则要求较快的呼吸频率才能保证足够的通气量。

2. IRV

在平静吸气后,再用力吸气所能吸入的最大气量,反映肺胸的弹性和吸气肌的力量。成年男性约2 100 mL,女性约500 mL。

3. ERV

在平静呼气后,再用力呼气所呼出的最大气量,反映肺胸的弹性和胸腹肌的力量。立位时大于卧位。成年男性约900 mL,女性600 mL。

4. RV

补呼气后肺内不能呼出的残留气量。

5. IC

平静呼气后能吸入的最大气量。IC = VT + IRV。IC与吸气肌的力量大小、肺弹性和气道通畅度都有关系,是最大通气量的主要来源。成年男性约2 600 mL,女性约2 000 mL。

6. FRC

平静呼气后肺内存留的气量,FRC = ERV + RV。正常男性约2 300 mL,女性约1 600 mL。

7. VC

最大吸气后能呼出的最大气量,VC = IC + ERV。分为吸气肺活量、呼气肺活量和分期肺活量,正常此三者均相等。阻塞性肺疾病患者吸气肺活量大于呼气肺活量,分期肺活量大于一次肺活量。VC因年龄、性别、身高而异,可有20%的波动,同一人前后测定误差为 ±5%。

8. TLC

深吸气后肺内含有的总气量,TLC = VC + RV。

肺量计测定方法:测定前首先向受试者说明试验的目的和方法,以取得合作,让受试者安静休息15 min。测定时受试者取坐位或仰卧位,但需注明,以便复查时采取相同的体位。受试者含上口器、夹上鼻夹,注意防止漏气。肺量计最初从低速开始运转,待受试者逐渐适应。当潮气曲线稳定并可看到呼气末基线成为一直线时,让受试者深吸气,从而得出深吸气量;恢复平静呼吸,当基线平稳后,从平静呼气做最深呼气,得出补呼气量。上述试验可重复测定以求得最高值。最后让受试者做深吸气后继而做最大呼气,最大呼气动作约需5 s完成,以保证得到最大测定值,即为肺活量。

(二)肺通气量

肺通气包括肺泡通气和死腔通气。肺泡通气指吸入肺泡内并与血液进行气体交换的气量。死腔通气包括解剖死腔和肺泡死腔(也称生理死腔)。解剖死腔量指从口腔到呼吸性细支气管以上部分。肺泡死腔量是指通气良好而血液灌注不良,不能进行充分气体交换的肺泡部分。正常人肺泡死腔量极小,可忽略不计。因此生理死腔量基本等于解剖死腔量。解剖死腔量一般变化不大（支气管扩张除外），故生理死腔量变化主要反映肺泡死腔量变化。

生理死腔量的增大见于各种原因引起的肺血管床减少、肺血流量减少或肺血管栓塞。肺泡通气量减少见于肺通气量减少和/或生理死腔增大。

1. 每分通气量（MV 或 VE）

潮气量与呼吸频率的乘积。正常值 6 ~ 8 L/min，MV > 10 L/min 为通气过度，$PaCO_2$ 降低；MV < 3 L/min 为通气不足，$PaCO_2$ 上升。

2. 肺泡通气量（VA）

指在吸气时进入肺泡的有效通气量。VA = =（VT – D）× F（呼吸频率），VD 为死腔量。深而慢的呼吸显然较浅而快的呼吸对 VA 更有利。

3. 用力肺活量（FVC）

即以最快的速度所做的呼气肺活量。正常人 FVC ≈ VC，男 3 900 mL，女 2 700 mL。若 FVC < VC，表明有气道阻塞。

4. 用力肺活量

占预计值百分比（FVC%）超过 80% 为正常，同一人前后误差 < 5%，正常 FVC 在 3 s 内呼出 98% 以上，阻塞性通气功能障碍呼出时间延长，限制性通气功能障碍呼出时间缩短。

5. 第一秒最大呼出量（FEV1.0）

FVC 测定中第一秒内用力呼出的气量。男 3 200 mL，女 2 600 mL。FEV1.0 < 1 200 mL 说明有阻塞性通气功能障碍。

6. 第一秒最大呼出率（FEV1.0%）

即呼出气占 FVC 的百分比。正常 FEV1.0% > 76%、FEV2.0% > 89%、FEV3.0% > 92%。FEV1.0% < 60% 为阻塞性通气功能障碍。

7. 最大呼气中期流速（MMEF）

FVC 测定中提取从 25% ~ 70% 的那一段中容量变化的流速，使用单位是 L/s。平均值男性为 3.37 L/s，女性为 2.89 L/s。MMEF 能反映小气道通气状况，为测定气道阻塞的敏感指标。

8. 最大通气量（MYV）

指每分钟用力呼出和吸入的最大气量。一般以测定 15 s 的最大通气量乘以 4 得出，平均值男性 104 L，女性 82.5 L。主要用于估计通气储备功能。MVV 实测值占预计值 80% 以上为正常。阻塞性通气功能障碍 MVV 明显下降，限制性通气功能障碍 MVV 可稍下降。

9. 通气储备百分比（MVV%）

MVV% =（MVV – V）/MVV × 100，正常 MVV% ≥ 93%。低于 86% 为通气功能不佳，胸部手术需慎重；低于 70% 通气功能严重受损，为胸部手术禁忌。身体虚弱或有严重心肺疾患者不宜进行这项检查。

（三）肺功能的简易测定

1. 屏气试验

先令患者深呼吸数次，深吸一口气屏住呼吸，正常人可持续 30 s 以上。呼吸、循环功能差者，屏气时间少于 30 s。

2. 吹气试验

患者深吸气后，将手掌心对准患者的口，让患者尽快将其呼出，如果感觉吹出气体有力，流速快，且能在大约 3 s 内呼尽，则肺功能正常。常用以下方法。

（1）火柴试验：将点燃的火柴置于患者口前一定距离，让患者用力将火柴吹灭。如不能在 15 cm 距离将火柴吹灭，则可估计 FEV1.0% < 60%，FEV1.0 < 1.6 L，MVV < 50 L。

（2）蜡烛试验：与火柴试验相似，患者如能将 90 cm 以外点燃的蜡烛吹灭，估计呼吸功能正常。

（3）呼吸时间测定：置听诊器于患者的胸骨上窝，令患者尽力呼气，然后测定呼吸时间。如果超过 7 s，估计 FEV1.0% < 60%，FEV1.0 < 1.6 L，MVV < 50 L。

三、呼吸力学

（一）顺应性

顺应性（compliance，C）反映肺与胸廓弹性特征，定义为"单位压力改变时的容积改变"，单位为 L/cmH_2O，据所测部位及方法不同分类如下。

1. 胸廓顺应性（Cc）

跨胸壁压即胸膜腔内压力与胸廓容积的变化的比值。在潮气量范围内测定正常值是 $0.2\ L/cmH_2O$。食管内压力可反映胸膜腔内压力的变化，故可用食管内压力代替胸膜腔压力测定 Cc。

2. 肺顺应性（Cl）

胸膜腔内压与气道出口（如口腔内）之压力差与潮气量比较，正常值为 $0.2\ L/cmH_2O$。

3. 总顺应性（Cr）

总顺应性（Cr）指肺与胸廓整体的顺应性。$1/C = 1/Cc + 1/Cl$，正常值为 $0.1\ L/cmH_2O$。

4. 静态顺应性（Cst）

静态顺应性（Cst）指在压力与容量改变静止的瞬间所测得的两者之间关系，完全反映了肺与胸廓的弹性回缩特征。在不同的肺容量水平测定其值不同。

5. 动态顺应性（Cdyn）

动态顺应性（Cdyn）指在呼吸周期中连续、动态地测量压力与容量变化之间关系所得的结果，除了反映肺与胸廓的弹性回缩特征，还受气流产生阻力等因素的影响。正常肺的 Cdyn 与 Cst 几乎相同，但肺疾病患者气道阻力增加或肺顺应性下降时，其 Cdyn < Cst。

6. 比顺应性

比顺应性指某肺容积下的顺应性与该肺容积的比值，同一肺的比顺应性始终不变。胸廓或肺组织病变致扩张受限，则顺应性和比顺应性降低。

（二）最大吸气力（IF 或 MIP）和最大呼气力（EF 或 MEP）

最大吸气力或最大呼气力即最大吸气或呼气时的气道内压力。IF 为负值，EF 为正值，用于估计呼吸肌的肌力。

（三）呼吸功（WOBp）

呼吸功即呼吸时所做的机械功。呼吸功 = 压力 × 容积，即胸腔内压力差与肺容量的乘积，或通过积分测得压力 - 容量环内的面积亦可表示。静息状态下呼吸功正常值为 $0.246\ (kg·m)/min$（或 $0.3 \sim 0.6\ J/L$）。任何使肺弹性或通气阻力增加者，均可导致呼吸功增加。

（四）肺动力功能监测

1. 肺顺应性

在机械通气患者中，气道峰压是呼吸器克服气道阻力和肺、胸廓顺应性的反应。当气道阻力增加或肺顺应性下降时，峰压上升。此外，吸气流速、型式、潮气量、气管导管内径大小亦有影响。将呼吸器停止在吸气末，则得到平台压，这个压力用于克服肺与胸廓的弹性回缩。用潮气量除以峰压与 PEEP 之差即为肺的动态顺应性。潮气量除以平台压与 PEEP 之差即为肺的静态顺应性，正常值为 $60 \sim 100\ mL/cmH_2O$。有肺浸润性病变、肺水肿、肺不张、气胸、支气管内插管或任何引起胸廓顺应性减少的患者，其静态顺应性下降。

2. 肺活量（VC）和最大吸气力（IF）

在 ICU 患者，当 VC 达到 $10\ mL/kg$，$IF < -1.96\ kPa\ (-20\ cmH_2O)$ 时，患者可以脱机。

3. 自发性 PEEP

又称内生性 PEEP（PEEPi）。由于气体滞留肺内，致肺叶过度膨胀，多因呼气时间相对不足或动态气流受限所致。PEEPi 过高可引起肺的气压伤，影响静脉回流，增加自主呼吸患者呼吸做功。

4. 气道压力波形

机械通气时可得到吸入及呼出气流图、压力容积环、流速容积环等直观的波形图。参考这一图形变化，可调节机械通气参数至最佳状态，以减少气道阻力，避免不必要的 PEEP 及降低呼吸功等。

5. 呼吸功（WOBp）

通过测定气道内气流量和食管内压力变化计算或根据压力容积环面积估计。

四、无创脉搏 - 血氧饱和度

脉搏式氧饱和度仪除可测定指端、耳垂外周循环的血氧饱和度（SpO_2）外，同时可得出血管容量曲线，从而测出脉率。

（一）原理

根据 Beer 定律，血红蛋白吸收光线的能力与其含氧浓度相关，氧和血红蛋白吸收 660 nm 波长的可见红光，而还原血红蛋白吸收 940 nm 波长的红外线。用发光二极管发射出上述两种波长光线，通过动脉床，随着动脉波动吸收不同光量，从而可用来监测 SpO_2 及脉搏。

（二）影响测定结果的因素

1. SpO_2

多数情况下，SpO_2 读数是正确的，但有些情况下会出现误差，如严重低氧。当 $SpO_2 < 70\%$ 时，其测定数据可能不准；肢体活动接触不良时发生误读；异常血红蛋白血症，如碳氧血红蛋白或正铁血红蛋白异常增多；某些色素，如藏青、蓝色、洋红等，皮肤颜色太黑或黄疸，以及涂有黑、绿、蓝的指甲油等会影响 SpO_2 读数；严重贫血（血红蛋白 < 50 g/L）及末梢灌注差（如低血压、低温）时由于信号较弱，亦可出现误读。在临床上应仔细辨别，尽量减小误差。

2. Pleth 脉搏

氧饱和度仪监测心率是通过每分钟指脉搏容积图波峰数而得出的，若波峰信号太低，往往影响计数。常见于室温或体温下降、血压下降，以及各种原因引起的外周血管收缩等；若使用大小不合适的探头，或探头固定不当，以及探头位置移动等，均可影响脉率的准确性。

五、呼气末二氧化碳

呼气末二氧化碳浓度（$C_{ET}CO_2$）或分压（$P_{ET}CO_2$）属无创监测，不仅可监测通气，亦可反映循环功能和肺血流情况。

（一）（$ETCO_2$）监测原理

肺泡 CO_2 浓度受 CO_2 的产量、肺泡通气量和肺血流灌注量的共同影响。呼出气依次为机械死腔气和解剖死腔气，最后才是肺泡气。CO_2 的弥散能力强，肺泡和动脉血 CO_2 很快完全平衡，故正常人 $P_{ET}CO_2 \approx PaCO_2$，但在病理状态下，受肺泡通气与肺血流（V/Q）及分流（Qs/Qt）变化的影响，$P_{ET}CO_2$ 就不能代表 $PaCO_2$。

CO_2 监测仪分为旁流型和主流型，利用红外线传感器测定呼出气红外线衰竭程度，从而测出 CO_2 波形及 $C_{ET}CO_2$ 或 $P_{ET}CO_2$。质谱仪可用于测定 $P_{ET}CO_2$ 及其他呼出气成分和含量，如挥发性麻醉药浓度，能连续反映呼出气中各种气体的浓度变化，所需气体样本量亦小，可惜价格偏高。

（二）影响因素

1. 影响 $P_{ET}CO_2$ 的因素（表 7-1）

2. 影响 Pa-ETCO$_2$ 的因素

心肺功能正常的患者 Pa-ETCO$_2$ 约为 0.1 kPa，VD/VT 改变、V/Q 比例失调和 Qs/QT 增大均可影响 Pa-ETCO$_2$。VT 越大，Pa-ETCO$_2$ 越小，但右向左分流的心脏患者 Pa-ETCO$_2$ 不受 VT 影响。致 Pa-ETCO$_2$ 增加的原因有以下几点。

（1）呼吸系统：致 VD/VT 或 QS/QT 增加的因素均可致 Pa-ETCO$_2$ 增加，此时 PETCO$_2$ 不能反映 PaCO$_2$。常见因素有：肺部疾病如肺不张、肺实变、ARDS、肺水肿和气胸等；手术体位如侧卧位开胸手术、俯卧位等；呼吸频率过快；机械通气气道压过高、高频通气（ > 60 次 / 分）等；呼吸机机械故障或回路新鲜气流不足造成 CO_2 重复吸入。

表7-1 影响$P_{ET}CO_2$的因素

$P_{ET}CO_2$值变化	CO_2产量	肺换气	肺血流灌注	机械故障
升高	高代谢危象	肺换气不足	心排血量增加	CO_2吸收剂耗竭
	恶性高热	支气管插管	血压急剧升高	新鲜气流不足
	甲亢危象	部分气道阻塞		通气回路故障
	败血症	再吸入		活瓣失灵
	静脉注射碳酸氢钠			
	放松止血带			
	静脉CO_2栓塞			
降低或缺如	低温	过度换气	心排血量降低	吸收回路脱落
		呼吸停止	低血压	导管漏气
		气道严重阻塞	循环血量减少	通气回路失灵
		气道导管误入食管	肺动脉栓塞	
			心跳骤停	

（2）循环系统：肺血流减少，肺血流分布不均或肺血管阻塞时，V/Q比例失调，$P_{ET}CO_2$降低，Pa-ETCO$_2$增大。见于心跳骤停、肺栓塞、严重低心排患者等。

（3）年龄：随着年龄增大，肺泡死腔量增多，$P_{ET}CO_2$降低，Pa-ETCO$_2$增大。

（4）碳酸酐酶抑制剂：如乙酰唑胺等抑制碳酸酐酶，肺泡上皮和血液中HCO_3^-不能转变为CO_2，致$P_{ET}CO_2$降低，$PaCO_2$升高，Pa-ETCO$_2$增大。

（三）临床意义

1. 监测通气功能

无明显心肺疾病的患者，$P_{ET}CO_2$在一定程度上可反映$PaCO_2$，正常$C_{ET}CO_2$为5%，而1%约等于1 kPa（7.5 mmHg），因此$P_{ET}CO_2$约为5 kPa（38 mmHg）。通气功能改变时，Pa-ETCO$_2$即可发生变化。

2. 维持正常通气

全麻期间或呼吸功能不全使用呼吸机时，可根据$P_{ET}CO_2$来调节通气量，避免发生通气不足或过度，造成高或低碳酸血症。

3. 确定气管导管的位置

肯定看到导管在声门内、有$P_{ET}CO_2$的波形、有正常的顺应性环（PV环）为确定气管导管内的公认准则。

4. 及时发现呼吸机的机械故障

如接头脱落、回路漏气、导管扭曲、气道阻塞、活瓣失灵等。

5. 调节呼吸机参数和指导呼吸机的撤除

如调节通气量；选择最佳PEEP；当自主呼吸时SpO_2和$P_{ET}CO_2$保持正常，即可撤机。

6. 监测体内CO_2产量

体温升高、静脉注射大量$NaHCO_3$、松止血带及恶性高热使CO_2产量增多，$P_{ET}CO_2$增大。

7. 了解肺血流变化

CO_2波形上升呈斜形或Pa-ETCO$_2$增大，提示肺泡无效腔量增加或肺血流量减少。

8. 监测循环功能

休克、心跳骤停时，血流减少或停止，CO_2浓度迅速降至零，CO_2波形消失。当$P_{ET}CO_2 > 1.3 \sim 2.0$ kPa（10～15 mmHg）时，表示肺已有较好血流。提示胸外按压有效，复苏成功。

第二节　循环功能监测

循环监测是麻醉医师围手术期工作的重要组成部分。在围手术期，患者的循环系统不仅要受到麻醉药的影响，而且还会受到外科手术的影响。早期麻醉医师仅仅依靠直观感觉（如呼吸模式、肌张力、瞳孔、体动和皮肤颜色）来判断麻醉深度和患者的循环状态。随着科学的发展，循环监测技术得到突飞猛进的发展，现在人们可以利用这些技术来早期、准确地判断患者的循环功能，指导临床操作和用药。无论监测仪器如何先进，有经验和有责任心的麻醉医师是提高患者安全性的根本保障。本节重点介绍循环监测领域的临床实用技术和方法。

一、心电图监测

心电图（electrocardiography，ECG）是最早进入监测领域的近代监测方法。1906年，Einthoven用电流计测量心脏跳动过程中产生的电流，从而首次发明了ECG。直到20世纪50年代，商品化的ECG才被用于手术室。20世纪60年代后期ECG在手术室内得到普遍应用。如今连续ECG监测已成为所有麻醉和外科手术中的常规监测。

美国麻醉医师协会（ASA）的基本术中监测标准要求：任何接受麻醉的患者，从麻醉开始至离开手术室前，均应进行连续ECG监测。开展围手术期ECG监测可早期发现和诊断心律失常、传导异常、心肌缺血、心肌梗死、心房和心室肥厚、起搏器功能、预激、药物毒性（如地高辛、抗心律失常药、三环类抗抑郁药等）、电解质紊乱（如钙、钾离子异常等）及其他因素（如心包炎、低温、肺栓塞、脑血管意外和颅内压增高等）导致的心脏电活动异常。

（一）心脏传导系统的解剖和生理

起源于窦房结的心脏冲动快速通过心房到达房室结。正常时，冲动在房室结有 $0.04 \sim 0.11\,s$ 的延迟，然后通过希氏束和蒲肯野纤维使心室去极化。正常起源于窦房结的冲动使整个心肌去极化至少需 $0.2\,s$。心肌不同部位的动作电位（AP）各有其特点。各种AP的特殊相的产生与离子通道（尤其是钠、钙离子通道）的激活和灭活有关。

在窦房结细胞，4相表现为膜电位进行性增高导致舒张期去极化，这是由于钠、钙离子自主内流进入窦房结细胞所致。这种反复的舒张期去极化使窦房结细胞具有起搏功能，而心室肌无此功能。

（二）ECG复合波的组成

ECG的轨迹是描述心脏在除极和复极过程中产生电压的总和。电流朝向电极的表示为正电流（波形向上），电流远离电极的表示为负电流（波形向下）。

一个心动周期的标准ECG由P波、QRS复合波和T波组成，这些波形被规律性出现的时间间隔分开。

P波代表心房去极化。QRS复合波代表心室去极化。心房复极波由于隐藏在QRS复合波内，所以难以发现。T波代表心室复极。PR间期代表窦房结冲动使心房除极、通过房室结到达心室传导系统所需时间。Q-T间期代表电-收缩间期和心律变异。ST段代表心室去极化完成至复极开始之间的间期。

（三）心电监测电极放置部位皮肤的准备

适当的皮肤准备有助于减少ECG干扰，改善用于监测或诊断目的的ECG信号的质量。用乙醇和棉棒小心地擦去放置电极部位皮肤表面层，这样有助于减少皮肤电阻和便于电极粘贴。皮肤上的毛发应刮除以利于电极粘贴和减轻去除电极时患者的不适。湿性或油性皮肤在粘贴电极前应清洁干燥。如果电极可能会由于消毒液或其他液体的浸透而松脱，则应在电极表面粘贴防水胶布。

（四）3导联和5导联ECG电极的放置

3导联ECG的3个电极分别放在双上肢和左下肢，用于监测标准肢体导联（Ⅰ、Ⅱ、Ⅲ）。如在右下肢加用一个参比电极，可获得加压肢体导联（aVR、aVL、aVF），并可进行计算机心律失常分析。5导联ECG的4个电极分别放在左、右肩部和左、右大腿部。V5电极放在左腋前线第五肋间隙。

临床医生通过这5导联ECG可监测7~12个不同的ECG导联（Ⅰ、Ⅱ、Ⅲ、aVR、aVL、aVF和6个胸前导联）。虽然许多手术室使用3导联ECG，但5导联ECG更为优越，因为它使心电监测更完善。如果只有3导联ECG，那么用改良的双极肢体导联帮助诊断特殊异常是没有问题的。一般认为在40岁以上近一年未做过ECG的患者，有心脏病症状和体征的患者，有心肌缺血、心律失常和安装过起搏器的患者术中需要12导联ECG监测。

（五）侵入性ECG导联

1. 心房电图（atrial electrogram，AEG）

在体表ECG无法检测到心房电活动的情况下，侵入性导联可有效解决这一问题。电极可以放置在心脏的内表面或外表面，亦可放置于食管或右心房内，这样得到的ECG就是心房电图。与体表ECG命名不同，心房电图中单极、双极分别指记录装置中侵入性电极的数量。

心房电图中心房波（A波）与QRS复合波的大小变异很大，因而要区别心房波和QRS复合波相当困难。虽然单极心房电图记录的心室电活动波形与体表ECG相似，但是心房波波幅高大。采用双极导联，尤其是在两电极间的距离较近时，几乎记录不到心室的电活动。如果同时进行体表ECG的记录则有助于解决此潜在的问题。因为通过比较心房电图和体表ECG记录的时相即能鉴别QRS复合波。大多数新的心房电图监护仪可允许同时记录2个以上的导联，而大多数的ECG机则可满足同时记录3个以上的导联。

如果不能同时记录心房电图与体表ECG，且房室率不同步时，将前后记录到的心房电图与体表ECG的图形进行比较也可将心房电图中的QRS复合波区别出来。另外，在双极心房电图描记无QRS复合波时，断开一个电极的连接使其成为单电极心房电图即可描记出明显的QRS复合波。

一般情况下双极心房电图较为常用。因为双极心房电图不仅能记录到较大的心房波，而且必要时可改为单极心房电图记录。另外，其侵入性电极的导线能与监护仪的选配部件相连通，通过提供各种更易辨认的QRS复合波和心房波，有助于心律失常的诊断。

在心房电图记录中，电极导线、电极的连接和表面电极的放置取决于采用的导联系统（3导联或5导联）以及心房电图监测仪是单导联性或双导联性。

2. 食管导联（esophageal electrode）

由于食管远端接近心房（尤其是左心房），因而将电极置入食管可增强对心脏电活动的检测，在麻醉中应用十分方便。食管电极最易探测P波，被用于鉴别各种心律失常（如房颤和房扑）。虽然将电极放置在左心室水平有助于后壁心肌缺血的检测，但不常用。根据电极插入食管的深度，可反映心脏不同部位电位的变化见表7-2。

表7-2 食管电极符号的意义

符号	电极距闭孔距离（cm）	反映电位变化的部位
E30	30	心房上
E32	32	心房水平
E34	34	心房水平
E36	36	心房水平
E38	38	心房水平
E40	40	心室水平

食管电极种类很多，通常是将一个或两个导电的金属电极放置在类似鼻胃管的橡胶管中或固定在管外壁上，亦可采用患者可吞入的丸形电极和心内起搏电极。目前已有带有2个电极的食管听诊器，两电极分别安置在距听诊器远端7 cm和20 cm的部位，远端的电极通常靠近左心室后壁。

电极的位置应由满意的心房波而定。一般情况下，单极电极放在离门齿或鼻孔30~40 cm的地方。而双极电极的位置会因两电极之间的距离不同而需反复调整。呼吸和食管的蠕动可使食管导联出现低频的噪音干扰，增强滤波器功能有助于信号的稳定。带有宽幅低频滤波器的监护仪用于这种记录形式较理想。

3. 心腔内电极（intracavitary electrode）

虽然很少有人为检测心律失常而将导管置入心脏或中心静脉，但心脏病患者放置中心静脉导管（CVP）或肺动脉导管（PA）的确很多。若将电解质溶液或金属导丝放在管腔内，就可借此导管直接记录到心脏内的电活动。当然，要把从导管远端得到的信号加工处理为心房电图是一个复杂的过程。

高张盐水（≥3%）与8.4%碳酸氢钠的导电性能优于生理盐水，当噪音明显或信号质量差时提示导管内需补充电解质溶液。充灌电解质溶液的导管末端连接有金属接头，金属接头内亦装满电解质溶液。电极导线与金属接头之间的连接可采用双头绝缘接线夹。如果采用插入式电极，亦可采用具有金属插件的塑料连接器，这样可避免使用绝缘接线夹。记录完毕应将导管内的电解质溶液彻底冲洗干净，以防微电击造成的损伤。将金属导丝穿出导管末端亦可直接进行心腔内的电活动记录，当导丝穿出绝缘的导管时描记的波幅明显增大。用于这种用途的金属导丝必须柔软，通常呈"J"形，导丝与记录导线之间的连接亦可由绝缘接线夹完成。不记录时应将导丝退回导管内或将导丝从导管中撤出，以防止心脏穿孔、心律失常及微电击等危险情况发生。

4. 血管内 ECG（intravascular electrocardiography，IVECG）

血管内 ECG 是心腔内 ECG 的一种特殊形式，只是漂浮导管的球囊在右心房内，方法与心腔内 ECG 相似。记录的图形是导管经中心静脉进入右心房时的 ECG，P 波的改变可作为导管位置的指示。最常用的记录方法是将侵入性电极与 C 电极的导线连接，其余导联为标准四肢导联。

5. 心内膜电极

通过起搏导线或特殊漂浮导管使金属电极与右心房的心内膜接触，即可记录到心房电图。如果电极未与心房内膜接触，即能记录到心腔内的心房电图。

6. 心外膜电极

在心脏手术时，可将起搏导线贴附于心外膜（如右心室或右心房），然后将导线引出体外即成为心外膜电极。导线的体外部分必须绝缘化，通常是将其放置在橡胶手套中。这种方法并发症很少，不需要时即可将导线拔出。将心房导线用绝缘接线夹与电极导线连接即可行心房电图描记。利用这种导线亦可进行超速起搏治疗一些折返引起的心律失常，虽然上述的其他侵入性电极也有类似的功能，但均不如心外膜导线有效。

应用心外膜电极可准确地区别和诊断不同程度的心肌缺血和梗死，能在缺血和坏死区域获得典型的 ECG 表现。而在临床上应用体表电极很难获得如此典型的 ECG。

7. 侵入性电极的安全保障

当侵入性电极在心内构成电流回路时，所造成的心脏的微电击可引起心室纤颤。ICU 或手术室有大量的用电设备，所有用电仪器的漏电均可造成对心脏的微电击。为防止使用侵入性电极时该事故的发生，需注意以下问题：①使用侵入性电极时一切不必要的电器均应拔掉插头而不是仅关掉开关；②电极导线与连接导线应有良好的绝缘，且应避开与金属或电器的接触；③患者的身体不应与金属接触；④监护仪漏电应小于 $10\mu A$；⑤记录心房电图时最好使用电池电源；⑥检查电手术装置的接触电极与患者身体的接触情况以及能否正常工作；⑦电极导线与监护仪导线之间加干扰过滤保护装置；⑧尽量减少电手术装置的使用。

（六）干扰术中 ECG 监测的因素

ECG 监测中的干扰可导致错误诊断。在临床工作中，下列情况可能对 ECG 监测具有干扰作用。

①ECG 导线或电极松动或连接不当；②电极放置或粘贴不当：如毛发、烧伤组织、皮肤准备不足、胶布、电极松动等；③体动：如寒颤、颤抖、外科操作或膈肌运动等；④手术室设备的干扰：如电刀、体外循环机、激光设备、冲洗或吸引设备、诱发电位监测设备、电钻和电锯等；⑤患者与外科医师、护士或麻醉医师的接触。

（七）术中 ECG 的诊断与监测模式的区别

诊断模式用 ST 段和 T 波分析使缺血的诊断更精确。诊断模式将频率在 0.14 Hz 以下信号滤除，但经常导致明显的基线漂移和干扰。监测模式用于滤除引起 ECG 基线漂移和干扰的信号,这一模式滤除所有频率在 4.0 Hz 以下的信号,这有助于消除大部分手术室内的干扰。监测模式可人为地导致 ST 段和 T 波的抬高或降低。

(八)术中 ECG 监测的潜在危险

如果患者没有很好的接地装置,当电极出现短路时可能会导致患者电休克或烧伤。新式的 ECG 监护装置有患者隔离装置,所以很少有此类危险,而老式 ECG 机则不然。

(九)计算机化 ECG 分析的新进展

计算机化的 ECG 分析正被用于探测心律失常和心肌缺血。ST 段监测模式是一个计算机自动监测设备,其通过连续 ECG 监测中几个导联的 ST 段与基础 ST 段值比较来判断心肌缺血。

二、心脏功能监测

心脏有效的射血是维持血液循环的基础,心脏每搏量(stroke volume,SV)是心脏活动的总体表现,而前负荷、后负荷和心肌收缩力是影响心功能的主要因素。下面介绍可用于围手术期临床的监测方法。

(一)前负荷

1. 左心室舒张末容量(left ventricular end diastolic volume,LVEDV)

当心室功能受损后,首先出现的代偿就是心腔扩大,因此 LVEDV 的增高在非瓣膜患者是表示心肌收缩力下降的重要间接指标。最近由于经食管超声心动图在围手术期临床的普及使用,使得连续实时地监测 LVEDV 成为可能。通过连续动态观察左心室短轴的变化,应用标准公式可计算出左心室容量的变化。另一个在临床使用的监测方法是电阻抗导管法,通过在左心室放置一根导管连续测量左心室血液的阻抗变化并将此变化转换成容量的变化,通过计算机整合成实时的压力 - 容量环。

2. 左心室舒张末压(left ventricular end diastolic pressure,LVEDP)

无论在设备要求和技术条件方面,测量 LVEDV 要显得复杂一些。人们试图通过测定 LVEDP 或其替代指标来反应 LVEDV。在临床大多数情况下,LVEDP 是通过漂浮导管获得的。在心脏外科有时直接通过左心房放置一导管通过二尖瓣到达左心室测定 LVEDP。即使可获得准确的 LVEDP,LVEDV 与 LVEDP 的关系还受心室顺应性的影响。在临床,心肌肥厚、心肌缺血、心内右向左分流、主动脉瓣狭窄、高血压、正性肌力药、心肌纤维化、心包填塞等可使左心室顺应性下降,而主动脉瓣反流、二尖瓣反流、血管扩张药的使用及心脏扩大可增加心室的顺应性。在有上述干扰因素存在时,LVEDP 不能很好地反映 LVEDV 的改变。

3. 中心静脉压(central venous pressure,CVP)

在临床大部分情况下,我们仅能获得 CVP 的数据,如何通过它反应 LVEDV 呢?在满足下列条件的情况下,CVP 可用于估计 LVEDP:①三尖瓣、肺动脉瓣、二尖瓣功能正常;②无右心功能不全;③呼吸系统和肺血管无异常。在无三尖瓣功能和右心室顺应性异常时,CVP 可反映右心室前负荷。

(二)后负荷

左心室后负荷是指左心室射血所遇到的阻抗($R = \triangle P / \triangle Q$,R 为阻抗,$\triangle P$ 为主动脉内压力变化,$\triangle Q$ 为主动脉内流量变化),它由血管阻力和血液流变学性质所决定,不受心功能的影响。在临床不能直接测定左心室后负荷,而往往通过动脉压和体循环阻力和室壁张力来反映左心室后负荷。

1. 平均动脉压(mean arterial pressure,MAP)

动脉压主要决定于小动脉阻力,但也受前负荷和心肌收缩力的影响。临床观察发现 MAP 与左心室射血阻抗有良好的相关性,因而被普遍用于简单评价心脏后负荷。

2. 体循环阻力(systemic vascular resistance,SVR)

SVR 是一计算值。$SVR = [(MAP - AP) \times 80] / CO$。式中 MAP 为平均动脉压,RAP 为右心房压,CO 为心输出量。

3. 室壁张力或应力(tension or stress)

室壁张力或应力是决定心肌耗氧的重要指标。

（三）心肌收缩力

心肌收缩力是评价心功能的最重要指标，目前临床常用的评价心肌收缩力的评价指标是 SV、心输出量（cardiac output，CO）、射血分数（ejection fraction，EF）、每搏功（stroke work，SW）、心室做功曲线、室壁运动等。

1. SV

前负荷、后负荷和心肌收缩力的改变都可影响 SV，SV 在围手术期常可通过 TEE 测得，也可通过心排血量和心率计算，正常值为 60～70 mL。

2. CO

能影响 SV 和心率的因素均可影响 CO。围手术期常用的测定方法有漂浮导管热稀释法、连续心排血量测定和 TEE 测定。

（1）热稀释法 CO 测定：是目前临床应用最广的测定方法。其原理是通过放置的漂浮导管近端的房孔注入一定量已知温度的生理盐水，位于肺动脉内导管远端的温度感受器感知注入盐水引起的温度变化，通过计算机标准化处理得出 CO 值。

临床很多因素可影响 CO 测定的准确性。①盐水温度和容量：当注射盐水容量为每次 10 mL 时，使用冰盐水和室温盐水对测定结果无影响；注射盐水容量为每次 5 mL 时，应使用冰盐水。②注射速度和间隔时间：注射盐水时应在 2～4 s 内匀速注入，两次注射之间应间隔 60～90 s。③注射时漏液、速度不均或间隔过短将影响测定结果。④呼吸周期：由于呼吸周期通过改变肺血管阻力从而影响肺血流，所以临床应在呼吸周期的固定点来测定 CO，一般选择在吸气末或呼气末。⑤重复测定：即使严格操作，由于肺血流的不均一性，每次测定都存在差别，因此临床上一般重复测定 3 次取平均值，以提高准确性。

通过观察热稀释曲线的波形形态，剔除有可能是操作不当引起的误差。如在 3 个波形中有 1 个形态和值与其他有非常明显的差别（>15%）应考虑是误差所致而给予剔除，同时补测 1 次。引起热稀释曲线幅度减低的因素有：①CO 非常高或注射盐水容量过少、盐水温度与体温差减小；②热敏探头位置不当或血栓形成；③存在三尖瓣、肺动脉瓣反流或心内分流等；④热敏探头故障、导管常数选择不当和非匀速快速输液。

（2）连续心排量测定：目前在围手术期可通过特制的漂浮导管和连续 CO 测定仪能方便地获得连续的 CO 数据，下面简单地介绍这一系统。

连续 CO 测定漂浮导管是在传统的漂浮导管基础上加以改进而完成的，其在导管前部相当于右心室的部位有一加热器，通过开关每 6 s 向血中释放 7.5 W 的热能（量子化释放）加热周围的血液，该部分血液在经右心室流向肺动脉时，热量被稀释，使右心室排入肺动脉的血液温度升高，位于导管尖端的热敏探头感知这一温度变化，利用稀释原理计算出 CO。该种导管操作方法和传统肺动脉导管一样，不增加操作复杂性。导管和监测仪连接后，几分钟内即显示第一次心排血量测定值，以后每隔 30～60 秒显示一次新的测定值，屏幕显示为前 3～6 min 的 CO 平均值。由于该装置每 6 s 就可获得一个 CO 数据，显示的 CO 是多个（5～10 个）CO 测定值的平均值。因此，可实时、准确地反应 CO 改变。

（3）阻抗法无创 CO 测定：利用在心脏搏动时胸阻抗产生的搏动性变化，在颈部和胸部各放一对电极，并持续通入一小的电流测量胸阻抗。在心脏收缩期测得的胸阻抗的最大变化率与 SV 和心室射血时间成正比。电极位置、胸内液体量、血球压积是影响测定准确性的主要因素，因而限制其在临床的广泛应用。

（4）经食管超声和多普勒技术：术中放置食管超声探头可在多平面水平结合多普勒技术测得 CO。二尖瓣、主动脉瓣是常用的监测平面，另外也可在主动脉、肺动脉和肺动脉瓣水平监测，影响测定结果的主要因素是探头位置（如探头超声波方向与血流方向角度过小）和所用平面截面积测定的准确性。

3. EF

EF 是临床广泛应用的评价心肌收缩力的指标。正常时 EF 为 55%～65%。在心功能正常时，EF 受前、后负荷的影响较少，心肌收缩力受损时后负荷的增加和前负荷的减少可明显影响 EF 值。一般认为

EF < 40% 时，提示可能有心肌收缩力受损。目前术中监测 EF 值的常用方法是 TEE。

4. 心功能曲线

心功能曲线是指心室前负荷与心室做功指数之间关系的曲线。它主要反映心肌收缩力，但也受负荷影响。

5. 室壁运动

TEE 在术中的应用为监测心肌局部和整体室壁运动提供了实时动态观察的方法。在局部心肌缺血时，该部位的心肌运动减弱，通过观察心肌运动减弱的程度和范围可以评价缺血区域的大小和其对心功能的影响程度。在左心室短轴平面，通过动态观察短轴缩短的速率可评价心功能的即时改变。

（四）超声心动图在循环功能监测中的应用

1. 超声心动图的种类

（1）M 型超声心动图：显示方法系将接收到的回声转换成光点，形成光点扫描，显示在示波屏上。示波屏上从上向下代表被检结构位置与胸壁之间的距离，示波屏上的水平方向代表时间，此光点在示波屏上能自左向右自行扫描。当探头固定在胸壁某探测点时，可测得该处的"距离－时间"曲线，即为超声心动曲线，是一种单声束超声心动图，仅能观察到此声束所经过的一条线上解剖结构的活动情况，亦称"一维超声"。在全面反映组织结构的空间方位上有一定的局限性，但根据曲线图上界面活动所经历时间和距离，能准确地反映心脏、大血管上某一特定点的活动轨迹，从而计算其活动幅度、活动速度等一系列参数。

（2）二维超声心动图（2DE）：用各种切面的方式直观地显示心脏、大血管与其解剖结构相一致的每一平面的形态及其活动，可直接观察到心脏各腔室的大小、瓣膜活动的形态及心脏各部分的解剖结构有无缺损或畸形等。

常规的 2DE 检查须根据心脏的解剖定位，运用一定的操作手法，规范出 20 个标准切面。其中最常用的切面有胸骨旁长轴切面、胸骨旁主动脉根部短轴切面、胸骨旁左心室短轴切面、心尖四腔心切面和心尖两腔心切面。

临床上通过二维超声心动图检查可取得以下信息：①了解心脏各腔室及大血管内径的大小，心室壁、室间隔及大血管壁的形态、厚度及活动幅度；②了解心脏各瓣膜的形态异常及活动异常；③了解心脏及大血管畸形的部位及程度；④检查心腔内肿瘤及血栓；⑤心功能测定；⑥测定心包积液等。

（3）多普勒（Doppler）超声心动图：用超声技术测定心脏及大血管内血流情况的一种方法，可无损伤地测定心脏及血管内任何一点的血流方向、速度和性质，从而判断心内分流和瓣膜狭窄排血量、心内分流量及瓣膜反流量。

多普勒超声检查采用的物理学原理是：入射超声在遇到微小障碍物时会发生散射，此小障碍物又成新的声源，向四周发射超声波。利用这一原理，如将探测仪的两个晶体相对地放在血管两侧，与血流呈 45°，从一个晶体发出一定频率的声束通过血管壁至血流，此信号可产生逆向的电压效应，被对侧的晶体所接受。当有血液流动时，声波移动，频率发生变化，产生了发出的声波频率与接收频率间差，此即多普勒频移。根据多普勒频移大小计算出血流量。

临床上，将多普勒超声心动图用于心瓣膜病及先天性心脏病，测定其反流及分流情况，不仅能明确有无病变，而且能在病变程度上加以判断，作出定量诊断。另外，还能进行心功能测定。

（4）三维超声心动图：利用计算机技术，根据心室的实际形态，连续截取不同旋角的二维平面，通过图像的数字化，再重建心室的三维实时图像，在此基础上测算的心室容量有更好的相关性。目前三维超声可显示心腔容量的大小、心室壁局部及整体的运动，并可进行各项心功能参数的测算。最新的三维超声心动图尚能显示某些先天性畸形如房间隔缺损和室间隔缺损的整体轮廓。

用超声技术显示心脏立体结构的同时，若加入时间参数，即为动态三维超声或四维超声；加入血流因素与彩色血流显像或与声学造影共同显示，称多维或五维超声心动图。

（5）血管内超声显像系统（intravascular ultrasound system，IVUS）：一种将先进的计算机处理技术与高频超声装置相结合应用在疾病诊断上的新技术，运用安装在心导管尖端的微型超声探头，从管腔或心腔内观察血管或心内结构的形态学改变。此微型超声探头为高频换能器，发射并接收高频超声，可得到极高分辨率的图像，并能显示组织的微细结构。临床主要用途如下：①IVUS 能精确地测量血管腔的狭窄性损害，并能敏感地检出冠状动脉早期粥样硬化病变和粥样斑块内的组织成分，包括钙化及坏死。②在介入性治疗中，IVUS 能指导操作的进行，增加成功率，缩短操作时间，能即刻评定疗效。在冠心病的介入性治疗中，IVUS 对选择适应证、确定治疗方式、评价疗效及监测并发症均具有十分重要的价值。③在手术中进行心功能监测。将 IVUS 导管放在左心室内，能对左心室壁各节段的心肌的活动状态作连续监测以评价心功能。

2. 经食管超声心动图

将超声探头放在食管内，对心脏大血管进行检查是心脏超声显像技术领域的一大进展。目前所用的经食管超声心动图（transesophageal echocardiography，TEE）多采用二维超声心动图和脉冲多普勒血流计联合应用，并与心电图相结合，利用心电图确定心脏机械收缩时相，二维超声心动图测定瓣环口面积，多普勒血流计测定经过该瓣环口的血流速度，从而计算出每搏量，然后与心率相乘获得心排出量。亦可用 M 型超声心动图来测定心脏的最大和最小径，然后按公式计算心排血量。

（1）TEE 探头：需与设置完善的心脏超声显像仪连接，才能通过食管得到 M 型、二维及彩色多普勒超声显像。TEE 探头是一根像胃镜一样可屈的内腔镜，直径 1 cm，长 100 cm，不必配备纤维光学装置及吸引器。探头顶部长 1.9 cm（单平面探头）或 2.9 cm（双平面探头），宽 1.4 cm，在顶部侧面装有超声探头，内含 48～64 片晶体片。探头基部（手柄）有两个可转动的旋钮，能调节探头顶部做前后向 90°及侧向 70°的转动，转动的目的是寻找合适的图像并使探头紧贴食管壁以得到最清晰的图像。

根据 TEE 探头头顶部晶体片装置的不同而有单平面、双平面及全平面等不同类型的 TEE 探头。①单平面探头：为单一的由一定数量晶体片组成的探头，主要显示心脏及主动脉的横截面。将探头适当转动亦能测得一定范围的长轴切面。②双平面探头：探头顶部有两套晶体片装置，位于顶部最远端的晶体片装置显示短轴切面，在其后方的晶片装置显示长轴切面，较单平面者操作简便，只要按动键钮即可。③全平面探头：顶部呈椭圆形，中部膨大，最大宽度 16.7 cm，可做 0～180°来回旋转，获得横切、纵切的连续切面。在探头基部手柄处有调节其转动的旋钮，可控制晶体片做 ±180°的转动，使超声束在 ±360°的全方位内检查心脏结构，有利于立体地理解心脏病变的空间解剖关系。

（2）TEE 探头的插入：检查前患者需禁食 4～6 h，肌内注射地西泮（安定）10 mg 以减少患者对检查的紧张感。清醒患者可用 1% 利多卡因溶液做咽喉喷雾麻醉，然后令患者取左侧卧位，颈部略微弯曲，臂部和屈曲的膝关节可增加患者体位稳定，义齿应取下。将超声耦合剂均匀涂抹在超声探头和管体前段上，经咬口器将探头插入患者食管，根据咽腔与食管的解剖特点，将探头保持于咽及食管中线位置，在向前插入 TEE 探头的过程中，令患者做吞咽动作。

插入方法如下。①手指导引法：操作者将左手食指放在患者舌后部，略向下压，使咽部转变处略变直，使探头易进入咽腔，用另一手将 TEE 探头在导引手指旁沿口腔中线送入，从导引手指的触觉可感知探头已进入食管。②调节导引法：操作者调节 TEE 探头手柄上的转轮，将控制左右向方位的转轮固定在中线位置，再调节控制前后向方位的转轮。操作开始时，当探头在舌面上时将前端稍向前弯曲，使探头较易通过咽部转弯处，当感知探头已进入下咽腔时调节探头回到中间偏后弯曲，使其容易进入食管。③采用标准的电视内镜做食管插管法：探头经咬口器进入下咽部，从电视中看清进入镜头的每一部位的解剖结构，术者边看边操作，调节手柄上的转轮，使探头顶部能完全进入食管。此法是 TEE 探头的最佳插入方法。④对于全麻患者，可在直接喉镜直视下将食管探头插入下咽部进入食管。

当探头进入食管后，一般距门齿 30 cm 处即可在超声仪示波屏上看到主动脉短轴切面，此为 TEE 探头到位的标记。根据检查的目的，逐步调节探头的深度和探查的平面，进行详细观察。在操作过程中须进行血压、心率和 SpO_2 监测。

（3）TEE 检查的标准解剖学切面：在 TEE 检查中，通过调节探头在食管中的深度和方向，可获得一系列从心底至心尖的图像（表 7-3）。

表 7-3 TEE 检查的标准解剖学平面

切面名称	观察部位	插入深度（cm）	详细内容
心底短轴	肺动脉主干	25	
	左心房相关结构		肺静脉
	主动脉根部		冠状动脉、肺动脉瓣和肺静脉
	主动脉瓣		主动脉瓣尖、左心房、房间隔、三尖瓣
心底四腔	左心室流出道	30	左心室、左心房、主动脉瓣
	四心腔		左心房、右心房、左心室、右心室、二尖瓣、三尖瓣、房室间隔
	冠状窦		
左心室短轴	二尖瓣	35	
	中乳头肌		观察右心室
	心室尖		
左心室长轴	心尖长轴	40	左心室流出道
	钝角长轴		从心尖钝角发出的胸骨旁长轴纵切面图像
主动脉切面	在胸腔后部观察降胸主动脉	30~35	使 TEE 探头旋转 180°

①心底短轴切面：TEE 探头进入食管后，大约在 25 cm 深度处，探头位于左心房的后方，可观察大血管和心房，并能清楚观察主动脉瓣尖。所以在此切面可评估主动脉瓣的解剖和功能。当瓣膜开启和关闭时，瓣膜尖应是一条细线。在收缩期完全向主动脉壁方向开放，在舒张期则呈完全闭合状。

稍微后退 TEE 探头，在大部分患者可观察到左冠状动脉主干和右冠状动脉。虽然检测冠状动脉粥样硬化斑块十分困难，但易发现冠状动脉的动脉瘤样扩张。

②心底四腔切面图：从心底短轴切面向下进一步插入 TEE 探头并稍伸展其头部，大约在 30 cm 深度处，可获得不同的四腔图，能观察各心腔的纵轴切面。除部分心房壁外，几乎能看到四心腔的全貌。在此水平，容易发现房间隔和室间隔缺损，能准确了解房室瓣的解剖和功能情况，并能观察到冠状窦。

③左心室短轴切面：TEE 探头的插入深度大约为 35 cm 时，TEE 探头位于心室水平（在一些患者，探头可能已进入胃中），可获得不同的左心室短轴切面图。在左心室功能正常的情况下，所有在左心室短轴切面观察到的心内膜均为一完整的环形图像，而心外膜则为不完整的环形图像（偶尔亦可完整）。

在二尖瓣水平的左心室短轴切面，能观察瓣膜的解剖和形态。在心室中部水平，能观察到左心室垂直轴旁的两个乳头肌。中乳头肌的短轴切面能在环形切面上显示两乳头肌，是最常用于定量或定性评价左心室整体或局部功能的切面。在此切面也可观察到右心室，右心室的图像呈十字形状或三角形。

④左心室长轴切面：当 TEE 探头插入深度大约为 40 cm 时，使探头部分弯曲可获得左心长轴切面图像。在此深度，探头弯曲并向左旋转可获得从心脏钝角部位发出的左室长轴图像。

⑤主动脉切面：当 TEE 探头在食管内的插入深度为 30~35 cm 时，向后旋转探头 180° 能观察到胸主动脉降部切面，能观察到大部分胸主动脉，包括主动脉根部、主动脉瓣上 2~3 cm 的升主动脉、主动脉及胸主动脉等。

（4）TEE 的临床应用：TEE 在临床上不仅可以测定心排血量，还可监测前、后负荷，心肌收缩功能如射血分数（EF）、心肌缺陷、局部心室壁的异常活动等。尤其适宜于术中监测。

（5）TEE 检查中的注意事项：TEE 是属无创性监测，但由于探头需进入食管，对食管组织有损伤的可能。因此，临床应用时必须严格掌握适应证，有食管静脉曲张、食管炎和食管狭窄患者都应视为禁忌证。除操作时动作要轻柔外，还需注意以下问题。①对于合作欠佳患者或插入过程中患者感到疼痛或不适时，操作应即停止，以免损伤食管黏膜；②对心脏扩大患者，尤其是二尖瓣病变时左心房巨大，TEE 探头在食管内移动时，由于刺激位于其前方的左心房，易产生各种心律失常；③有报道 TEE 检查后发生感染性心内膜炎，故对已行人工瓣膜替换术患者，或临床有各种感染或疑有感染性心内膜炎者，术前须应用抗生素以预防感染；④肺气肿及肺功能不全患者，操作时易出现心律失常及低氧血症，故须慎用；⑤偶可发生呕吐、支气管痉挛、假性室壁瘤破裂等。

三、体循环压力监测

（一）动脉血压监测

动脉血压是心室射血和外周阻力两者相互作用的结果，而大血管的弹性回缩可使心室的间断性射血变为动脉内的持续血流，同时还能缓冲血压的变化。影响动脉血压的因素有每搏量、心率、外周血管阻力、大动脉的弹性和体循环血容量与血管系统容量的比。一般情况下，收缩压的高低受每搏量和大血管弹性影响较大，而舒张压的高低受心率、外周血管阻力的影响较大。大血管弹性减弱，脉压差增大。在临床工作中，动脉血压可通过无创和有创性监测的方法进行测定。无创血压测量在临床上应用广泛，大家都甚为熟悉，在此仅作简单介绍。相比无创性血压监测而言，有创血压监测可为临床提供更多的信息。

1. 动脉血压的无创性间接测量法

临床上常用方法有袖带测压法和超声波法。

（1）人工袖带测压法。①搏动显示法：使用弹簧血压表观察指针摆动最大点称收缩指数，显示的收缩压略高于听诊法。袖套充气后，压迫动脉，受压动脉近端的微小搏动，传向弹簧血压表，使指针摆动。而当袖套内压力降低到收缩压时，脉搏波由远端动脉传导，摆动幅度突然停止再增大，收缩压多数情况下接近直接读数，而舒张压则很难由搏动显示法精确定点。显然，真正的舒张压应在最大摆动点和袖套压力波动明显下降点之间，实际上最大摆动点可能就是平均动脉压。临床上常用此法测定收缩压，而舒张压只能是粗略估计。②听诊法：临床最常应用的方法。利用柯氏音原理进行血压测量的方法。柯氏音是血压计袖套放气后在其远端听到的声音，其第一相为清晰响亮的强音；第二相为柔和的连续低杂音；第三相低杂音消失，出现类似第一相的强音；第四相音调突变为减弱的闷浊音；第五相全部声音消失。将听诊器头放置于肘窝动脉搏动处，将袖带充气，使血压高于动脉收缩压，阻断动脉回流，然后慢慢放气，当初次听到血流通过声音（即柯氏音第一相）时，此时的压力即为收缩压；声音变调（柯氏音第四相）时，此时的压力读数为舒张压。③触诊法：袖带充气后，缓慢放气至动脉搏动出现时的压力读数即为收缩压，当放气至动脉搏动呈水冲性质，以后突然转为正常时的压力读数为舒张压。此法所测血压值较听诊法低，一般不常用，但在低血压、休克患者和低温麻醉中听诊有困难时，可以用触诊法。④电子血压计：动脉搏动的震荡波经换能器转化，以数字显示收缩压、舒张压和平均动脉压。此法使用方便可自动充气、放气，还能记录波形和数据，可用于各种情况，但所测数值易受外界因素干扰，所以在临床中应仔细鉴别。

使用袖带测压法时，为能得到准确数据，应注意以下事项：①袖套宽度一般应为上臂周径的1/2。小儿袖套应覆盖上臂长度的2/3。袖套过宽，读数值相对过低，袖套过窄读数值偏高。②放气速度应为 2～3 mmHg/s。放气过快，灵敏度差；放气过慢，易出现听诊间歇，所测值偏低。③听血压时，在动脉音初出现的压力水平以下 10～40 mmHg 出现一个无音阶段，即为听诊间歇。可误将听诊间歇以后出现的动脉音误认为柯氏音第一相。听诊间歇多见于高血压动脉硬化性心脏病、主动脉瓣狭窄等。④肥胖患者即使使用标准宽度袖带，血压读数仍偏高，此与部分压力作用于脂肪组织有关。

（2）超声波测量血压法：将超声探头放置于动脉搏动处，传递动脉壁搏动经换能器转换间接测量血压的一种方法。此法适用于婴儿麻醉，但在临床中应用并不广泛。

间接血压监测的正常值随年龄、性别、精神状态、体位和活动情况而变化。临床中间接血压测量的动脉血压组成如下。①收缩压：主要代表心脏收缩力和心排血量；②舒张压：主要与冠状动脉血流有关，因为冠状动脉灌注压＝舒张压＝肺毛细血管楔压；③脉压：为收缩压与舒张压的差，正常值为 4～5.3 kPa（30～40 mmHg），代表每搏量和血容量；④平均动脉压：是心动周期的平均血压。

（3）自动连续无创血压计：过去连续测压主要依赖动脉置管的直接测压，近年来在无创法中突起了一支新军，它可以使用无创法自动连续地测量动脉血压。目前主要有 3 项技术：① Penaz 测定法；②动脉张力测量法；③动脉波推迟检出法。

2. 有创直接动脉测压法

（1）适应证：①严重创伤和多脏器功能衰竭，以及其他血流动力学不稳定患者的手术；②大量出血患者手术，如巨大脑膜瘤切除和海绵窦瘘修复术；③各类休克患者的手术。严重高血压、危重患者手术；④术中需进行血液稀释、控制性降压的患者；⑤低温麻醉的患者；⑥需反复抽取动脉血做血气分析等检查的患者。

（2）禁忌证：① Allen 试验阳性者禁行同侧桡动脉穿刺；②局部皮肤感染者更换测压部位；③凝血功能障碍者为其相对禁忌证。

（3）置管部位：虽然动脉压随血管分支而逐渐降低，但在大血管内的压力下降极小，所以理论上任何一支管径大于 3 mm 的动脉血管都可作为监测部位，如桡动脉、尺动脉、肱动脉、腋动脉、股动脉、足背动脉、颞动脉等。

（4）桡动脉穿刺：桡动脉穿刺途径常选用左侧桡动脉。在腕部桡侧腕屈肌腱的外侧可清楚地摸到桡动脉搏动。由于此动脉位置浅表、相对固定，因此穿刺插管比较容易。桡动脉穿刺测压前需常规进行 Allen's 试验，以判断尺动脉掌浅弓的血流是否足够。

①工具。a. 聚四氟乙烯套管针：成人选用 18～20 G，小儿选用 22～24 G；b. 固定前臂用的托手架及垫高腕部用的垫子（或纱布卷）；c. 消毒用棉球、碘酒、乙醇；d. 冲洗装置：包括接压力换能器的 DOM、三通开关、延伸连接管及输液器和加压袋等，用每毫升含肝素 2～4 个单位的生理盐水冲洗，以便保持测压系统通畅；e. 电子测压系统。

②操作方法。a. 患者仰卧，左上肢外展于托手架上，腕部垫一纱布卷，使腕背伸，拇指保持外展。常规消毒铺巾，清醒患者在腕横线桡动脉搏动的表面用少量局麻药做浸润麻醉，直达血管两侧，以预防穿刺时发生动脉痉挛。b. 定位：在桡侧屈肌腱和桡骨下端之间纵沟中，桡骨茎突上下均可摸到搏动；术者扪及桡动脉搏动，食指在远端轻轻牵拉，穿刺点在搏动最明显处的远端 0.5 cm。c. 套管针与皮肤呈 45°，对准中指摸到的桡动脉搏动方向，当针尖接近动脉表面时刺入动脉，直至针尾有鲜红的血流溢出为止；然后将穿刺针尾压低至 10°，向前推动穿刺针 1～2 mm，使穿刺针尖完全进入动脉管腔；将套管送入动脉，抽出针芯，即穿刺成功。d. 如无血流出，将套管压低呈 30° 进针，并将导管缓缓后退，直至尾端有血畅流为止，然后将导管沿动脉平行方向推进。e. 排尽测压管道通路中的空气，边冲边接上连接管，装上压力换能器和监测仪，调整好零点，加压袋压力保持 26.6 kPa（200 mmHg）。f. 将穿刺针用胶布固定于腕部，以防针滑出。去除腕下垫子，用肝素盐水冲洗 1 次，保持导管畅通，或以每分钟 2～4 滴的速度连续冲洗管道。

③动脉压波形的变化及意义：在不同的动脉段记录血压时，可以看到从主动脉到外周小动脉，收缩压逐渐增高而舒张压逐渐降低，平均压也逐渐降低。这是由于动脉波动沿动脉管壁传导过程中在动脉分支处发生折返与后来的动脉波发生叠加的结果。另外，通过动脉波形可以粗略估计循环状态。在心室快速射血期，动脉血压迅速上升，管壁被扩张，形成动脉波形的上升支。上升支的斜率和幅度受心排血速度、心排血量和大血管弹性的影响。心排血速度快、心排血量大，则上升支的斜率和幅度增大；大动脉硬化时其弹性贮器作用减弱，上升支的斜率和幅度也增大。在心室射血后期，射血速度减慢，进入大动脉的血量少于流至外周的血量，大动脉开始回缩，动脉血压也逐渐降低，形成动脉波形的前段。随后心室舒张，动脉血压继续下降形成下降支的其余部分。在舒张期，由于主动脉瓣的关闭，在下降支中形成一个切迹。动脉波形下降支的形态可大致反映外周阻力的大小。外周阻力大时，下降支下降速度较慢，切迹位置较高；而外周阻力小时，下降支的下降速度较快，切迹位置较低。在主动脉瓣关闭不全时，动脉波形的上升支和下降支速度均增快，切迹不明显或消失。

④影响直接动脉压测定准确性的因素如下。a. 动脉留置针的位置不当或堵塞。当留置针针尖端贴壁或管腔内血栓形成导致管腔部分堵塞时，动脉波形的收缩压明显下降，平均压变化较小，波形变得平坦。如管腔完全堵塞，波形消失，此时由于肝素冲洗液袋中的压力作用于压力传感器，使其显示的压力逐渐增高。因此，在压力监测时，观察压力数据的同时，应观察压力波的形态，出现波形形态异常应及时查找原因，并予以及时排除。b. 压力传递和转换系统：动脉压力波是由不同频率的压力波组成的复

合波，其频率范围一般为 1～30 Hz，大部分波的频率在 10 Hz 以内。如何真实和准确地将这些波传递至传感器并将其全部有效地转换成电信号，有赖于压力传递和转换系统的材料和组成。任何一个物体都有其固有频率，当压力测定系统的固有频率在动脉压力波的频率范围内时，由于共振作用使测得的压力增高。压力套装内充填的液体对压力波动有消减作用，其指标用 ξ 表示。ξ 的最佳值为 0.4～0.6，ξ 值过小使测得的收缩压偏高（大于 2～4 kPa）；而 ξ 值过大可过低估计收缩压和过高估计舒张压。平均动脉压对固有频率和 ξ 的变化相对不敏感。在临床实践中可通过快速充压试验来测定测压系统的固有频率和 ξ。一般临床所用压力套装的固有频率为 20～40 Hz。坚硬的管壁、最小体积的预充液体、尽可能少的三通连接和尽可能短的动脉延长管均可提高测定的准确性。管道内的气泡可降低系统的固有频率。目前的大多数厂家都使用高频波滤过技术以排除高频电信号的干扰。c. 传感器和仪器故障：在测定过程中有时会由于传感器和仪器故障使压力突然发生改变而导致临床上的慌乱，此时首先应结合其他指标，快速估计患者临床状态，同时观察传感器的平面和快速重新调整零点，判断传感器和仪器工作状态，最终作出判断，切勿盲目处理导致意外。

⑤临床并发症：置管远端动脉栓塞是最主要的并发症，定时用肝素盐水冲洗管道或采用连续冲洗压力套装可减少这一并发症发生。另外血管周围的神经损伤也是操作并发症之一。

（二）中心静脉压监测

中心静脉压（central venous pressure，CVP）是位于胸腔内的上、下腔静脉或右心房内的压力。CVP 监测在临床上应用广泛，是评估血容量、右心前负荷及右心功能的重要指标。

1. 适应证

主要适应证有：①休克、脱水、失血、血容量不足等危重患者的手术麻醉；②颅内较大、较复杂的手术；③术中需大量输血、血液稀释的患者；④麻醉手术中需施行控制性降压、低温的患者；⑤心血管代偿功能不全或手术本身可引起血流动力学显著变化的患者，如施行脑膜瘤、脑动脉瘤、脑室和脑干肿瘤手术的患者；⑥脑血管舒缩功能障碍的患者。

2. 禁忌证

主要包括：①凝血功能严重障碍者避免进行锁骨下静脉穿刺；②局部皮肤感染者应另选穿刺部位；③血气胸患者避免行颈内及锁骨下静脉穿刺。

3. 置管部位

围手术期监测 CVP 最常用的部位是右侧颈内静脉，因为其解剖位置较固定，在头部易于接近，操作成功率高，并发症少。左侧颈内静脉为第二位选择，因为其置管到位率低，并发症多（胸导管损伤、左胸膜顶穿破等）。在缺血性脑血管病，疑有颈动脉狭窄和施颈动脉内膜剥脱术的患者，宜选用锁骨下静脉或股静脉穿刺插管。

4. 操作方法

（1）颈内静脉穿刺插管。

①解剖特点：颈内静脉从颅底颈静脉孔内穿出，在胸锁关节处与锁骨下静脉汇合成无名静脉入上腔静脉。在颈部颈内静脉全程由胸锁乳突肌覆盖。上段颈内静脉位于颈内动脉后侧、胸锁乳突肌胸骨头内侧；中段位于颈内与颈总动脉前外侧下行、胸锁乳突肌锁骨头前缘的下面；下段位于胸锁乳突肌胸骨头与锁骨头构成的颈动脉三角内。右侧胸膜圆顶较左侧低，右侧颈内静脉的穿刺点到乳头的连线几乎与颈内静脉的走行平行。另外，右侧颈内静脉比左侧粗，容易穿刺，且不会有穿破胸膜和胸导管之危险，故临床上多选右侧颈内静脉穿刺插管。

②穿刺工具：18 G 穿刺针，16 G（成人用）单腔套管针（长约 15 cm），J 型导引钢丝（长 30～45 cm），中心静脉导管。

③穿刺入路：依据颈内静脉与胸锁乳突肌之间的相互关系，可分别在胸锁乳突肌的前、中、后 3 个方向进针。临床中以中间入路较为常用。

④操作技术：患者取去枕平卧位，头后仰并转向穿刺对侧。常规消毒、铺巾，清醒患者施以局麻后穿刺。a. 中间入路：穿刺点定位于胸锁乳突肌下端胸骨头和锁骨头与锁骨上缘构成三角的顶点、环状

软骨水平处。此点位置高,偏离颈动脉,较为安全。左手食指定点,右手持针,进针方向与胸锁乳突肌锁骨头内缘平行,针尖对准乳头,指向骶尾外侧,针轴与额平面呈45°~60°,进针深度与患者颈部长短和胖瘦有关,瘦小、短颈和小儿患者较表浅,一般为2.5~3.5 cm,针尖不宜超过锁骨,边进针边抽回血,抽到静脉血后,减小穿刺针与额平面角度(为30°)。当血液回抽和注入通畅时,固定穿刺针,将套管针外套管插入颈内静脉,或插入导引钢丝,经钢丝置入导管。一般成人从穿刺点到上腔静脉右心房开口处约10 cm,回抽血液通畅,用肝素生理盐水冲洗,接上中心静脉测压装置测压或输液,用导管固定夹固定好,覆盖敷料。此法穿刺易成功,可经导管快速输液、输血或给药;并发症少,相对较安全,并可经导管鞘插入肺动脉漂浮导管。b. 前入路:穿刺点定位于胸锁乳突肌中点,针干与额平面呈30°~45°,针尖指向乳头,在胸锁乳突肌中段后面进入颈内静脉。此路进针基本上可避免发生气胸,但易误伤颈总动脉,故在穿刺时操作者应用左手中、食指在中线旁开约3 cm处(胸锁乳突肌前缘)向内推开颈总动脉。可减少误伤发生。c. 后入路:穿刺点定于胸锁乳突肌的外侧中、下1/3交点或锁骨上2~3横指处。穿刺时肩部垫高,头尽量转向对侧,针干一般保持水平位,进针方向在胸锁乳突肌的后面指向胸骨柄上窝。此法进针不宜过深,否则易损伤颈总动脉。

(2)锁骨下静脉穿刺插管。

①锁骨下静脉的解剖特点:锁骨下静脉是腋静脉的延续,起于第一肋骨的外侧缘,成人长3~4 cm,直径为1~2 cm。其前面为锁骨内侧缘,后面为前斜角肌,下面是第一肋骨上缘。锁骨下静脉越过第一肋上表面,然后向内、向下和轻度向前跨越前斜角肌,与颈内静脉汇合。静脉最高点在锁骨中点略向内侧,此处静脉上缘可高出锁骨上缘。左侧位时锁骨下静脉位于锁骨下动脉的前方略向下,其间有厚0.5~1 cm的前斜角肌分开,从而使穿刺时损伤锁骨下动脉的机会减少。

②进针入路:文献报道经锁骨上或锁骨下有7种径路可用于锁骨下静脉穿刺。临床中较常采用锁骨下入路。

③锁骨下入路穿刺方法:患者取仰卧位,去枕头低15°。穿刺点位于锁骨中、内1/3交界处下方1 cm,右手持针保持注射器和穿刺针与额面平行,左手示指放在胸骨上凹处定向,穿刺针指向内侧稍上方,紧贴在锁骨后,对准胸骨柄上切迹进针。进针深度一般为3~5 cm,穿刺针进入静脉后即可抽到回血。旋转针头使斜面朝向尾侧,以便导管顺利转弯,通过头臂静脉进入上腔静脉。此法优点为:可长时间留置导管,导管容易固定护理,颈部活动不受限制等。其缺点为:并发症多,容易穿破胸膜,有出血和血肿时不易压迫止血。

④锁骨上入路穿刺方法:患者仰卧,垫高肩部,头转向对侧,尽量挺露出锁骨上窝。穿刺点位于胸锁乳突肌锁骨头外侧缘、锁骨上约1 cm处,针干与锁骨呈45°,针干保持水平或略向前偏15°指向胸锁关节进针,通常进针1.5~2.0 cm即可进入静脉。此法进针方向偏离锁骨下动脉与胸膜,因此安全性好,穿刺成功率较颈内静脉高。而且可长时间置留导管,导管容易固定和护理,颈部活动不受限制。

5. CVP压力波形的组成

CVP基本反映右心房内压的变化,一般由a、c、x、v、y 5个波组成。

(1)a波:位于ECG的P波之后,反映右心房收缩功能,其作用是在右心室舒张末期向右心室排血。

(2)c波:位于QRS波之后,是由于右心室收缩,三尖瓣关闭并向右心房突入,而导致右心房压一过性增高。

(3)x波:在c波之后,随着右心室的继续收缩,右心房开始舒张,使右心房压快速下降所致。

(4)v波:位于x波之后,是由于右心房舒张,快速充盈的结果。

(5)y波:位于v波之后,是由三尖瓣开放,右心房血快速排空所至。

6. CVP压力波形变化的临床意义

(1)在窦性心动过速时,a、c波融合;心房纤颤时a波消失。

(2)在右心房排空受阻,如三尖瓣狭窄、右心室肥厚、急性肺损伤、慢性阻塞性肺疾病、肺动脉高压时,a波增大;三尖瓣反流时v波增大。

(3)右心室顺应性下降时a、v波增大。

（4）在急性心包填塞时 x 波变陡峭，而 y 波变平坦。

7. 临床并发症

误穿动脉导致血肿。一般误穿动脉时，拔出针头压迫 5～10 min 可减少血肿的发生。左侧颈内静脉穿刺时易误伤颈动脉窦、胸导管和胸膜顶。另外如操作不熟练还可损伤臂丛神经、膈神经和颈段脊髓。在置管过程中，如导引钢丝或导管放置过深进入右心房或右心室可导致心律失常。操作不当或长时间留置导管可导致导管周围局部或全身感染。

四、肺循环监测

（一）肺动脉漂浮导管的放置

肺循环的监测一般是通过放置肺动脉漂浮导管来完成的。漂浮导管一般通过颈内静脉或锁骨下静脉在压力波形的指导下放入。

（二）通过漂浮导管可获得的临床信息

1. 直接获得的信息

包括肺动脉收缩压、舒张压、平均压、肺毛细血管嵌顿压、右心房内压、右心室内压、心输出量。在一些特殊的漂浮导管还可连续测定混合静脉血氧饱和度。

2. 间接获得的信息

包括心指数，体、肺循环阻力，左、右心室做功指数，每搏指数，混合静脉血气，全身氧供、氧耗及氧摄取率，肺内或心内分流等。

（三）如何判断导管的正确位置

导管尖端进入肺动脉后在压力显示屏上可出现典型的肺动脉压力波形，导管继续进入可出现嵌顿波（随呼吸波动，类似中心静脉波），放开气囊后出现典型的肺动脉波。此时缓慢向气囊充气，同时观察压力波形改变，当充气至给定体积时（一般成人的漂浮导管为 1.5 mL，小儿漂浮导管为 0.5～1.0 mL）应正好出现嵌顿波，否则应调整位置。

除导管深度外，导管尖端在肺内的位置对测定结果影响也较大。由于导管是通过血流冲击而到达肺动脉远端的，因此其常位于血流丰富的肺区域，只有导管尖端所在的肺血管内压较少受肺泡内压影响时，所测结果才比较准确。在临床如果发现下列情况，表明导管尖端不在最佳肺区域：①肺动脉嵌顿压大于肺动脉舒张末压；②肺动脉嵌顿压曲线为一直线；③在使用 PEEP 时，肺动脉嵌顿压增加大于 50% 的 PEEP 值；④当导管嵌顿时从尖端的孔内不能回抽出血液；⑤在侧位胸片上导管尖端应位于左心房水平以下。

（四）并发症和注意事项

临床调查表明，在使用漂浮导管监测时可发生许多并发症，现在将其归为 3 类：穿刺并发症、置管并发症和使用中的并发症。

1. 穿刺并发症

使用漂浮导管监测时穿刺并发症与 CVP 监测相似。

2. 置管和拔管并发症

在置管和拔管过程中，漂浮导管要通过右心房、三尖瓣、右心室、肺动脉瓣和肺动脉，在其行进过程中可损伤上述结构，导致心律失常，传导阻滞，瓣膜、心肌和肺动脉穿孔，甚至导管在心腔内打结。而上述并发症是难以预计和避免的，临床应用中应高度警惕。

3. 漂浮导管使用中的并发症

在使用过程中，最严重的并发症是肺动脉破裂和出血，这一般是由于导管插入过深和气囊过度充气所造成的。临床应在压力波形监测下指导充气，且充气持续时间一般不应长于 30 s，在心功能不全和肺动脉高压的患者应尽量缩短充气时间。另外，导管壁血栓形成、肺栓塞、感染、心内膜炎可见于长期留置导管的患者。

由于漂浮导管在使用上的局限性和高的并发症发生率，其临床使用价值越来越小，而逐渐被 TEE 等其他技术所取代。

五、混合静脉血氧饱和度监测

混合静脉血氧饱和度（SvO_2）可以反映组织氧摄取情况，可通过计算动-静脉氧分压差来估计心排血量（CO）。20世纪80年代初曾在漂浮导管的基础上加上光纤部分做SvO_2测定，现已与连续心排血量测定（CCO）同时进行。

（一）SvO_2的生理和病理生理

氧运输量决定于氧含量（CaO_2）与CO，而CaO_2的变化一般不会太大，因此CO是氧运输的主要决定因素。机体的氧耗量（VO_2）可以从动脉血CaO_2减去静脉血的氧含量（CvO_2）估算。由于血中氧溶解量很少，故氧含量主要是血红蛋白（Hb）结合的氧量。影响VO_2的因素有3种：血红蛋白量、动脉血氧饱和度（SaO_2）及CO。机体的代偿机制有两个，第一是增加CO；第二是从毛细血管中摄取更多的氧。正常的SaO_2为97%，动静脉血氧饱和度差为22%，而心功能有很大的代偿潜力。正常人在活动时可以通过增加CO来供氧，同时组织摄取氧量也有所增加，所以运动时SvO_2可以下降至31%，动静脉血氧饱和度差可以从22%增加到66%。血红蛋白量下降也是影响VO_2的一个因素，贫血患者常常是通过增加CO来代偿。如SaO_2下降至38%，VO_2仍通过代偿而维持正常。所以在慢性肺部疾患中，虽然PaO_2及SaO_2较低，也可能不发生乳酸酸中毒。

（二）SvO_2监测技术

在肺动脉漂浮导管内安装光导纤维即成为能够持续监测SvO_2的光纤肺动脉导管。早期监测仪采用两个波长的光束（660 nm和805 nm），测出的结果呈两条弧形曲线，经过微机处理才使其成为一条平滑的曲线，但其值常较标准值高。目前连续心排血量加SvO_2测定的导管仍采用两个光束，并改用丙烯酸系纤维，不吸水，不会引起漂移。同时在曲线拟合方法采用分段法，其精确度有所提高。

（三）影响SvO_2的因素

SvO_2的变化主要取决于4个因素：CO、SaO_2、血红蛋白和全身耗氧的变化，凡是影响此4种因素的各种原因均能引起SvO_2的明显改变（表7-4）。

表7-4 引起SvO_2改变的常见原因

$S\bar{v}O_2$的改变	产生机制	原因
增高	氧供增加	心排血量增加。吸入氧浓度提高
（80%~90%）	氧耗减少	低温、脓毒血症、麻醉状态，应用肌松药
减少	氧供减少	贫血、心排血量降低（低血容量、心源性休克）、低氧血症（通气不足、窒息、通气血流比失调、肺内分流、心内右向左分流、肺水肿）
（<60%）	氧耗增加	发热、寒战、抽搐、疼痛、活动增多

增高（80%~90%）或减少（<60%）氧供增加氧耗减少或氧供减少氧耗增加心排血量增加，吸入氧浓度提高、低温、脓毒血症、麻醉状态、应用肌松药贫血、心排血量降低（低血容量、心源性休克）、低氧血症（通气不足、窒息、通气血流比失调、肺内分流、心内右向左分流、肺水肿）、发热、寒战、抽搐、疼痛、活动增多。

（四）麻醉中连续监测SvO_2的意义

1. 连续反映CO的变化

影响SvO_2的四个因素中，全身耗氧量、SaO_2和Hb在短时间内一般是相对恒定的。所以，短时间内SvO_2的变化一般直接反映了CO的变化。

2. 反映全身供氧和耗氧之间的平衡

正常的SvO_2值（60%~80%）正好在血红蛋白氧离曲线的陡直段。因此，决定$SvO_2$4个因素中任一因素的微小变化能在SvO_2值上明显地反映出来，所以连续监测SvO_2有助于麻醉医师有效地防治组织缺氧。

3. 确定输血指征

手术中和手术后，在CO、体温和SaO_2相对稳定时，SvO_2反映了Hb浓度是否能满足血液向组织供氧，从而帮助医护人员确定输血的必要性。现在欧美国家输血指征一般为SvO_2<50%，Hb<70 g/L。

六、组织循环的监测

早期发现和预防组织缺血、缺氧是循环监测的主要目的之一，但目前还没有一种理想的早期发现组织缺血、缺氧的方法。静脉血气、血乳酸测定虽然在一定程度上可反映组织缺血、缺氧情况，但还不够及时和准确。SvO_2虽然能连续实时反映组织氧的摄取情况，但它不能直接反映组织是否缺血、缺氧。远红外分光光度法可实时连续观察组织氧的供应，但仅限于被观察的局部。目前临床比较可靠的早期观察组织缺血、缺氧的方法有氧供-氧耗法（DO_2I-VO_2I）和胃肠张力计法（Tonometry）。

（一）氧供-氧耗法

氧供（DO_2I）= CI × （Hb × 13.4 × SaO_2 + 0.003 × PaO_2）

氧耗（VO_2I）= CI × [Hb × 13.4 × （SaO_2 - SvO_2）+ 0.003 × （PaO_2 - PvO_2）]

DO_2I正常值为400~600 mL/（min·m²）。VO_2I正常值为150~220 mL/（min·m²）。

在正常状态下人体DO_2I与VO_2I存在一定的关系，当DO_2I在一定范围变动时机体通过增加氧摄取率以保持VO_2I恒定，机体无缺氧。当DO_2I降至一定值（氧供临界值）时，机体VO_2I随DO_2I的下降而下降，缺氧敏感组织出现缺氧，机体存在氧债，此期被称为氧供依赖期。临床通过增加DO_2I观察VO_2I的改变来早期发现患者是否有氧债。在患者代谢率或氧需求相对稳定的情况下，通过治疗增加DO_2I后，患者的VO_2I随之增加，表明患者在治疗前存在组织缺氧。如增加DO_2I后，患者的VO_2I维持不变，说明患者不存在组织缺氧，不需要增加DO_2I。

（二）胃肠张力计法

胃肠道血管网的解剖学特点使其成为对全身缺血、缺氧最敏感的器官。当人体发生缺血、缺氧时（如各种休克），胃肠道血管首先收缩和动静脉短路开放，以保证重要脏器的血液供应，其结果导致胃肠道黏膜缺血、缺氧，无氧代谢增加，其生成的乳酸与HCO_3^-中和形成大量CO_2。同时由于胃肠道血流减少，生成的CO_2不能快速通过血流带走，其黏膜内CO_2浓度增加并向胃肠道内扩散，使其腔内CO_2增加。基于这一原理，Fiddian Green建立了胃张力计法监测胃黏膜缺血。其利用一特制带硅胶囊的导管，将其放入胃腔，从导管向囊内注入2~3 mL的生理盐水，待平衡60~90 min后抽取盐水测其CO_2浓度，用Henderson-Hasselbalch方程[pH = 6.1 + 1 g（HCO_3^-）/（$PiCO_2$×0.03），式中HCO_3^-为动脉血碳酸氢根浓度，$PiCO_2$为胃内CO_2浓度]求出胃黏膜内的pH值，以此值预计胃黏膜应激性溃疡的发生。以后此方法被越来越多用于监测临床早期组织缺氧，并指导治疗和判断预后。胃黏膜内pH > 7.35者无明显组织缺血缺氧，预后明显好于胃黏膜内pH < 7.35者。但此方法平衡时间长，且有时动脉血HCO_3^-并不能代替胃黏膜内HCO_3^-所以在一些临床状态下不能准确反映机体的真实改变。

第八章 普胸外科手术的麻醉

麻醉学的进步极大地推动了胸部手术的发展，使该手术领域不断扩大且安全性提高。胸部手术涉及呼吸、循环和消化三大系统，包括心脏、胸内大血管、肺、食管、纵隔和胸壁等部位的手术，有时还需胸、腹联合进行手术，所以由此引起的机体病理生理改变远较其他部位的手术为甚，而患者复杂的病情也增加了麻醉管理的难度，因此胸部手术麻醉要另立章节讨论，且麻醉医师实施麻醉时应充分考虑到胸部手术相关的一系列病理生理改变，包括体位改变（侧卧位）、打开胸腔（开放性气胸）以及单肺通气引起的生理紊乱。

第一节 剖胸和侧卧位对呼吸循环的影响

一、侧卧位

侧卧位手术入路为肺、胸膜、食管、胸腔内大血管、纵隔，以及胸椎等部位手术提供了最佳视野，但这种体位可以明显地改变正常的肺通气/血流比。麻醉诱导、机械通气、神经肌肉阻滞、打开胸腔及手术挤压等均可加重对肺通气/血流比的影响。虽然下肺受血流因素影响明显，但通气却更青睐于血流相对减少的上肺。肺通气/血流比的明显异常可增加低氧血症的发生率。

二、清醒状态

在自主呼吸的条件下，患者从仰卧位转变为侧卧位时，通气/血流比可维持正常。与上肺相比，下肺的血流和通气均增加，血流增加是重力作用的结果，而通气增加的原因有：①由于下肺较多地分担了腹腔内容物的重量，使膈肌在胸腔内的位置较高（与上侧膈肌相比），从而能够更有效地收缩。②下肺则位于肺顺应性曲线更陡直处，顺应性较高。

三、麻醉诱导

麻醉诱导后引起功能残气量降低，使上肺的顺应性位于顺应性曲线更陡直处，而下肺顺应性降低。因此，麻醉后上肺较下肺通气好，而下肺血流持续增加，导致通气/血流比异常。

四、正压通气

由于麻醉后上肺顺应性高于下肺，故正压通气对上肺影响明显。神经肌肉阻滞可通过腹腔内容物使膈肌下部上升，进一步妨碍下肺通气。采用质地坚硬且使患者保持侧卧位的体位固定物也限制了下部胸腔的活动。打开胸腔后，更加重了两肺顺应性的差异，因为对上肺活动的限制减少了。所有这些因素均加重了通气/血流比异常并导致低氧血症。

五、开胸

正常情况下，双肺在胸内负压的作用下保持膨胀状态，胸内负压是肺弹性回缩力和胸壁膨胀趋势共同作用的结果。一侧胸腔被打开后，胸腔内负压消失，肺弹性回缩力使该侧肺塌陷。侧卧位下开放性气胸的患者，自主呼吸时可出现矛盾呼吸和纵隔摆动，这两种异常现象可引起进行性低氧血症和高碳酸血症。但在全身麻醉和开胸手术时选用正压通气可克服这两种现象带来的不利效应。

六、纵隔摆动

侧卧位自主呼吸时，吸气使下侧胸腔负压增加，而开胸侧胸腔负压消失，结果导致吸气时纵隔下移，呼气时纵隔上移。纵隔摆动的主要结果是减少了下肺对潮气量的贡献。开胸患者自主呼吸时亦可导致两肺之间出现矛盾呼吸。吸气时，两肺的压力差增加，上肺的气流经隆突进入下肺；而呼气时，气流方向逆转，由下肺进入上肺。

七、单肺通气

手术侧肺塌陷有利于大多数外科手术操作，但使麻醉管理变得复杂。因为塌陷肺组织虽然已无通气但仍有血流灌注，结果患者产生大量右向左肺内分流（分流比例达20%~30%）。在单肺通气过程中，由于来自塌陷肺的未氧合血和通气肺的氧合血混合，肺泡-动脉血氧分压差增加，并常常导致低氧血症。但由于低氧性肺血管收缩（HPV）和手术对肺组织的挤压作用均可使非通气侧肺血流减少，在一定程度上降低了右向左分流的比例。

目前已知的抑制低氧性肺血管收缩并加重右向左分流的因素有：①肺动脉压过高或过低。②低碳酸血症。③混合静脉血氧分压过高或过低。④使用血管扩张剂，如硝酸甘油、硝普钠、β受体阻滞剂及钙通道阻滞剂。⑤肺部感染。⑥吸入麻醉剂。

减少通气肺血流灌注的因素同样可加重右向左分流，这些因素通过间接地增加塌陷肺的血流，抑制了低氧性肺血管收缩作用。这些因素有：①呼气末正压、过度通气或吸气峰压增高等引起通气肺气道压增高。②氧流量过低，使通气肺出现低氧性肺血管收缩。③使用血管收缩剂，血管收缩剂对氧张力正常的血管收缩作用强于低氧张力血管。④由于呼气时间过短引起自发性呼气末正压。

单肺通气时如果能维持双肺通气时的分钟通气量，则一般不会发生二氧化碳蓄积；动脉血的二氧化碳分压也不会出现明显改变。

第二节　肺隔离技术

肺隔离（lung isolation）技术在胸外科麻醉中具有里程碑的意义，该技术的出现使胸外科手术取得长足进步。

一、肺隔离的指征

肺隔离技术的应用范围广泛，从为胸内手术操作创造理想的手术野到严重肺内出血的急症抢救，都需要应用肺隔离技术。通常把肺隔离的应用指征笼统地分为相对指征与绝对指征。肺隔离的相对指征指为方便手术操作而采用肺隔离的情况，包括全肺切除、肺叶切除、肺楔形切除、支气管手术、食管手术等。肺隔离的绝对指征系需要保证通气，防止健肺感染等情况，包括湿肺、大咯血、支气管胸膜瘘、单侧支气管肺灌洗等。但这种分法并不理想，实际应用中很多相对指征会演变为绝对指征。如手术中意外发生导致必须使用肺隔离技术时相对指征就成为绝对指征。

最初应用肺隔离技术的主要目的是保护健肺，但目前肺隔离技术应用的主要目的在于方便手术操作，因此，不仅肺手术需要肺隔离，胸内其他器官的手术也需要肺隔离。

二、肺隔离的禁忌证

肺隔离并无绝对禁忌，但临床实践中有些情况不宜使用肺隔离技术。如存在主动脉瘤时插入双腔管可造成动脉瘤的直接压迫，前纵隔肿物存在时插入双腔管可造成肺动脉的压迫。理论上，插入双腔管时误吸的可能增加，因此，饱胃患者应谨慎使用双腔插管。

三、肺隔离的方法

临床上使用的肺隔离方法很多，包括双腔管、支气管堵塞、Univent 管、单腔支气管插管等。各种技术有各自的优缺点，应根据患者病情与手术需要分别选用。

（一）双腔管

1949 年 Carlens 发明的双腔管使肺隔离技术获得飞跃。20 世纪 50 年代末，Robertshaw 对 Carlens 双腔管进行改进，发明了右侧支气管插管。20 世纪 80 年代，聚氯乙烯导管代替了橡胶导管。制造技术的改进逐渐扩大了双腔管的用途，但双腔管至今仍存在一些缺陷，如定位困难需支气管镜辅助定位，右侧支气管插管易移位。

由于双腔管横截面呈卵圆形，不宜以直径反映其规格。目前以双腔管周长与相同周长单腔管的尺寸表示双腔管的规格。临床上女性身高 160 cm 以下者选择 35 F 双腔管，身高 160 cm 以上者选择 37 F 双腔管。男性身高 170 cm 以下者选择 39 F 双腔管，身高 170 cm 以上者选择 41 F 双腔管。除身高外，选择双腔管还应考虑患者体形。

双腔管的插管方法与气管内插管方法基本相同。检查套囊后先将导管充分润滑，喉镜暴露声门后支气管斜口向上插入声门，支气管套囊经过声门后左侧双腔管逆时针旋转 90°，右侧双腔管顺时针旋转 90°，推进导管至预计深度插管即初步成功。一般身高 170 cm 的成人患者导管尖端距门齿 29 cm，身高每增减 10 cm 插管深度相应增减 1 cm。聚氯乙烯导管与橡胶导管的设计不同，推进导管时不宜以遇到阻力为插管初步成功，聚氯乙烯导管推进中遇到阻力时可能造成肺叶、肺段支气管插管或支气管损伤。插管初步成功后应明确导管位置。

常用快速确定双腔管位置的方法包括听诊与支气管镜检查。听诊分三阶段进行。第一步确定气管导管的位置［图 8-1（1）］。即双肺通气时将主气管内套囊适当充气，听诊双肺均有呼吸音。若双肺呼吸音不一致，气道阻力大，表明双腔管插入过深，应后退 2～3 cm。第二步确定支气管导管的位置［图 8-1（2）］。夹闭气管腔接口并使气管腔通大气，将支气管套囊充气，听诊确认单肺通气。开放气管腔接口行双肺通气，听诊双肺呼吸音清晰。第三步确定隔离效果［图 8-1（3）］，分别钳夹气管腔与支气管腔接口，听诊单肺呼吸音确定隔离效果。听诊法可快速诊断双腔管位置不良，但不能发现肺叶支气管堵塞的情况。支气管镜是确定双腔管位置最可靠的方法。患者体位改变后应重复上述步骤重新核对双腔管位置。

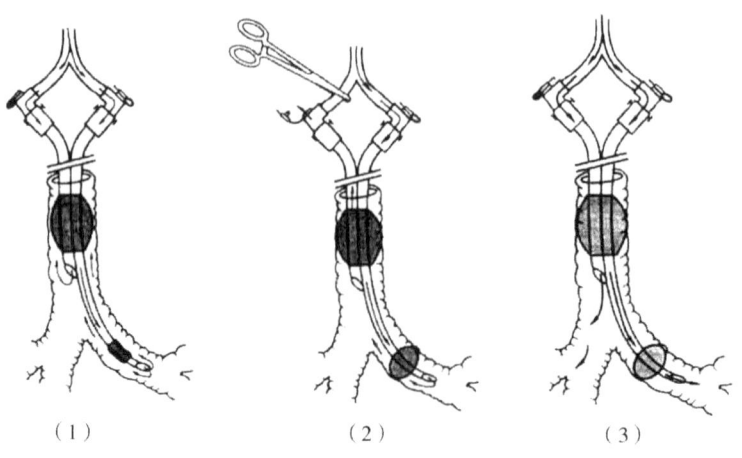

图 8-1 双腔管位置的确定

右侧双腔管插管易成功，左侧双腔管插管中易出现进入右支气管的情况。遇到这种情况后先将套囊放气，导管后退至距门齿 20 cm 处，将患者头右转 90°，同时将双腔管逆时针旋转 90° 再向下推进导管，导管易进入左侧支气管。左侧双腔管进入右侧支气管后的另一种处理方法是夹闭主气管通气，控制呼吸并后退导管，见到双侧胸廓起伏后将患者头向右侧旋转，导管同时逆时针旋转推进易使左侧双腔管进入左支气管。在上述方法不能奏效的情况下应使用支气管镜引导插管。

1. 左侧双腔管

左侧双腔管常见的有 Rusch、Mallinckrodt、Sheridan 三种，主要区别在套囊。Rusch 与 Mallinckrodt 管的套囊内压低于 Sheridan 管的套囊内压。这些导管行肺隔离时的套囊内压较低，在 15 ~ 20 cmH$_2$O 之间。套囊内容量 2 ~ 3 mL 即可完成隔离，套囊内容量超过 3 mL 才能完成隔离时应调整双腔管位置。左侧双腔管可能进入左肺上叶或下叶的叶支气管，通过支气管镜检查可排除这种可能。

2. 右侧双腔管

右侧双腔管常见的也有 Rusch、Mallinckrodt、Sheridan 三种，主要区别在于套囊设计。三种导管的共同特点是支气管套囊后导管侧壁有一侧孔，用于右上肺通气。右侧双腔管行肺隔离时套囊内压较高，约 40 ~ 49 cmH$_2$O，但低于 Univent 管的套囊内压。右侧双腔管插入过深易导致右上肺不张。

与其他肺隔离技术相比，双腔管具有以下优点：①利于对双肺进行吸引、通气，易行支气管镜检查。②肺隔离有效。双腔管的缺陷在于解剖变异时固定的导管设计不能发挥良好的隔离作用。

（二）Univent 管

Univent 管出现于 1982 年，系一单腔导管，导管前开一侧孔，其间通过一直径 2 mm 的支气管堵塞器，支气管堵塞器可在导管腔内前后移动。Univent 管的插管方法与普通单腔气管导管相同，暴露声门后，导管送入声门，导管尖端过声门后再将支气管堵塞器继续送入支气管，左侧支气管堵塞时将导管逆时针旋转 90°，右侧支气管堵塞时将导管顺时针旋转 90°，导管插入深度与普通气管导管相同。确认双肺呼吸音后插入支气管镜，在支气管镜辅助下将支气管堵塞器送入相应的支气管内，套囊充气后听诊确定肺隔离效果。支气管堵塞器套囊不充气时即施行双肺通气。为防止堵塞器移位，在改变患者体位前可将堵塞器插入支气管较深的部位。支气管堵塞器导管较硬，有时送入支气管较困难，以进入左支气管时为甚，可将堵塞器退回气管导管腔内，在支气管镜帮助下将气管导管送入支气管，将堵塞器送入支气管后再将气管导管退回主气管即可。

Univent 管的优点在于术后保留导管方便，双肺单肺通气转换方便，能用于小儿。但该管的支气管堵塞器套囊属高容量高压套囊。堵塞器导管硬，因此有穿破支气管的可能。在不需要肺隔离的情况下意外对堵塞器套囊充气可造成急性气道梗阻。Univent 管的应用范围广泛，但与双腔管相比仍有隔离效果不稳定之嫌。

（三）支气管堵塞

支气管堵塞法系将支气管堵塞囊通过单腔气管导管送入支气管实现肺隔离的一种技术。由于手术操作的影响，尤其在右侧支气管堵塞时易发生堵塞囊移位。堵塞囊移位不仅造成隔离失败，严重时可堵塞主气管与通气肺支气管造成窒息。支气管堵塞时非通气肺的萎陷需要气体缓慢吸收或手术医师挤压完成。支气管堵塞适于手术方案改变需要紧急肺隔离而双腔管插入困难的情况。支气管堵塞法隔离肺的主要缺陷在于不能对非通气肺进行正压通气、吸引等操作。

（四）支气管内插管

支气管内插管是最早应用的肺隔离技术，该方法将单腔气管导管通过一定手法送入支气管达到肺隔离的目的。右侧支气管内插管较容易，左侧支气管插管在患者头右转 90° 的情况下较易成功。支气管镜辅助下插管成功率高。右侧支气管插管易堵塞右上肺叶支气管。与支气管堵塞相似，这种肺隔离技术对非通气肺的控制有限。费用低是该技术的突出优点。

四、隔离通气（单肺通气）临床应用中的问题

单肺通气（one lung ventilation）使手术肺萎陷，不仅利于明确病变范围，创造安静的手术野，还利于减轻非切除部分肺的创伤。但单肺通气易因氧合不良造成低氧血症。

（一）单肺通气时导致低氧血症的原因

单肺通气时氧合不良的主要原因包括隔离技术机械性因素、通气肺本身的病变以及双肺的通气血流比失调。

隔离技术机械性因素包括双腔管或支气管插管位置不良影响通气，通气道被血液、分泌物或组织碎屑堵塞影响通气，通过调整插管位置与清理通气道可很快纠正这种通气不良。慢性肺疾患在单肺通气时气道内气体分布不均衡增加，小气道过早闭合易导致通气不良。单肺通气引起低氧血症的最主要原因是双肺的通气血流比失衡，影响因素包括体位、全身麻醉、开胸以及低氧性肺血管收缩。

1. 体位、全身麻醉与开胸的影响

清醒状态下侧卧位时，膈肌较低部位向胸腔弯曲明显，能更有效收缩。同时，胸膜腔压力梯度的改变也使下肺通气比上肺通气好。肺血受重力影响向下肺分布较多。由于上肺通气与血流均下降，下肺通气与血流均增加，因此，双肺的通气血流比变化不大。

麻醉后侧卧位时，肺血分布的模式依然是下肺占优势。但肺通气的模式与清醒时相反，上肺通气比下肺通气好。所以，麻醉后侧卧位时上肺通气好但血流不足，下肺通气不良但血流灌注良好，肺通气血流比的改变必然影响肺通气。

开胸后肺萎陷，肺泡通气明显减少，但开胸侧肺血流并未相应减少，造成开胸侧肺通气不足而血流灌注良好的情况，通气血流比的降低造成肺内分流。麻醉后非开胸侧肺受腹腔内容物、纵隔、重力的影响通气不良，而血流灌注相对较多，同样造成通气血流比的降低出现肺内分流。肺内分流使动脉血氧分压下降出现低氧血症。

2. 缺氧性肺血管收缩

缺氧性肺血管收缩是肺泡氧分压下降后肺血管阻力增加的一种保护性反应。表现为缺氧区域血流减少与肺动脉阻力的升高，使血流向通气良好的区域分布。缺氧性肺血管收缩使通气血流比失调缓解，肺内分流减少，因而低氧血症得到改善。单肺通气时缺氧性肺血管收缩在减少萎陷肺血流中起重要作用。

缺氧性肺血管收缩受生理因素、疾病状态与药物的影响。影响肺血管的因素同样影响肺血管收缩。充血性心衰、二尖瓣疾患、急慢性肺损伤等均可影响缺氧性肺血管收缩。钙离子通道阻断剂、硝酸盐类、硝普钠、β_2-受体激动支气管扩张剂、一氧化氮与吸入麻醉药均可抑制缺氧性肺血管收缩。缺氧性肺血管收缩抑制后低氧血症表现明显。

（二）单肺通气的管理

针对单肺通气时发生低氧血症的原因，单肺通气时采用以下措施可减少低氧血症的发生。

（1）单肺通气应维持足够的潮气量和较快的呼吸频率。为保证通气肺的完全膨胀，减少通气血流比值失调，单肺通气时潮气量应接近双肺通气时的潮气量，呼吸频率与双肺通气时的频率相同。

（2）提高吸入氧气浓度，甚至吸入纯氧可提高通气侧肺动脉血氧分压使肺血管扩张，通气侧肺血流增加不仅降低通气血流比值失调，还有利于更多地接受非通气侧肺因缺氧性肺血管收缩而转移过来的血流。

（3）对萎陷肺采用间断膨胀、高频通气或低压PEEP的方法可增加功能残气量，增加动脉氧合。

（4）充分的肌松使下侧肺与胸壁顺应性增大，防止通气侧肺的肺内压、气道压过高而减少血流。

（5）保持通气侧肺导管管腔和气道通畅，有分泌物、血液与组织碎屑时应及时清除。

（6）避免使用影响缺氧性肺血管收缩的血管活性药物。

对上述方法不能奏效的低氧血症采用纯氧短暂双肺通气可迅速纠正低氧血症。

五、肺隔离的并发症

肺隔离的主要并发症是气道创伤。防止气道创伤的主要措施为插管前详细的气道评估，选择适宜规格的导管，减小肺隔离时套囊内注气容量，仅在需要隔离时才对套囊充气，避免使用氧化亚氮以及插管时轻柔操作。

第三节　肺切除手术的麻醉

一、术前准备

肺切除术常用于肺部肿瘤的诊断和治疗，较少用于坏死性肺部感染和支气管扩张所引起的并发症。

（一）肿瘤

肺部肿瘤可以是良性、恶性，或者为交界性。一般情况下只有通过手术取得病理结果才能明确肿瘤性质。90%的肺部良性肿瘤为错构瘤，通常是外周性肺部病变，表现为正常肺组织结构紊乱。支气管腺瘤通常为中心型肺部病变，常为良性，但有时亦可局部侵袭甚至发生远处转移。这些肿瘤包括类癌、腺样囊性癌及黏液表皮样癌。肿瘤可阻塞支气管管腔，并导致阻塞远端区域反复性肺炎。肺类癌起源于APUD细胞，并可分泌多种激素，包括促肾上腺皮质激素（ACTH）、精氨酸加压素（AVP）等。类癌综合征临床表现不典型，有时更类似于肝转移征象。

肺的恶性肿瘤可分为小（燕麦）细胞肺癌（占20%，5年生存率为5%~10%）和非小细胞肺癌（占80%，5年生存率为15%~20%）。后者包括鳞状细胞癌（表皮样瘤）、腺癌和大细胞（未分化）癌。上述肿瘤均最常见于吸烟者，但腺癌也可发生于非吸烟者。表皮样瘤和小细胞肺癌常表现为支气管病变的中央型肿瘤；腺癌和大细胞肺癌则更多表现为常侵犯胸膜的周围型肿瘤。

1. 临床表现

肺部肿瘤的临床症状有咳嗽、咯血、呼吸困难、喘鸣、体重减轻、发热及痰液增多。发热和痰液增多表明患者已出现阻塞性肺炎。胸膜炎性胸痛或胸腔渗出表明肿瘤已侵犯胸膜；肿瘤侵犯纵隔结构，压迫喉返神经可出现声音嘶哑；侵犯交感神经链可出现霍纳综合征；压迫膈神经可使膈肌上升；如压迫食管则出现吞咽困难，或出现上腔静脉综合征。心包积液或心脏增大应考虑肿瘤侵犯心脏。肺尖部（上沟）肿瘤体积增大后可因侵犯同侧臂丛的C_7~T_2神经根分支，而导致肩痛和/或臂痛。肺部肿瘤远处转移常侵及脑、骨骼、肝脏和肾上腺。

肺癌尤其是小细胞肺癌，可产生与肿瘤恶性扩散无关的罕见症状（癌旁综合征），其发生机制包括异位激素释放及正常组织和肿瘤之间的交叉免疫反应。如果异位激素分泌促肾上腺皮质激素（ACTH）、精氨酸加压素（AVP）及甲状旁腺素，则分别会出现库欣综合征、低钠血症及低钙血症。Lambert-Eaton（肌无力）综合征的特征是近端性肌病，肌肉在反复收缩后肌力增强（不同于重症肌无力）。其他的癌旁综合征还有肥大性骨关节病、脑组织变性、周围性神经病变、移动性血栓性静脉炎及非细菌性心包炎。

2. 治疗

手术是可治性肺部肿瘤的治疗选择之一。如果非小细胞肺癌未侵及淋巴结、纵隔或远处转移，则可选择手术切除；相反，小细胞肺癌很少选择手术治疗，因为确诊时几乎无可避免地出现转移，小细胞肺癌多选用化疗或化疗与放疗结合治疗。

3. 肿瘤的可切除性或可手术性

肿瘤的可切除性取决于肿瘤的解剖学分期，而肿瘤的可手术性则取决于手术范围和患者的生理状况。确定肿瘤的解剖学分期有赖于胸片、CT、支气管镜和纵隔镜等检查结果。同侧支气管旁和肺门淋巴结转移的患者可接受切除手术治疗，但同侧纵隔内或者隆突下淋巴结转移者的切除手术则受到争议。对于斜角肌、锁骨上、对侧纵隔或对侧肺门淋巴结转移者，一般均不予手术切除。如无纵隔转移，则有些医疗中心亦对肿瘤采取包括胸壁在内的扩大性切除；同样，无纵隔转移的肺尖部（上沟）肿瘤经过放疗后亦可手术切除。手术范围的确定原则是既要达到最大程度地治疗肿瘤，亦要保证手术后足够的残肺功能。在第5或6肋间隙经后路开胸实施肺叶切除术是大多数肺部肿瘤选择的手术方式；对于小的周围型肺部病变或肺功能储备差的患者可选择肺段切除和肺楔形切除手术。如肿瘤侵犯左、右主气管或肺门则需实施患侧全肺切除术。对于近端型肺部病变及患者肺功能较差者可选择袖状肺切除术来取代全肺切除术，即切除受累的肺叶支气管及部分左或右主支气管，并在切除后将远端支气管与近端支气管进行吻合。肿瘤累及气管时可选考虑实施袖状肺切除术。肺叶切除术的死亡率为2%~3%，而全肺切除术的死亡率为5%~7%。右全肺切除术的死亡率较左全肺切除术高，可能是因为右侧手术切除了更多的肺组织。胸部手术后发生死亡大多数是心脏原因引起。

4. 全肺切除术的手术原则

全肺切除手术可行性虽然是一个临床问题，但术前肺功能检查结果可为手术方式的选择提供初步的参考意义，根据术前患者肺功能受损程度可预测患者手术风险大小。表8-1列出了实施全肺切除术患者术前肺功能检查中各指标的意义。如果患者虽未达到上述标准但又需施行全肺切除术，则应进行分区肺功能检查。评价全肺切除术可行性的最常用指标是术后第1秒用力呼气量预计值（FEV_1），如果FEV_1预计值 > 800 mL即可手术。在第1秒用力呼气量中各肺叶所占的比例与其血流量百分数有很好的相关性，而后者可用放射性核素（^{133}Xe、^{99}Tc）扫描技术进行测量。

术后FEV_1 = 剩余肺叶的肺血流量百分数 × 术前总FEV_1。

表8-1 全肺切除术患者术前肺功能检查中各指标的意义

检查	患者高危因素
动脉血气	PCO_2 > 45 mmHg（呼吸空气）；PO_2 < 50 mmHg
FEV_1	< 2 L
术后预计FEV_1	< 0.8 L 或 < 40%（预计值）
FEV_1/FVC	< 50%（预计值）
最大呼吸容量	< 50%（预计值）
最大氧耗量	10 mL/（kg·min）

注：FEV_1：第1秒内用力呼气量；FVC：用力呼吸容量。

一般来说，病肺（虽无通气但有血流灌注）切除后不仅不会影响患者的肺功能，反而还可改善血氧饱和度。如术后第1秒用力呼气量（FEV_1）预计值小于800 mL但还需行全肺切除术，术前应评价残肺的血管能否耐受相对增加的肺血流，但目前尚无此类评价。如果患者术前肺动脉压超过40 mmHg或氧分压低于45 mmHg，则不易行全肺切除术；此类患者可行患侧肺动脉阻塞介入治疗。

全肺切除术后的并发症常涉及呼吸和循环系统，术前有必要对这两个系统的功能进行评价。如患者能登上2~3层楼而无明显气喘则提示其可耐受手术，不需其他进一步检查。患者活动时的氧耗量可作为预测术后患病率和死亡率的有用指标，如氧耗量大于20 mL/kg的患者术后发生并发症的可能性较小；如氧耗量低于10 mL/kg的患者手术后患病率和死亡率则极高。

（二）感染

肺部感染常表现为肺部单个结节或空洞样病变（坏死性肺炎）。为了排除恶性病变或明确感染类型，临床上常需实施开胸探查术。而对于抗生素治疗无效、反复性脓胸及大咯血等空洞性病变可行肺叶切除术。产生此类表现的肺部感染既可能是细菌（厌氧菌、支原体、分枝杆菌、结核），也可能是真菌（组织胞浆菌、球孢子菌、隐球菌、芽生菌、毛霉菌及曲霉菌）。

（三）支气管扩张

支气管扩张是一种支气管长期扩张状态，是支气管长期反复感染和阻塞后的终末表现。常见病因有：病毒、细菌和真菌等感染，误吸胃酸及黏膜纤毛清除功能受损（黏膜上皮纤维化及纤毛功能异常）。扩张后支气管的平滑肌和弹性组织被富含血管的纤维组织代替，故支气管扩张患者容易咯血。对于保守治疗无效的反复大量咯血且病变定位明确后可手术切除病变。如果患者的病变范围较大则可表现为明显的慢性阻塞性通气障碍特征。

二、麻醉管理

（一）术前评估

接受肺组织切除术的患者大部分均有肺部疾病。吸烟对慢性阻塞性通气障碍和冠心病患者均是重要的危险因素，接受开胸手术的许多患者常合并存在这两种疾病。术前实施心脏超声检查不仅可评估患者的心脏功能，同时可确定是否有肺心病的证据（右心扩大或肥厚）；如果在心脏超声检查时应用多巴酚丁胺可有助于发现隐匿性冠心病。

对于肺部肿瘤患者应仔细评估肿瘤局部扩张引起的局部并发症和癌旁综合征。术前应仔细审阅胸片、CT及磁共振等检查结果。气管或支气管的偏移会影响气管插管和支气管的位置。气道受挤压的患者麻醉诱导后可能会引起通气障碍。肺实变、肺不张及胸腔大量渗液均可导致低氧血症，同时应注意肺大泡和肺脓肿对麻醉的影响。

接受胸科手术治疗的患者术后肺部和心脏并发症发生率均增加。对于高危患者而言，如果术前准备充分在一定程度上可减少术后并发症。外科手术操作或肺血管床面积减少致右心房扩张均可导致围术期心律失常，尤其是室上性心动过速。这种心律失常的发生率随年龄和肺叶切除面积的增加而增加。

对于中、重度呼吸功能受损的患者术前应慎用或禁用镇静药。虽然抗胆碱类药物（阿托品0.5 mg或格隆溴铵0.1～0.2 mg肌内注射或静脉注射）可使分泌物浓缩及增加无效腔，但可有效地减少呼吸道分泌物，从而可提高喉镜和纤维支气管镜检查时的视野质量。

（二）术中管理

1. 准备工作

对于心胸手术来说，术前的准备工作越充分，就越能避免发生严重的后果。其中最常见的包括肺功能储备差、解剖上的异常、气道问题和单肺通气时患者很容易出现低氧血症，事先通盘考虑必不可少。另外，对于基本呼吸通路的管理，还需要事先准备一些东西，比如说各种型号的单腔和双腔管、支气管镜、CPAP、大小型号的麻醉插管的转换接头、支气管扩开器等。

如果手术前准备从硬膜外给患者使用阿片类药物，那么应该在患者清醒时候进行硬膜外穿刺，这比将患者诱导之后再进行操作要安全。

2. 静脉通路

对于胸科手术，至少需要一条畅通的静脉通路，最好是在手术侧的深静脉通路，包括血液加温器，如果大量失血还需要加压输液装置以保证快速补液。

3. 监测

一侧全肺切除的患者、切除巨大肿瘤特别是肿瘤已经侵犯胸壁的患者和心肺功能不全的患者需要直接动脉测压，全肺切除或巨大肿瘤切除的患者可以从深静脉通路放置CVP监测，CVP可以反映血管容量、静脉充盈状态和右心功能，可以作为补液的一个指标。肺动脉高压或左心功能不全的患者可以放置肺动脉导管，可以通过影像学保证肺动脉导管没有放置到要切除的肺叶里面。需要注意的是，不要将PAC的导管放置到单肺通气时被隔离的肺叶里面，这样会导致显示出的心排出量和混合静脉血氧气张力不正确。在肺叶切除患者中要注意PAC的套囊会明显增加右心的后负荷，降低左心的前负荷。

4. 麻醉诱导

对于大多数患者，面罩吸氧后使用快速静脉诱导，具体使用什么药物由患者术前的状态决定。在麻醉深度足够之后使用直视喉镜，避免支气管痉挛，缓和心血管系统的压力反射，这可以通过诱导药物、阿片类药物或两者同时使用来实现。有气道反应性的患者可以用挥发性吸入药物来加深麻醉。

气管内插管可以在肌松剂的帮助下进行，如果估计插管困难，可以准备支气管镜。尽管传统的单腔管能适用于大多数的胸科手术，单肺通气技术还是使得它们变得更容易。但如果外科医师的主要目的是活检而不是切除，采用单腔管更合理，可以在气管镜活检之后再放置双腔管代替单腔管。人工正压通气可以帮助防止肺膨胀不全，反常呼吸和纵隔摆动，同时还能帮助控制手术野以利于手术完成。

5. 体位

在诱导、插管、确定气管导管的位置正确之后，摆位前还要保证静脉通路的通畅和监护仪的正常工作。大多数的肺部手术患者采用后外切口开胸，术中患者侧位，正确的体位很重要，它能避免不必要的损伤和利于手术暴露。患者下面的手臂弯曲，上面的手臂升到头上，将肩胛骨从手术范围拉开。在手臂和腿之间放置体位垫，在触床的腋窝下放置圆棍，保护臂丛，同时还要小心避免眼睛受压，避免损伤受压的耳朵。

6. 麻醉维持

现在使用的所有麻醉方法都可以保证胸科手术的麻醉维持，但是大多数的麻醉医生还是使用一种吸入麻醉药（氟烷、七氟烷、异氟烷或地氟烷）和一种阿片类药物的复合麻醉。吸入麻醉药的优点在于：①短期的剂量依赖式的支气管扩张作用。②抑制气道反应。③可以吸入高纯度的氧气。④能快速加深麻醉。⑤减轻肺血管收缩带来的低氧血症。吸入麻醉药在浓度变化小于 1 MAC 的范围对 HPV 影响很小。阿片类药物的优点在于：a. 对血流动力学影响很小。b. 抑制气道反应。c. 持续的术后镇痛效应。如果术前已经使用了硬膜外的阿片类药物，那么静脉使用要注意用量以免引起术后呼吸抑制。一般不推荐使用氧化亚氮，因为这会使吸入氧气的浓度下降。与吸入性麻醉药一样，氧化亚氮会减轻肺血管收缩带来的低氧血症，而在一些患者中还会加剧肺动脉高压。去极化肌松药的使用在麻醉维持过程中能保持神经肌接头的阻断作用，可以有效地帮助外科医师将肋骨牵开。在牵开肋骨的时候要保持最深的麻醉深度。牵拉迷走神经引起的心动过缓可以通过静脉使用阿托品来解除。开胸时静脉回心血量会因为开胸侧的胸腔负压减少而下降，这可以通过静脉补液速度得到纠正。

对于一侧全肺切除的患者要严格控制输液量。输液的控制包括基本量的补充和失血的损耗两个方面，对于后者通常输注胶体液或是直接输血。侧位的时候输液有一个"低位肺"现象，就是指在侧位的时候液体更容易在重力的作用下向位于下面的肺集中。这个现象在手术中尤其是在单肺通气的时候会增加下位肺的液体流量并加重低氧血症。另外，不通气肺由于外科操作的影响再通气的时候容易发生水肿。

在肺叶切除中，支气管（或残存的肺组织）通常会被一个闭合器分离。残端通常要在 30 cmH$_2$O 的压力下检验是否漏气。在肋骨复位关胸的时候，如果使用的是单腔管，手动控制通气可以帮助避免使用肋骨闭合器的时候损伤肺边缘。在关胸前，要手动通气并直视观察确认所有的肺已经充分膨开，随后可以继续使用呼吸机通气直至手术结束。

（三）术后管理

1. 一般管理

大多数患者术后都拔管以免肺部感染。有些患者自主呼吸未能恢复不能拔除气管导管，需要带管观察以待更佳的拔管时间。如果使用的是双腔管，术毕的时候可以换成单腔管进行观察。如果喉镜使用困难可用导丝。

患者术后一般在 PACU、ICU 观察病情。术后低氧血症和呼吸性酸中毒很常见，这通常是由外科手术对肺造成的压迫或由于疼痛不敢呼吸引起的。重力作用下的肺部灌注和封闭侧肺的再通气水肿也很多。

术后约有 3% 的患者出现出血，而死亡率占其中的 20%。出血的症状可包括胸腔引流的增加（> 200 mL/h）、低血压、心动过速和血小板容积下降。术后发生室上性心律失常很多，需要及时处理。急性右心衰可以通过降低的心排出量和升高的 CVP、血容量减少和肺动脉楔压的变化表现出来。

常规的术后管理包括右侧半坡位的体位、吸氧（40%～50%）、心电监护、血流动力学监测、术后的影像学检查和积极的疼痛治疗。

2. 术后镇痛

肺部手术的患者术后使用阿片类药物镇痛和与之相关的呼吸抑制的平衡是一个矛盾。对于进行胸科手术的患者而言，阿片类药物比其他的方法具有更好的镇痛效果。注射用的阿片类药物静脉给药只需要较小的剂量，而肌内注射则剂量要大得多。另外，使用患者自控镇痛（PCA）也是个不错的办法。

长效的镇痛药，例如0.5%的罗哌卡因（4～5 mL），在手术切口的上下两个肋间进行封闭也能收到很好的镇痛效果。这可以在手术中直视下进行，也可以在术后操作。这个方法还能改善术后的血气结果和肺功能检查，缩短住院时间。如果略加以变化，还可以在术中采用冰冻镇痛探头，在术中对肋间神经松解进行冰冻，达到长时间镇痛的效果。不足的是这种方法要在24～48 h之后才会起效。神经的再生在一个月左右。

硬膜外腔注射阿片类药物同时使用局麻药也有很好的镇痛效果。吗啡5～7 mg与10～15 mL盐水注射可以维持6～24 h的良好镇痛。腰段硬膜外阻滞的安全性更好，因为不容易损伤脊髓根，也不容易穿破蛛网膜，但这只是理论，只要小心操作，胸段硬膜外阻滞同样是安全的。当注射亲脂性的阿片类药物如芬太尼时，从胸段硬膜外腔注射比腰段具有更好的效果。有些临床医师提议多使用芬太尼，因为这种药物引起的迟发性呼吸抑制较少。但不管是从哪个部位注射药物进行镇痛，都要密切监测以防并发症。

有些学者提出了胸膜腔内镇痛的方法，但遗憾的是，临床看来这并不可行，可能是由于胸管的放置和胸腔内出血。

3. 术后并发症

胸科手术的术后并发症相对多见，但大多数都是轻微的，并可以逆转。常见血块和黏稠的分泌物堵塞呼吸道，会引起肺膨胀不全，所以需要及时吸痰，动作轻柔。严重的肺膨胀不全表现为一侧肺或肺叶切除后的支气管移动和纵隔摆动，这时候需要治疗性的支气管镜，特别是如果肺膨胀不全合并大量的黏稠分泌物。一侧肺或肺叶切除之后还常常导致小的裂口存在，这多是由于关胸不密合引起的，多在几天内自动封闭。支气管胸膜瘘会导致气胸和部分肺塌陷，如果在术后24～72 h发生，通常是由于气管闭合器闭合不牢所致。迟发的则多是由于闭合线附近气管组织血运不良发生坏死或是感染所致。

有些并发症少见但需予以足够的重视，因为它们是致命的，术后出血是重中之重。肺叶扭转可以在患侧肺叶部分切除，余肺过度膨胀时自然发生，它导致肺静脉被扭转，血液无法回流，很快就会出现咯血和肺梗死。诊断方法是靠胸片发现均匀的密度增高以及支气管镜下发现两个肺叶的开口过于靠近。在手术侧的胸腔还可能发生急性的心脏嵌顿，这可能是由于手术后两侧胸腔的压力差造成的严重后果。心脏向右胸突出形成嵌顿会引起腔静脉的扭转从而导致严重的低血压和CVP的上升，心脏向左胸突出形成嵌顿则会在房室结的位置造成压迫，导致低血压、缺血和梗死。心脏X线片的表现是手术侧的心影上抬。

纵隔手术的切除范围大，会损伤膈神经、迷走神经和左侧喉返神经。术后膈神经损伤会表现为同侧的膈肌抬高影响通气，全胸壁切除同样会累及部分膈肌造成类似的结果并合并连枷胸。肺叶切除一般不会导致下身瘫痪。低位的肋间神经损伤会导致脊髓缺血。如果胸腔手术累及到硬膜外腔，还会产生硬膜外腔血肿。

（四）肺切除的特殊问题

1. 肺大出血

大量咯血指的是24小时从支气管出500～600 mL以上的血量，所有咯血病例中只有1%～2%是大咯血，通常在结核、支气管扩张、肿瘤或是经气管活检之后发生。大咯血是手术急症，大多数病例属于半择期的手术而非完全的急诊手术，即便如此，死亡率还是高达20%以上（如果用内科药物治疗，死亡率高于50%）。必要时可对相关的支气管动脉进行栓塞。最常见的死亡原因是气道内的血块引起的窒息。如果纤维支气管镜不能准确定位，那么患者有必要进入手术室行刚性气管镜检查。可以人工堵塞支气管暂时减缓出血或使用激光对出血部位进行烧灼止血。

患者需要保持侧卧位，维持患侧肺处于独立的位置达到压迫止血的目的，要开放多条大容量静脉通路。麻醉术前药一般不需给予清醒患者，因为他们通常都处于缺氧状态，保持持续吸入纯氧。如果患者已经插管，可以给予镇静药帮助患者预防咳嗽。另外，套囊或其他的气管栓子要放置到肺被切除后。如果患者还没有实行气管插管，那就行清醒下气管插管。患者通常会吞咽大块的血块，所以要把他们当作饱胃的患者来处理，插管时要取半右上位并持续在环状软骨上加力。双腔管有助于分隔患侧肺和正常肺，还能帮助将两侧肺独立切除互不干扰。如果放置双腔管困难，也可以放置大管径的单腔管。Univent管是内带可伸缩的气管套囊的单腔管，也可应用。如果气管腔有大块的血栓，可以考虑使用链激酶将其溶解。如果有活动性的出血，可以使用冰盐水使其流速减慢。

2. 肺大泡

肺大泡可以是先天的，也可以继发于肺气肿。大型的肺大泡可以因为压迫周围肺组织从而影响通气。最大的麻醉风险来源于这些肺大泡的破裂形成张力性气胸，这可以发生在任意一侧肺。诱导期间保持患者的自主通气直到双腔管套囊已将两侧肺隔离。许多患者无效腔增大，所以通气是要注意防止二氧化碳蓄积。氧化亚氮要避免使用，因为那会导致肺大泡破裂，表现为忽然出现的低血压、支气管痉挛和气道压峰值的升高，需要立即放置胸腔引流管。

3. 肺脓肿

肺脓肿源于肺部感染、阻塞性的肺部肿瘤和全身性感染的散播，麻醉要点是尽快隔离两侧肺以免感染累及对侧。静脉快速诱导、插入双腔管保持患侧肺的独立，立即将两侧套囊充气，保证在翻身摆体位的时候脓肿不会播散。在术中对患侧肺多次吸引也可以尽量减少对侧肺的感染机会。

4. 支气管胸膜瘘

支气管胸膜瘘继发于肺切除术、肺部气压伤、肺脓肿穿破和肺大泡破裂。绝大多数患者采用保守治疗，只有胸腔引流和全身的抗生素治疗失败的患者需要手术治疗。麻醉的重点是考虑患者的通气障碍，必要时使用正压通气，可能存在的张力性气胸和肺脓肿对对侧肺的污染。肺脓肿由于多在瘘口附近，所以术后很快就会被吸收。

有些临床学者建议如果存在大的瘘就在清醒时插入双腔管，或是经静脉快速诱导插管。双腔管可以隔离两肺、可以对健侧肺单肺通气，对于麻醉处理很有帮助。术后可以在条件允许时拔管。

第四节　气管手术的麻醉

气管、支气管与隆突部位的疾患经常需要手术治疗。这些部位手术的麻醉有一定特殊性，麻醉医师必须了解该部位疾病的病理生理与手术特点，以制定麻醉计划。本节不包括气管切开手术的麻醉。

气管手术（tracheal surgery）麻醉中应用的通气方式可总结为以下五种：①经口气管插管至病变气管近端维持通气：该法适于短小气管手术。由于气管导管的存在，吻合气管时手术难度增加。插入气管导管时对病变的创伤可能导致呼吸道急性梗阻。②间断喷射通气：经口插入细气管导管或手术中放置通气导管至远端气管或支气管行喷射通气。该法利于手术操作，但远端通气导管易被肺内分泌物阻塞，喷射通气还可能造成气压伤。③高频正压通气：该法与间断喷射通气类似。④体外循环：由于需要全身抗凝，可能导致肺内出血，现基本不用。⑤手术中外科医师协作在远端气管或支气管插入带套囊的气管导管维持通气。该法目前应用最普遍。

一、气管疾患

先天性疾患、肿物、创伤与感染是气管疾患的常见病因。先天性疾患包括气管发育不全、狭窄、闭锁与软骨软化。肿物包括原发肿物与转移肿物。原发肿物以鳞状细胞癌、囊腺癌与腺癌多见。转移肿物多来自肺癌、食管癌、乳腺癌以及头颈部肿瘤。创伤包括意外创伤与医源性创伤。气管穿通伤与颈胸部顿挫伤可损伤气管，气管插管与气管切开也可造成气管损伤。气管手术中居首位的病因是气管插管后的气管狭窄，气管肿物次之。

二、近端气管手术的麻醉

近端气管切除重建手术一般采用颈部切口与胸部正中切口。由于手术操作使气管周围支持组织松弛，在气管插管未通过气管病变的情况下可能引起气道完全梗阻。麻醉诱导插管后静脉吸入复合维持麻醉。暴露病变气管后向下分离，切开气管前10分钟停用氧化亚氮。于气管前贯穿气管全层缝一支持线，缝支持线时气管导管套囊应放气以防损伤。在气管切口下 2 cm 处穿结扎线，切开气管后外科医师将手术台上准备好的钢丝强化气管导管插入远端气管。连接麻醉机维持麻醉与通气。病变气管切除后，以缝合线牵拉两气管断端，麻醉医师通过患者头颈部俯屈可帮助两气管断端接近。如果切除气管长，两气管断端不能接近，应行喉松解使气管断端接近。气管断端采用间断缝合，所有缝合线就位后彻底吸引气管内的血液与分泌物，快速拔出远端气管的气管导管，同时将原经口气管插管管口越过吻合口，麻醉与通气改此途径维持。缝合线打结后应检查是否漏气。气管导管交换中应防止气管导管进入一侧支气管。

手术结束待患者完全清醒后拔除气管导管。由于手术室条件好，气管导管最好在手术室拔除。吻合口水肿较常见，因而拔管前应准备纤维气管镜与其他再插管的物品。拔管后气道通畅，病情稳定后应送入 ICU 继续严密观察。ICU 应做好再插管的准备。为减轻吻合口张力，患者应保持头俯屈体位。

三、远端气管与隆突手术的麻醉

靠近隆突部位的气管切除与隆突成形术一般采用右侧开胸入路，必要时行左侧单肺通气。麻醉的一般原则与近端气管手术相同。手术中通气可以采用全程单肺通气与部分单肺通气。全程单肺通气采用单腔气管导管或双腔管行支气管插管，部分单肺通气则需要手术中交换气管导管，即开始行双肺通气，暴露病变气管后手术台上行支气管插管后单肺通气。病变切除吻合口缝合线就位后拔除支气管插管，同时将主气管内的气管导管向下送入支气管，吻合完毕再将气管导管退回主气管内。手术结束后拮抗肌肉松弛药，待自主呼吸良好，患者清醒后在手术室拔管。拔管时同样应准备纤维支气管镜等再插管的设备。

四、术后恢复

气管手术后患者应在 ICU 接受密切监护。进入 ICU 后最好行胸部 X 线检查以排除气胸。患者应保持头俯屈的体位减轻吻合口张力。面罩吸入湿化的高浓度氧气。隆突手术影响分泌物排出，必要时可使用纤维支气管镜辅助排痰。术后吻合口水肿可引起呼吸道梗阻，严重时需要再插管。由于体位的影响，ICU 插管最好使用纤维支气管镜。术后保留气管导管的患者应注意气管导管的套囊不应放置于吻合口水平。需要长时间呼吸支持的患者可考虑气管切开。

靠近喉部位的气管手术后易出现喉水肿，表现为呼吸困难、喘鸣与声嘶。治疗可采用改变体位（坐位）、限制液体、雾化吸入肾上腺素等措施，喉水肿严重时需要再插管。

术后疼痛治疗的方案应根据手术方式、患者痛阈与术前肺功能确定。近端气管手术的术后镇痛可采用镇痛药静脉注射、肌内注射以及患者自控给药的方式。远端气管与隆突手术的术后镇痛可选择硬膜外镇痛、胸膜内镇痛、肋间神经阻滞镇痛与患者自控镇痛等方式。

患者在 ICU 过夜，病情稳定后可返回病房。

第九章 泌尿外科手术的麻醉

第一节 肾创伤手术的麻醉

一、肾创伤的临床分类、诊断及治疗

（一）肾创伤的分类

肾创伤（Renal trauma）目前多以 Sargent 分类与美国创伤外科协会分级为诊断标准。Sargent 将肾创伤分为四类。Ⅰ类伤：肾挫伤。Ⅱ类伤：不涉及集合系统的轻微裂伤。Ⅲ类伤：伴有或不伴有尿外渗的深度裂伤及碎裂伤。Ⅳ类伤：涉及肾蒂的损伤。美国创伤外科协会将肾创伤分为五度。Ⅰ度：肾挫伤。Ⅱ度：肾小裂伤。Ⅲ度：肾大裂伤，累及肾髓质，但并未入集合系统。Ⅳ度：肾全层裂伤伴肾盂、肾盏撕裂，肾碎裂、横断及贯通伤。Ⅴ度：肾动脉和静脉主干破裂或肾碎裂及横断同时伴有肾门区肾段动静脉断裂、肾盂撕裂。另外还可以按受伤机制分为以下三种类型。①开放性创伤：多见于刀刺伤，子弹穿透伤，多合并有胸、腹及其他器官创伤。②闭合性创伤：包括直接暴力，上腹部或肾区受到外力的撞击或挤压，如交通事故，打击伤，高空坠落后双足或臀部着地，爆炸冲击波。会伤及肾实质、肾盂以及肾血管破裂，出现肾包膜下、肾周围及肾旁出血。③医源性肾创伤：手术时意外撕裂或经皮肾镜术，体外冲击波碎石术有引起肾创伤的可能。

（二）肾创伤的诊断及检查

1. 外伤史

详尽的外伤史对肾创伤的诊断很有价值，如受伤原因，事故性质，受伤着力部位，伤后排尿情况，有无血尿、昏迷、恶心及呕吐、呼吸困难、休克等。

2. 临床表现

（1）血尿：为肾创伤最常见的症状，约94.3%~98%的肾创伤患者有肉眼血尿或镜下血尿。

（2）疼痛及肿块：多数患者就诊时有肾区或上腹部疼痛，可放射到同侧背部或下腹部。肾区可触及肿块。

（3）休克：肾严重创伤及合并有多脏器创伤并危及生命的临床表现，表现为低血容量休克。开放性肾创伤休克发生率高达85%。

（4）合并伤：无论是开放性还是闭合性肾创伤，还可能同时有肝、结肠、肺、胸膜、胃、小肠、脾及大血管损伤。临床表现更严重，病情危重，须及时手术、麻醉进行抢救。

3. 实验室检查及影像学检查

（1）尿常规检查：可能表现镜下血尿、肉眼血尿。

（2）血常规检查：动态观察血红蛋白，如果血红蛋白及红细胞压积持续下降说明存在活动性出血，白细胞计数增高，提示合并感染或其他部位有感染灶存在。

（3）血清碱性磷酸酶：在肾创伤后 8 h 升高有助于诊断。

（4）超声作为闭合性肾创伤的检查方法有助于诊断。CT 及 MRI 诊断肾创伤的敏感度高，可确定肾创伤的程度、范围及肾实质裂伤、肾周血肿的诊断。X 线片可见肾轮廓增大或局部肿大，伤侧膈肌升高。

（三）肾创伤的治疗

1. 非手术治疗

排除了肾蒂伤，肾粉碎伤需紧急手术处理外，轻度的肾挫伤、裂伤的患者，无其他脏器合并伤的可入院观察行保守治疗，卧床休息，观察血压、脉搏、呼吸、体温，动态观察血、尿常规。补充容量、保持足够尿量，应用抗生素预防感染等治疗。

2. 手术治疗

对于开放性肾创伤，合并有其他脏器创伤，伴有休克的患者应急症手术进行抢救。闭合性肾创伤一旦确定较严重肾挫伤也须尽早手术探查。手术包括肾修补、肾动脉栓塞、肾部分切除或肾全切除，手术切口可以经腰切口或经腹切口。

二、肾创伤手术的麻醉处理

（一）术前评估及准备

手术前熟悉病史，对创伤患者行头部、胸部、腹部、脊柱及四肢检查，并对呼吸功能、循环功能、肝肾功能、神经系统功能等做相应评估。根据 ASA 评估分级及创伤严重程度分级评估对麻醉的耐受性。麻醉前观察患者的神智、精神状态、血压、心率、呼吸状态，注意患者有无烦躁不安、疼痛、出汗、血尿、恶心呕吐等症状。常规行心电图、血常规、尿常规、凝血功能等检查，按急诊手术患者处理。肾创伤后腹膜后肾周血肿会突发破裂危及生命，如救治不当，死亡率很高，术前做好创伤急救准备工作。

（二）麻醉前用药

严重肾创伤患者，病情变化快，常伴有失血性休克，或合并有其他脏器创伤。因此，术前慎用或禁用镇静，镇痛药物，以免造成呼吸抑制。

（三）麻醉中监测

麻醉中监测包括心电图、心率、无创血压、脉搏血氧饱和度、呼气末二氧化碳分压、尿量及体温。危重患者行中心静脉导管置入监测中心静脉压，有创动脉压监测。必要时置入肺动脉漂浮导管，监测心排血量（CO）、每搏量（SV）、心脏指数（CI）、肺毛细血管楔压（CWCP）、混合静脉血氧饱和度（SVO_2）指导目标治疗达到较好氧供（DO_2）。

（四）麻醉方法选择

对于病情较轻的行肾创伤探查术的患者可选择硬膜外麻醉。对于严重肾创伤，合并有其他脏器创伤，伴有失血性休克的患者或急诊探查性质手术患者应选择气管插管全身麻醉。硬膜外麻醉在创伤手术患者实施容易引起明显血流动力学改变，安全性明显低于全身麻醉。肾创伤伴有休克的患者对全身麻醉药耐药性差，因此合理的选择全身麻醉药及剂量非常重要。

（五）麻醉中药物选择

1. 麻醉中常用的依赖肾脏清除的药物（表 9-1）

表 9-1　麻醉中常用依赖肾脏清除的药物

依赖	部分依赖
地高辛，正性肌力药	静脉麻醉药——巴比妥类
氨基糖苷类，万古霉素	肌松药——泮库溴铵
头孢菌素，青霉素	抗胆碱类——阿托品，胃长宁
	胆碱酯酶抑制剂——新斯的明，依酚氯铵
	其他——米力农，肼苯哒嗪

2. 静脉全麻药

依托咪酯对循环影响轻可作为循环不稳定时麻醉诱导及维持，但休克及低血压患者慎用。丙泊酚有较强的循环功能抑制作用，它通过直接抑制心肌收缩力和扩张外周血管双重作用引起血压下降，因此对有效循环血量不足的患者及老年人用量要减少。丙泊酚用于肾衰竭患者与正常人的总清除率相似，在肾切除的患者中，其清除率也不受明显影响，因此丙泊酚对肾功能影响不大。硫喷妥钠对循环影响较大，不主张用于休克患者，肾功能不全时应慎用。

3. 麻醉性镇痛药

吗啡主要在肝脏代谢为无活性的葡萄糖苷酸经肾排泄，肾功能不全患者应用镇痛剂量吗啡时，时效不会延长。瑞芬太尼、舒芬太尼、阿芬太尼及芬太尼镇痛作用强，对血流动力学影响轻，是创伤休克患者首选的麻醉药，芬太尼也在肝脏代谢，仅仅7%以原形排泄。瑞芬太尼和舒芬太尼的药代动力学和药效动力学在肾功能不全患者与正常人之间无显著差异，瑞芬太尼长时间用于严重肾功能不全的患者也是安全的。

4. 吸入麻醉

氧化亚氮、异氟烷、七氟烷和地氟烷无肝肾毒性可安全用于肾脏手术麻醉。Higuchi报道七氟烷在 > 5 MAC的浓度下维持1 h也不增加血浆肌酐的含量。Morio等研究低剂量七氟烷（0.4% ~ 3.0%）和异氟烷（0.2% ~ 1.5%）麻醉后测出的复合物A平均值11.2 ppm ± 7.2 ppm，含量极微，即使用于术前有肾功能不全的患者也影响不大，尿素氮和肌酐值术前和术后无差异。地氟烷稳定性强，用于肾衰竭患者是安全的。

5. 肌肉松弛药

箭毒类药物基本上从肾脏排泄，因此肾脏手术麻醉不宜选用。琥珀胆碱及阿曲库铵在体内削除不依赖肝脏和肾脏，可以安全用于肝、肾手术的患者，但在创伤患者使用琥珀胆碱可致一过性的血钾升高，诱发心律失常应慎用。大约30%的维库溴铵由肾排泄，研究发现肾功能不全患者使用该药后神经肌肉阻滞作用时间长于肾功能正常者。泮库溴铵和哌库溴铵也主要由肾脏排泄，因此用于肾功能不良患者时效会延长。胆碱酯酶拮抗剂新斯的明约50%，溴吡斯的明和依酚氯铵约70%在肾脏排泄，致使肾功能不全患者用此药后排泄会延长。

（六）肾创伤手术的麻醉处理

创伤患者多为饱胃，如何防止呕吐误吸是麻醉诱导中必须重视的问题。疼痛、恐惧、休克均可使胃排空时间延长，麻醉前应行胃肠减压，准备吸引装置。全麻气管插管最好采用清醒状态下气管内表面麻醉下插管，如果做快速诱导插管，应采取措施预防反流误吸，如压迫环状软骨。

麻醉应维持在合适水平，以减轻应激反应，降低肾素-血管紧张素-醛固酮系统的反应，增加肾脏灌注，保护肾功能。注意术中电解质，酸碱平衡的调节，补充血容量，用血管活性药物稳定血流动力学，提高组织氧供，降低氧耗，长时间低血压和手术时间过长都可导致肾血流量减少而影响肾脏灌注，保持良好的循环功能是保护肾功能的先决条件。肾功能不仅受麻醉药物、手术创伤、低血压、低血容量等因素的影响，还受到合并症如高血压、糖尿病等影响，麻醉中应综合考虑给以相应治疗。

肾创伤伴有低容量性休克患者，应在有创血流动力学监测下指导治疗，如CVP，有创动脉压，利用Swan-Gan导管监测肺毛细血管楔压、心排血量等，及时补充血容量，包括血液、胶体液、乳酸林格液体。琥珀明胶、羟乙基淀粉（6% 130/0.4或200/0.5），都可安全用于扩容，而不影响肾脏功能。在扩容同时可使用血管活性药物，如多巴胺、多巴酚丁胺、肾上腺素、去甲肾上腺素、苯肾上腺素等维持较好灌注压。维持CVP在8 ~ 12 cmH$_2$O，平均动脉压在60 mmHg以上，混合静脉血氧饱和度大于70%，心脏指数大于4.5 L/（min·m^2），组织氧供指数大于600 mL/（min·m^2），小剂量多巴胺1.0 ~ 10 pg/（kg·min）可激动多巴胺受体产生作用，扩张肾血管、肠系膜血管、冠状动脉血管及脑血管，增加心肌收缩力，提高心排血量和肾脏血流，如果多巴胺对提高血压效果不佳时可用肾上腺素或去甲肾上腺素，呋塞米可增加肾血流量，增加肾脏氧供有利于保护缺血后肾功能损害。

肾创伤手术麻醉中应保持呼吸道畅通，保证足够的通气量，避免缺氧和二氧化碳蓄积，重视动脉血气监测。创伤休克患者术中防止体温过低，注意术中保温。严重创伤患者的呼吸循环功能障碍，肝肾功能继发受损，即使使用较少的麻醉药物，也会使术后苏醒明显延迟，因此应加强术后患者的监护治疗。

第二节 肾脏肿瘤手术的麻醉

肾肿瘤（tumor of kidney）是泌尿系统常见的肿瘤之一，肾肿瘤的发病率与死亡率在全身肿瘤中占2%左右，在我国泌尿外科恶性肿瘤中膀胱肿瘤最常见，肾癌占第二位，肾脏肿瘤多采取手术治疗。肾脏肿瘤可能会并有其他一些合并症，麻醉实施及管理上更有一些特点。

一、肾肿瘤的发病原因

肾肿瘤发病的原因与吸烟、肥胖、职业、高血压、输血史、糖尿病、放射、药物、饮酒、饮食、家族史等可能有关。吸烟使肾癌的危险增加3%~2倍，肥胖与肾癌发病也有相关性，焦炭工人、石油工人及印刷工人因接触有害化学物质有增加肾癌发病的危险性。

二、肾肿瘤的分类及治疗

（一）肾恶性肿瘤

1. 肾癌

（1）肾癌的临床表现及诊断：肾癌又称肾细胞癌，肾癌经血液和淋巴转移至肺、脑、骨、肝脏等，也可直接扩散到肾静脉、下腔静脉形成癌栓。临床表现有血尿、疼痛、肿块以及发热，夜间盗汗，消瘦，红细胞沉降率增快，肾功能异常。肾肿瘤压迫肾血管，肾素分泌过多会引起高血压，肺转移引起咯血，骨转移可继发引起病理性骨折，脊椎转移引起神经病变等。诊断依靠上述临床表现，以及超声、泌尿系X线平片、CT及MRI、选择性肾动脉数字减影进行诊断。

（2）肾癌治疗：根治性肾切除是肾癌的基本治疗方法。肾动脉造影常用于手术困难或较大的肾癌，在术前造影和进行肾动脉栓塞可以减少术中出血。肾癌有肾静脉或/和下腔静脉癌栓的，术前必须了解静脉内癌栓情况决定手术方式。手术切口采用经腰切口，或经腹腔手术，胸腹联合切口。近年来开展了经后腹膜腹腔镜下行肾癌根治的新方法，对患者创伤小，恢复快。

2. 肾母细胞瘤

它是小儿泌尿系统中最常见的恶性肿瘤，临床症状有腹部肿块、腹痛、发热、高血压及红细胞增多症，晚期出现消瘦、恶心呕吐、贫血症状。早期可经腹行肾切除术。

（二）肾良性肿瘤

1. 肾囊肿

肾囊肿内容物为清亮浆液性液体而不是尿液，肾囊肿一般肾功能正常。如果肾囊肿对肾组织压迫并破坏严重时可出现肾功能改变。肾囊肿压迫肾盏、肾盂、输尿管可引起尿路梗阻，如果肾囊肿增大对肾脏功能有影响可采用手术或经皮腔镜微创手术治疗。

2. 肾血管平滑肌脂肪瘤

肾血管平滑肌脂肪瘤又称错构瘤，可通过超声、CT鉴别诊断，较大的肾血管平滑肌脂肪瘤可突然破裂，出现急腹痛，腹腔内大出血，伴有休克症状，须急诊手术切除或介入性肾动脉栓塞。

3. 其他肾良性肿瘤

其他肾良性肿瘤有肾皮质腺瘤、肾嗜酸细胞瘤、肾血管瘤等，应考虑保留肾组织手术，或部分肾切除等。

三、肾肿瘤手术的麻醉处

（一）术前评估

术前常规对肾肿瘤患者进行评估，对患者呼吸功能、循环功能、肝功能、肾功能进行相应检查。注意肾肿瘤患者术前有无合并冠心病、高血压、糖尿病、贫血、低蛋白血症，有无咯血、血尿、呼吸系统疾患等情况。常规检查心电图，胸部 X 线片，尿常规，血常规，肝、肾功能，凝血功能等。

（二）麻醉前准备及用药

肾肿瘤手术多为择期手术或限期手术，术前有合并症的应做相应内科治疗，如纠正贫血，控制高血压，纠正低蛋白血症，控制血糖等，术前应用利尿剂，钾制剂的患者应注意纠正电解质紊乱，酸碱失衡。术前适当应用镇静、安定类药物，或麻醉性镇痛药可减轻患者的焦虑及紧张情绪。麻醉前酌情给予抗胆碱药以减少麻醉中腺体分泌。肾脏手术前应用抗胆碱药最好选用东莨菪碱，因为东莨菪碱在肾排泄之前几乎完全被代谢，而静脉注射阿托品大致 50% 是以原形从肾排泄。长期服用血管紧张素转换酶抑制剂（ACEI）的患者会增加术后肾功能不全的危险性。

（三）麻醉方法选择

肾脏肿瘤手术的麻醉根据手术切口可选用硬膜外麻醉，气管内插管全身麻醉或全麻联合硬膜外麻醉。硬膜外麻醉宜选择 $T_{10\sim 11}$ 椎间隙穿刺，向头端置管注药，局部麻醉选择 1.5%~2% 利多卡因或 0.75%~1% 罗哌卡因，或以上两种药联合应用。使神经阻滞范围达到 $T_5\sim L_2$，会产生良好的麻醉效果。利多卡因与罗哌卡因都是酰胺类药物，主要在肝脏代谢，仅有少量以原形经肾排泄，有研究证实注射利多卡因或丁哌卡因后，经肾脏以原形排泄的比例分别是 10% 和 16%，因此可安全用于肾功能不全患者的麻醉；为提高椎管内麻醉的满意和减轻术中牵拉反应，术中辅助镇静、镇痛药物，如咪达唑仑 2 mg 静注，咪达唑仑 5 mg/mL 肌内注射；芬太尼 0.05~0.1 mg 静注，或辅助丙泊酚泵注。硬膜外麻醉不仅满足手术要求，而且交感神经阻滞后，肾血管扩张，肾血流增加，在维持较好的血压下有利于肾功能保护。术后还可采用留置硬膜外导管进行患者自控镇痛（PCEA）。非甾体抗炎镇痛药（NSAIDS）如双氯芬酸钠不减少肾血流量，不降低肾小球滤过率，可用于肾脏手术后疼痛治疗，但也有学者执不同观点。

肾癌合并有肾静脉癌栓或上腔静脉癌栓患者，肾上腺手术，老年患者，并存严重心肺疾患，糖尿病患者，凝血功能不良患者宜选气管插管全身麻醉，或联合硬膜外麻醉。Brodner 推荐在大的泌尿外科手术中全麻并用硬膜外麻醉可降低应激反应，减少儿茶酚胺分泌，改善胃肠功能，促进患者恢复。全身麻醉药物选择可参考肾创伤手术患者麻醉用药。近年来腹腔镜肾上腺和肾肿瘤微创手术的开展，在腹腔镜下阻断肾蒂出血减少，效果好，但这种手术也须在全麻下完成。

（四）麻醉中监测

麻醉中常规监测心电图、心率、无创血压、脉搏血氧饱和度、呼气末二氧化碳分压、尿量。实施麻醉时应建立通畅的静脉通路，置入中心静脉导管，监测中心静脉压指导输液量和速度很有必要，有创动脉血压在肾肿瘤手术中应当建立，可及时观察术中血压的瞬时变化，有条件的可做动脉血气监测。

肾癌手术时可能会发生癌栓脱落造成肺动脉栓塞导致严重并发症，因此注意心电监测和呼吸功能监测，维持血流动力学稳定。

（五）麻醉中处理

肾肿瘤手术多采用特殊体位，如侧卧位、侧卧肾垫起位，患者在硬膜外麻醉下采取这种体位多感不舒适，且这种体位对呼吸、循环也有一定影响。因此，硬膜外麻醉时应用辅助药更要注意患者呼吸幅度、频率、血氧饱和度及血压变化。

全身麻醉选用对肾功能、循环功能影响较小的全麻药，术中应避免低血压、低血容量。通过已建立的中心静脉导管监测中心静脉压来调整输液量和输液速度，调整好麻醉机呼吸参数维持较好的血氧饱和度和适宜的呼气末二氧化碳分压。

慢性肾功能不全的患者术后肾衰竭发生率高达 10%~15%，因此术中应避免低血压和低血容量，保证肾脏血液灌注，术前尿素氮、血肌酐升高预示术后发生肾功能不全可能。肾肿瘤患者，在术中易发生大出血危险，因此，术前应准备好库血，当术中失血量大时注意补充容量和血压维持。

（六）肾癌并发静脉癌栓手术的麻醉

对于肾癌发生肾静脉和下腔静脉癌栓甚至累及右心房者，手术范围大，术中出血较多，手术和麻醉有较大难度和危险性。Novick 等提出在全身麻醉、体外循环转流下采用深低温停循环取出腔静脉和右心房癌栓。这种手术采取胸正中和腹部正中切口，全身麻醉后肝素化，当ACT > 450 s，行主动脉插管，右房插管，采用膜式氧合器，用平衡液或胶体预充，建立体外循环，动脉流量维持50～80 mL/（kg·min），血液降温，阻断升主动脉后灌注冷停跳液使心脏停搏保护心肌。转流中行血液稀释，HCT维持在20%～25%，当肛温降到18～20℃时，降低动脉灌注流量到10～20 mL/（kg·min），直到停止转流。深低温下停循环时间可维持在45～60 min，在此期间行肾及癌栓切除手术，肿瘤及癌栓切除后恢复体外循环转流并复温，心脏复跳后维持较好的动脉血压、血气、电解质及酸碱平衡的基础上停止体外循环转流，用鱼精蛋白中和肝素。这种方法对肾癌合并有腔静脉或右房癌栓的患者会取得良好的手术效果。但由于手术时间长，肝素化后术野渗血多，术中输血较多，体外循环转流对机体的影响，以及深低温停循环对中枢神经系统的影响，仍存在不利因素。

（七）肾肿瘤手术麻醉中输血问题

肿瘤患者往往由于慢性消耗，失血性贫血，低蛋白血症，以及肾癌根治术术中失血较多，需要在手术中输入大量异体血，因此肿瘤手术患者术前备血很重要。但前瞻性研究表明输入同种异体血会抑制机体免疫功能，使肿瘤患者术后肿瘤复发率高，生存期缩短。因此，对肿瘤手术患者应提倡自身输血，自身输血就是将手术患者的自身血液预先采集，或术中失血回收后再回输，而减少异体血的输入，减少输血反应，病毒和感染性疾病的传播，减轻免疫功能抑制。常用的自身输血有：①术前三天或术日采集自身血液，在术中需要时再输入；②术前稀释性自身输血法，麻醉后采集患者自身血，同时补充晶体或胶体维持较好循环容量，术中或术后回输自身血；③术中用血液回收机回收术野自身血，这种回收系统可将血液中55%～76%的肿瘤细胞滤除，再回输患者，这种自身输血方法对良性肿瘤患者无疑是有利的。目前对于恶性肿瘤手术不主张术中自体血回输。

第三节　输尿管、膀胱、尿道创伤手术的麻醉

大多数输尿管、膀胱、尿道创伤手术均可在硬膜外阻滞、蛛网膜下腔阻滞或腰-硬联合阻滞下完成。输尿管上段手术可选 $T_{8\sim9}$ 或 $T_{9\sim10}$ 间隙，向头侧置管，麻醉范围控制在 $T_6\sim L_2$。输尿管下段手术麻醉范围控制在 $T_{10}\sim S_4$，选择 $L_{1\sim2}$ 间隙穿刺，向头侧置管。膀胱手术可选 $L_{1\sim2}$ 间隙，结肠代膀胱手术，穿刺点可选 $T_{11\sim12}$ 间隙，麻醉范围控制在 $T_6\sim S_1$，前列腺手术常选用 $L_{2\sim3}$ 间隙或 $L_{3\sim4}$ 间隙穿刺置管。椎管内麻醉具有镇痛完善，肌肉松弛良好，呼吸循环功能较稳定，对体液超负荷具有良好耐受性，对肾血流影响小等优点。在具体实施中，应注意下列问题：肾功能不全患者局麻药液中不宜加用肾上腺素，否则将导致肾血流量降低；因局麻药主要在血液或肝脏代谢降解，如果并存低蛋白血症，血浆中局麻药与蛋白结合减少，游离成分增高，易出现局麻药毒性反应，因此，需控制局麻药用量。全身麻醉适用于手术范围广、创伤大、出血多的病例。采用气管内全麻应注意：①全麻药对肾功能可能有损害；②肾功能障碍可能影响药物的清除，使药物的时效延长；③要避免气管插管损伤，防止肺部感染等问题。

一、输尿管创伤手术的麻醉

输尿管创伤的原因可分为外源性创伤和医源性创伤两大类。单纯的外源性输尿管创伤比较少见，多见于枪弹伤、交通事故、刀刺伤等。常合并有腹腔脏器或全身脏器创伤，有时输尿管创伤易被掩盖。医源性输尿管创伤多见于盆腔及下腹部的开放性手术。特别是输尿管有移位、畸形、广泛粘连、显露不良、出血等情况时更易发生。有时虽未直接伤及输尿管，但破坏了输尿管的血液供应，也会导致输尿管部分缺血、坏死及穿孔。器械损伤多见于泌尿外科输尿管插管及输尿管镜检术。放射性创伤比较罕见，多见于盆腔肿瘤高强度放射性物质照射后。输尿管创伤后症状和体征常受多种因素影响，如创伤原因、性质、发现的时间、单侧或双侧创伤等，往往易误诊。在处理外伤或在手术中若能及时发现输尿管创伤并及时处理，则效果好，不会遗留后遗症。术后数天或数周发现尿少、血尿、漏尿、肾区胀痛并有叩痛、腰部肌肉紧张等，应考虑输尿管创伤的可能。

输尿管创伤手术治疗的目的为恢复正常的排尿通路和保护患侧肾脏功能。如患者全身情况好，此类手术多可在硬膜外阻滞或蛛网膜下腔阻滞下完成，近年来腰-硬联合阻滞麻醉已广泛应用于此类手术，该麻醉方法具有操作简单、效果确切，根据手术的需要容易调节阻滞平面，对输尿管创伤探查手术不失为一种较好的麻醉方法。硬膜外局麻药可选用2%利多卡因、0.75%罗哌卡因和丁哌卡因等药物，蛛网膜下腔用药可选用0.5%丁哌卡因或罗哌卡因，可采用重比重或等比重液。如患者伴有复合伤，全身情况差、病情危重或以探查性质为主的手术则可选用在气管插管全麻下完成。对于患者全身情况危重、休克、脱水、失血严重或合并有其他重要脏器创伤时，应先纠正全身情况及优先处理重要器官的创伤。在处理患者时需遵循"抢救生命第一，保护器官第二"的原则，首先处理威胁生命的创伤。输尿管创伤手术患者往往伴有肾功能损害，在麻醉期间尽量避免应用影响肾功能的药物，以免加重对肾脏的损害。另外，硬膜外腔用药由于腰骶部神经根粗大，宜用较高浓度的局麻药来获得较为满意的效果。在追加硬膜外麻醉时应量足、浓度高，以保证阻滞完善，使麻醉效果满意。

二、膀胱创伤手术的麻醉

由于膀胱在骨盆的包围下，一般不易损伤，其大小、形状、位置及壁的厚度均随着储尿量而变化，当膀胱充盈达300 mL以上时，高出于耻骨联合上，如下腹部受到外力的作用时，有可能导致膀胱破裂；或当骨盆受到强大外力的作用，导致骨盆骨折时，骨折断端有可能刺破膀胱，使并发膀胱破裂的可能性大大增加。据统计，骨盆骨折与膀胱创伤关系密切，车祸等暴力损伤是膀胱破裂损伤的主要原因，并常伴有合并伤。枪弹伤是造成膀胱破裂损伤的另一原因，同时合并有其他脏器损伤。膀胱创伤根据损伤原因分为闭合性膀胱损伤、开放性膀胱损伤和医源性膀胱损伤。有下腹部外伤史、骨盆骨折史、难产、膀胱尿道器械操作后出现出血与休克、排尿困难和血尿、腹膜炎等症状者，应考虑膀胱创伤的可能。膀胱破裂的治疗原则应包括早期的防治休克、急诊手术及后期的膀胱修补等。膀胱破裂处理方式应根据受伤原因和膀胱破裂类型而定。膀胱挫伤仅需留置导尿管数天。

膀胱手术可选用对呼吸、循环影响较小的区域神经阻滞，一般情况下多可满足此类手术的要求。诊断性或手术治疗性膀胱镜检查等这类相对较小的手术，基本上都在门诊手术室实施，蛛网膜下腔阻滞、腰段硬膜外阻滞、骶管阻滞均可获得较理想的麻醉效果。尿道膀胱器械检查操作，尤其是女性患者，通常可在2%利多卡因凝胶表面麻醉下进行，而且操作中患者不会出现不适感。椎管内麻醉尤其是硬膜外阻滞或腰-硬联合阻滞，如果阻滞平面、局麻药剂量、注药速度控制适当，则对呼吸、循环功能影响较小，是较好的麻醉方法选择。因椎管内麻醉阻滞平面低，术后肺部并发症比全麻少，而且术中可保持患者清醒，有利于术后精神功能的恢复；此外，椎管内麻醉具有一定扩张肾血管的作用，可增加和改善肾血流，对伴有肾功能障碍或尿毒症者，采用此麻醉方法更为合适。但对于手术复杂涉及范围较大同时伴有全身复合伤以及心、肺功能不全者，选用气管内插管全麻较为安全，有利于术中对呼吸、循环功能的管理。

膀胱创伤手术多在截石位下完成，这种体位对患者心、肺功能皆有不利影响。截石位时横膈凭重力上移，肺脏受挤压，通气功能受到一定影响。心输出量因胸内压的增高及心脏位置的改变而减少。尤其是肥胖或腹腔积液的患者，这种体位的不利影响更值得注意。患者情况较好者，可考虑采用单纯蛛网膜下腔阻滞、连续硬膜外阻滞或腰-硬联合阻滞。此外，截石位时双腿屈曲外展，时间长久以后静脉血流迟滞，易引起下肢深静脉血栓形成，构成术后肺栓塞的后患。因此，术中应补充适量的液体，使血液不致过于黏稠，避免栓塞的发生。手术结束时，应将下肢缓慢轻巧复位，以免引起血流动力学剧烈波动。对于血压明显下降者，应给予少量血管收缩剂及时处理。

三、尿道创伤手术的麻醉

尿道创伤是泌尿系统最常见的损伤，多发生于男性，青壮年居多。若处理不及时或处理不当，会产生严重的并发症或后遗症。女性尿道损伤发生率很低，只有严重的骨盆骨折移位导致膀胱颈或阴道损伤才可产生尿道损伤。尿道内暴力伤常见于医源性损伤，多因尿道器械操作不当造成；尿道外暴力开放损伤常见于火器或利器伤，常发生在尿道阴茎部；尿道外暴力闭合性损伤主要由会阴部骑跨伤和骨盆骨折所致。骨盆骨折所致的尿道损伤最好发于交通事故，骨折端刺伤尿道或骨折导致骨盆变形、牵拉撕裂尿道。尿道损伤的临床表现取决于损伤的部位、程度和是否合并有骨盆骨折及其他脏器损伤。根据外伤史、受伤时的体位、暴力性质、临床表现、尿外渗的部位、直肠指检、X线检查及其他必要的全身检查可明确尿道损伤的部位、尿道损伤的程度及有无其他脏器损伤。

尿道创伤的全身治疗目的是防治休克、控制感染及并发症。对危及生命的合并伤应先处理，等病情稳定后再处理尿道损伤。尿道创伤局部治疗的主要目的是要恢复尿道的连续性、引流膀胱尿液及引流尿外渗。小儿尿道创伤手术常需要在基础麻醉加局麻、区域阻滞或全麻下完成，而成人则可在2%利多卡因凝胶表面麻醉或低位蛛网膜下腔阻滞下完成，尤其是年龄较大或对自主神经反射不敏感的截瘫患者。在良好的麻醉前用药和静脉镇静处理下，表面麻醉可广泛应用于身体状况极差的高龄患者。对于尿道远端的手术，阴茎神经阻滞亦能提供良好的镇痛效果，而且在门诊患者其操作非常简单。阴茎神经阻滞的并发症最少，而且可由各临床科室的手术医师实施。

外伤性后尿道断裂手术时间通常较长，患者要保持截石体位4～5h之久，对呼吸、循环的影响较大。但需施行此类手术的病例多为年轻人，对体位的适应较老年人强。采用蛛网膜下腔阻滞时，应待阻滞平面固定后再改变体位，以免麻醉平面意外升高。轻比重局麻液的蛛网膜下腔阻滞更为适宜。采用硬膜外阻滞时，导管可于$L_{3～4}$或$L_{4～5}$向骶侧置入，采用最小剂量使阻滞范围局限于会阴部即可。尿道断裂而行经膀胱及会阴联合修补术时，阻滞平面需达$T_{9～10}$并包括全部骶神经，故采用两点连续硬膜外阻滞，导管可由$L_{1～2}$向头及$L_{3～4}$或$L_{4～5}$向骶侧分别置入。对部分病例也可考虑经$L_{2～3}$或$L_{3～4}$间隙穿刺采用腰-硬联合阻滞，蛛网膜下腔注入长效局麻药丁卡因或丁哌卡因，然后向骶侧置入硬膜外导管，根据麻醉平面和手术时间经导管注入局部麻醉药。对于有椎管内阻滞禁忌证者，应考虑在全麻下完成手术。

第四节　尿流改道和膀胱替代手术的麻醉

临床上对膀胱癌、无法手术修复的膀胱外翻、晚期神经源膀胱、挛缩的膀胱等施行膀胱切除术，用乙状结肠或回肠重建成贮尿囊替代膀胱，与尿道吻合，使新膀胱贮尿、排空等均接近生理状态。膀胱全切术后尿液的贮存与排出一直是未能满意解决的问题。自从1852年Simon报道输尿管乙状结肠吻合以来，经过一个多世纪的不断改进与创新，特别是1982年Kock用去管重建法制作贮尿囊的可控性膀胱以来，尿流改道与膀胱重建有了跨时代的进步和发展，显著地提高了患者术后生活质量。因膀胱全切、回肠代膀胱术是泌尿外科手术时间较长、创伤大、出血多的手术，如管理不当，手术后期有可能发生创伤失血性休克，对此应做好充分的术前准备，术前要备好充足的血源。手术期间在大量输血、输液补充血容量的同时，纠正酸中毒，补充钙剂，以防治大量输血所致的并发症也至关重要。

一、经腹全膀胱切除尿流改道术的麻醉

膀胱癌在我国泌尿系统肿瘤中发病率最高，其预后与肿瘤分期分级密切相关。全膀胱切除是治疗浸润性膀胱癌的金标准，对于广泛性、多发性浅表膀胱癌亦是膀胱切除的指征。尿流改道和全膀胱替代手术是泌尿外科手术较为复杂的手术，故对麻醉的要求亦有一定的特殊性。部分患者术前一般情况较差且多为高龄，对于不能耐受手术者可考虑分期手术（第一期做膀胱全切除及输尿管外置，第二期做膀胱成形），缩短手术时间以保证患者的安全，此类手术多可选择在椎管内阻滞下完成。一般可在$T_{12}～L_1$穿刺头侧置管及$L_{3～4}$或$L_{4～5}$向骶侧置管。当手术限于盆腔时，主要经下管注药，当手术涉及腹腔时，经上管注药，如此使麻醉有效，对患者的影响亦可减少。如果膀胱全切除及尿流改道需要一次完成，则麻醉处理较为复杂。由于手术时间较长（可长达6～10h），麻醉时间必须满足手术要求。膀胱手术时要求盆腔内神经得到充分的阻滞，而回肠手术时内脏牵拉的刺激较大，要求有足够高的麻醉平面（$T_{4～5}$），增加管理难度。对于此类患者现多采用全身麻醉，可使这类患者耐受长时间手术并可保证良好的肌肉松

弛，但对部分患者的术后恢复存有顾虑。而采用椎管内阻滞联合全身麻醉的方法，近年来应用比较广泛，术中有良好镇痛和肌肉松弛，术后患者恢复也比较迅速。

由于全膀胱切除手术范围较广，术中出血较多，内脏暴露时间长，体液蒸发较多，如未及时补足容量极易发生休克。对此类患者手术时应保证两路以上的输液通道，最好行颈内静脉或锁骨下静脉穿刺置管，术中监测中心静脉压（CVP）以指导输血输液。术中应常规进行呼吸和循环功能、血气和体温的监测，对老年高危患者可考虑进行动脉穿刺置管动脉直接测压和进行动态血气监测。术中要根据出血和实验室检查情况，适时输血和输液，维持机体内环境和体液的平衡。

二、腔镜下全膀胱切除尿流改道术的麻醉

中晚期膀胱癌施行腹腔镜全膀胱切除盆腔淋巴结清扫加原位回肠代膀胱手术，是近年来泌尿外科开展的一种全新的手术方式，对麻醉要求较高。腹腔镜下手术并发症比开腹少，但也不可避免地对患者的呼吸和循环功能产生明显的影响。在手术中人工气腹使腹内压升高，膈肌上抬，引起肺泡无效腔量增大，功能残气量降低，肺顺应性下降和气道阻力的增大，易导致高碳酸血症的发生。另外头低脚高仰卧位，也导致通气血流比值失衡，加上超长时间的 CO_2 气腹，常引起 CO_2 吸收增加而出现高碳酸血症。此类患者麻醉应力求平稳，手术时垫高头部以利于脑部血液回流；开放与半开放通气模式可促使 CO_2 的排出，降低血内 CO_2 分压，减轻脑血管扩张。减少晶体液输入，提高胶体渗透压，激素的应用可预防面部和脑水肿，提高患者的耐受性。

老年患者由于对麻醉药排泄缓慢，往往使术后苏醒延迟，因而易出现呼吸抑制、舌后坠、上呼吸道梗阻，造成通气不足而缺氧，所以必须在患者完全清醒、呼吸恢复正常、气道分泌物吸净后才可拔除气管导管。另外，老年人心血管代偿能力较差，易引起直立性低血压，离室搬动时注意防止血压变化。老年人由于对缺氧耐受性差，术后应常规给予吸氧，维持血氧饱和度正常。老年人由于某种原因血管硬化、血流迟滞，血液呈高凝状态，术后应尽早让患者下床活动，避免下肢深静脉血栓形成，栓子脱落导致肺栓塞。

第十章 神经外科手术麻醉

第一节 颅脑创伤手术麻醉

颅脑创伤（traumatic brain injury，TBI）是指头部遭受撞击或贯穿伤，引起脑功能障碍。在所有创伤中，颅脑创伤往往是最严重和危及生命的，是导致儿童和青壮年残疾和死亡的首要原因。TBI 围手术期正确的麻醉管理对改善患者的转归至关重要。

一、颅脑创伤的分类和病理生理

按照创伤发生时间，TBI 可分为原发性颅脑创伤（primary brain injury）和继发性颅脑创伤（secondary brain injury）。原发性颅脑创伤在创伤即刻发生，是对颅骨和脑组织的机械撞击和加速挤压引起的颅骨骨折和颅内损伤，主要有脑震荡、弥漫性轴索损伤、脑挫裂伤和原发性脑干损伤等。目前还没有应对原发性颅脑创伤的有效办法。继发性颅脑创伤发生于伤后数分钟、数小时或数天后，表现为源于原发性损伤的一系列复杂病理生理过程，主要有脑水肿和颅内血肿，后者按血肿的来源和部位又分为硬脑膜外血肿（通常是由于颅骨骨折和硬脑膜动脉或静脉窦破裂所致）、硬脑膜下血肿（通常是由于大脑皮质和脑膜之间的静脉撕裂所致）和脑内血肿等。最常见加重损伤的因素包括缺氧、高碳酸血症、低血压、贫血和高血糖，这些因素都是可以预防的。伤后数小时或数天若出现癫痫、感染和败血症会进一步加重脑损伤，必须及时防治。继发的神经损害和全身性并发症是可以预防和治疗的。颅脑创伤管理的目标是采取及时有效的措施预防继发性脑损伤。

TBI 后典型表现为颅内血肿形成、脑血管自主调节功能障碍、颅内压（intracranial pressure，ICP）升高和脑血流（cerebral blood flow，CBF）降低。创伤局部 CBF 降低导致脑细胞缺血缺氧，引起细胞毒性脑水肿，而 TBI 又常常伴发不同程度的血脑屏障（blood brain barrier，BBB）破坏，并发血管源性脑水肿。由于颅腔是一个几乎封闭的结构，颅内血肿和脑水肿的形成都会导致 ICP 升高，这时机体会启动代偿机制抑制 ICP 的增加，初期以减少颅内脑脊液容量为主，后期全脑 CBF 进一步降低，形成缺血 – 水肿恶性循环，最终导致脑疝。

TBI 后还会引起全身其他器官系统并发症，在呼吸系统可表现为呼吸节律异常、舌后坠、反流误吸、支气管痉挛和肺不张等，TBI 后剧烈的应激反应可引起急性神经源性肺水肿。由于出血、呕吐和脱水利尿治疗等因素，绝大多数 TBI 患者伴有不同程度的低血容量，但临床上机体为了维持 CBF 的代偿性反应以及应激状态，多表现为高血压，高血压反应又会引起反射性地心动过缓。当创伤累及心血管运动中枢时会出现各种心律失常，当心电图出现高 P 波、P-R 和 Q-T 间期延长，以及深 U 波、S-T 段和 T 波改变，严重的室性早搏或传导阻滞时提示预后不良。TBI 患者还常常伴发高热、应激性溃疡和弥散性血管内凝血等。

二、颅脑创伤的麻醉管理

TBI 患者围手术期管理的重点是内环境，避免引起继发性损伤的全身和颅内损害。继发性脑损伤加重病情，严重影响预后。麻醉管理目标是迅速恢复心肺功能、维持脑灌注压（cerebral perfusion pressure，CPP）和脑供血供氧，降低 ICP，减轻脑水肿，避免继发性脑创伤。

1. TBI 患者的麻醉前评估

对 TBI 患者的诊治要争分夺秒，应在最短的时间内对患者的脑创伤程度、呼吸和循环状态进行快速评估，包括既往病史、受伤过程和时间、最后进食水时间、意识障碍的程度和持续时间、ICP 情况以及是否并发颈椎、颌面部和肋骨骨折以及内脏器官出血等。通过已有的辅助检查如头颅 CT、MRI、胸片、血常规、出凝血时间、血生化、电解质和血气分析等迅速了解患者的一般状态并制定麻醉方案。

TBI 患者的预后与入院时格拉斯哥评分（GCS，见表 10-1）、年龄、循环呼吸状态、继发性颅脑创伤的救治等因素相关。重度 TBI（GCS ≤ 8）患者死亡率可达 33%，轻度（GCS 13~15）和中度（GCS 9~12）TBI 患者约 50% 可能后遗致残和认知功能障碍。

表 10-1 格拉斯哥昏迷评分（Glasgow coma score）

项目	得分
睁眼	
不睁眼	1
刺激睁眼	2
呼唤睁眼	3
自动睁眼	4
言语反应	
无发音	1
只能发音	2
只能说出（不适当）单词	3
言语错乱	4
正常交谈	5
运动反应	
无反应	1
异常伸展（去脑状态）	2
异常屈曲（去皮层状态）	3
对疼痛刺激屈曲反应	4
对疼痛刺激定位反应	5
按指令动作	6

2. TBI 患者的呼吸管理

TBI 患者多为饱胃，且常合并颅底骨折、胸部创伤和通气不足等。大多数轻、中度 TBI 患者的呼吸功能仍可维持稳定，无需紧急气管插管，但应尽早实施面罩吸氧，密切观察，可待麻醉诱导后进行气管插管。GCS ≤ 8 分的 TBI 患者应尽早行气管插管以保护呼吸道，并进行有效呼吸支持。

大约 2%~3% TBI 患者合并有颈椎骨折，而 GCS ≤ 8 的重型 TBI 患者可高达 8%~10%。颈椎骨折患者进行气管插管操作有导致进一步脊髓损伤的风险，因此除非已经有影像学指标明确排除颈椎损伤，在插管过程中所有患者都应进行颈椎保护。插管时由助手用双手固定患者头部于中立位，保持枕部不离开床面可以维持头颈部不过度后仰，颈部下方放置颈托也有助于保护颈椎。颈椎固定后增加了喉镜暴露和气管插管的难度，而 TBI 患者对缺氧的耐受性很差，必须事先准备好应对插管困难的措施，如训练有素的助手和各种插管设备等，紧急时应迅速行气管切开。颅底骨折患者经鼻插管和置入鼻咽通气道有可能损伤脑组织，属相对禁忌证。

麻醉中应保证 PaO_2 在 100 mmHg 以上。合并肺挫伤、误吸或神经源性肺水肿的患者需要呼气末正压通气（positive end-expiratory pressure，PEEP）来维持充分的氧合，同时应尽量避免过高的 PEEP 导致 ICP 显著升高。

过度通气可引起脑血管收缩、减少脑血容量而达到降低 ICP 的目的，但近年来其应用价值受到了广泛质疑。在 TBI 的早期 CBF 通常是降低的，过度通气会进一步降低 CBF，加重脑缺血。在 TBI 后 5 天内，尤其是 24 h 内要避免预防性的过度通气治疗。过度通气的缩血管效应时效较短，研究发现其降低 CBF 的效应仅能维持 6~18 h，所以不应长时间应用，尤其不能将 $PaCO_2$ 降至 25 mmHg 以下。对 TBI 患者是否采用过度通气应综合考虑 ICP 和脑松弛等方面因素，尽量短时间使用。过度通气后将 $PaCO_2$ 恢复正常范围时也应逐步进行，快速升高 $PaCO_2$ 也同样会干扰脑生理。

3. TBI 患者的循环管理

TBI 患者往往伴有中枢神经反射（Cushing reflex），在循环方面表现为高血压和心动过缓，是机体为了提高脑灌注的重要保护性反射，所以在此时不可盲目地将血压降至正常水平。ICP 升高的患者若伴有低血压会严重影响脑灌注，应进行积极纠正。心率若不低于 45 次/min，一般无需处理，若用抗胆碱药宜首用格隆溴铵，阿托品可通过血脑屏障，可能引起中枢抗胆碱综合征（central anticholinergic syndrome），表现为烦躁、精神错乱和梦幻，甚至可出现惊厥和昏迷，应避免用于 TBI 患者。TBI 患者出现心动过速时常常提示可能有其他部位的出血。

TBI 早期 CBF 大多先明显降低，然后在 24~48 h 内逐步升高，TBI 后脑组织对低血压和缺氧十分敏感，多项研究证实轻度低血压状态就会对转归产生明显不利影响，所以目前认为对 TBI 患者应给与积极的血压支持。

正常人 MAP 在 50~150 mmHg 范围内波动时，通过脑血管自动调节功能可使 CBF 保持恒定，而 TBI 患者这一调节机制受到不同程度破坏，有研究表明约三分之一 TBI 患者的 CBF 被动地随 CPP 同步改变，所以此时维持 CPP 至少在 60 mmHg 以上对改善 CBF 十分重要（儿童推荐维持 CPP 在 45 mmHg 以上）。

对于无高血压病史的 TBI 患者，为保证 CPP > 60 mmHg，在骨瓣打开前应将 MAP 至少维持在 80~90 mmHg 以上。血压过高也会增加心肌负担和出血风险，应给予降压治疗，但一定小剂量分次进行，谨防低血压的发生。手术减压后（打开骨瓣或剪开硬膜）ICP 降为零，此时 CPP = MAP，同时脑干的压迫缓解，Cushing 反射消失，很多患者会表现为血压突然降低和心率增快，在此期应维持 MAP 高于 60~70 mmHg，可通过使用血管收缩药和加快输液提升血压。由于骨瓣打开后血压降低的程度很难预料，所以不提倡预防性给予升压药，但应预先进行血容量的准确估计，在开颅前补充有效循环血量。

4. TBI 患者的液体治疗

TBI 患者多伴有不同程度的低血容量，但常被反射性的高血压状态所掩盖，此时液体治疗不要仅以血压为指导，还要监测尿量和中心静脉压（central venous pressure，CVP）等的变化，尤其复合伤伴有其他部位出血时。在围手术期应避免血浆渗透压降低以防加重脑水肿，0.9% 盐水属轻度高渗液（308 mOsm/L），适用于神经外科手术中，但大量使用时可引起高氯性酸中毒，乳酸钠林格液可避免此情况，但它属于低渗液（273 mOsm/L），大量使用时会引起血浆渗透压降低，所以在需要大量输液的情况下，可以混合使用上述两种液体并在术中定期监测血浆渗透压和电解质作为指导。

关于 TBI 手术中晶体液和胶体液的选择方面一直存在争议，目前认为对于出血量不大者无需输入胶体液，但需要大量输液时应考虑加入胶体液。胶体液可选择白蛋白、明胶和羟乙基淀粉等，前两种有引起变态反应的风险，而后者大量使用时会影响凝血功能，要注意 TBI 本身即可引发凝血异常。

甘露醇和呋塞米都可以用来降低脑组织细胞外液容量，甘露醇起效快且效果强，对于 BBB 破坏严重的患者使用甘露醇有加重脑水肿的顾虑，但目前临床上仍将其作为脱水治疗的首选。甘露醇的常用剂量为 0.25~1.0 g/kg，使用后产生有效降低 ICP 或脑松弛效果时可考虑继续应用，而无效或血浆渗透压已经超过 320 mOsm/L 时则不推荐继续使用。近年来高渗盐水（3% 或 7.5%）用于 TBI 患者的效果引起了广泛的兴趣，尤其在多发创伤患者的急救方面，但已有研究未能证实高渗盐水较甘露醇具有明显优势，使用不当反而可导致严重的高钠血症，以及中枢系统脱髓鞘改变。

高血糖状态与神经系统不良预后密切相关，所以应尽量避免单纯使用含糖溶液。

围手术期应将血细胞比容维持在30%以上，不足时应输入浓缩红细胞，闭合性脑创伤可进行术野自体血回收利用。小儿本身血容量就很小，单纯的帽状腱膜下血肿和头皮撕裂即可引起相对大量的失血，应注意及时补充。

5. 麻醉实施

（1）麻醉诱导：麻醉诱导的原则是快速建立气道，维持循环稳定，避免呛咳。临床上常用快速序贯诱导插管法。给药前先吸入100%氧气数分钟，静脉注射丙泊酚、硫喷妥钠、依托咪酯或咪达唑仑后立即给予插管剂量的肌肉松弛药。饱食患者不可加压通气，待自主呼吸停止即进行气管插管。除非明确排除颈椎损伤，插管过程中应保持头部中立位，助手持续环状软骨压迫直到确认导管位置正确、套囊充气。

低血容量患者使用丙泊酚会引起明显的低血压，可选用依托咪酯或咪达唑仑。循环衰竭患者可不使用任何镇静药。在置入喉镜前90 s静脉注射利多卡因1.5 mg/kg可减轻气管插管引起的ICP升高反应。

虽然琥珀胆碱可引起ICP升高，但程度较轻且持续时间短暂，在需要提供快速肌肉松弛时仍不失为一个较好的选择。传统观点认为琥珀胆碱引起的肌颤可升高胃内压，增加反流的概率，但实际上其增加食管下段括约肌张力的作用更强，并不会增加误吸的发生率。

苄异喹啉类非去极化肌肉松弛药如阿曲库铵等可引起组胺释放，导致脑血管扩张，引起CBF和ICP升高，而全身血管扩张又会导致MAP降低，进一步降低CPP，所以不主张用于TBI患者。甾类非去极化肌肉松弛药对CBF和ICP无直接影响，适用于TBI患者，但泮库溴铵的解迷走作用可使血压和心率升高，用于脑血流自动调节机制已损害的患者则可明显增加CBF和ICP，应慎用。维库溴铵和罗库溴铵几乎不引起组胺释放，对血流动力学、CBF、$CMRO_2$和ICP均无直接影响，尤其后者是目前临床上起效最快的非去极化肌肉松弛药，静脉注射1.0 mg/kg后约60 s即可达到满意的插管条件，尤其适用于琥珀胆碱禁忌时的快速气管插管。

（2）麻醉维持：麻醉维持的原则是不增加ICP、$CMRO_2$和CBF，维持合理的血压和CPP，提供脑松弛。静脉麻醉药除氯胺酮外都可减少CBF，而所有的吸入麻醉药都可引起不同程度脑血管扩张和ICP升高，因此当ICP明显升高和脑松弛不良时，宜采用全凭静脉麻醉方法，若使用吸入麻醉药应小于1 MAC。气颅和气胸患者应避免使用氧化亚氮。

临床剂量的阿片类药物对ICP、CBF和$CMRO_2$影响较小，可提供满意的镇痛并降低吸入麻醉药的用量，对于术后需保留气管插管的患者，阿片类药物的剂量可适当加大。头皮神经阻滞或手术切口使用局部麻醉药有助于减轻手术刺激引起的血压和ICP的突然增高，避免不必要的深麻醉。

血糖宜维持在4.4～8.3 mmol/L，高于11.1 mmol/L时应积极处理。应定期监测血浆渗透压并控制在320 mOsm/L以内。常规使用抗酸药预防应激性溃疡。TBI患者术后有可能出现惊厥，如果没有禁忌证，可考虑在术中预防性应用抗惊厥药如丙戊酸钠。糖皮质激素可减轻肿瘤引起的脑水肿，之前也大量应用于TBI患者，以期减轻脑水肿，但被证实对TBI患者反而产生不利影响，现在的共识是对TBI患者不再使用糖皮质激素。

（3）麻醉恢复期：术前意识清楚，手术顺利的患者术后可考虑早期拔管，拔管期应避免剧烈的呛咳和循环波动。重型TBI患者宜保留气管导管，待呼吸循环状态良好、意识恢复时再考虑拔管，为了抑制气管导管引起的呛咳反射，在手术结束后可在监测下追加小剂量的镇静药和阿片类药物。创伤程度重，预计需要长时间呼吸支持者应及时行气管切开术。

三、颅脑创伤患者的脑保护

药物脑保护主要是通过降低$CMRO_2$，尽管大量的动物实验支持钙通道阻滞剂、自由基清除剂和甘氨酸抑制剂等具有明确的脑保护作用，但无一能在临床上得到有效验证。巴比妥类药是目前临床上唯一证实具有脑保护作用的药物，但二级证据并不支持使用预防性巴比妥达到脑电图爆发抑制。推荐使用大剂量巴比妥类药处理难治性ICP升高，但必须在患者血流动力学稳定的前提下。

TBI后创伤核心区发生严重脑缺血，极短时间内即出现脑细胞坏死，治疗时间窗极其有限，而核心区周围的缺血半影区脑缺血程度相对较轻，如果局部CBF得到恢复，脑细胞坏死的程度和速度会明显改善，所以及时恢复缺血半影区的脑血流是临床上进行脑保护的关键，在此过程中，血压、$PaCO_2$、血糖和体温管理等对TBI患者的转归起到重要影响。

脑缺血时氧供减少，低温可降低氧耗。体温降低到33℃~35℃可能起到脑保护的作用。尽管一些临床实验得出了令人鼓舞的结果，但都没能表现出统计上的显著改善。一项TBI后亚低温治疗的多中心研究在收入392名患者后被中止，正常体温组和亚低温组的死亡率没有差异，而且亚低温组还出现了更多的并发症。目前还不清楚是否存在创伤后亚低温保护作用的治疗时间窗，当实施低温时，必须注意避免副作用，如低血压、心律失常、凝血障碍和感染等。复温应缓慢进行，复温不当时反而会加重脑损害，所以目前不推荐将低温作为一种常规治疗方案；围手术期体温升高会严重影响预后，必须积极处理。

为维持足够的CBF，应保证TBI患者的CPP至少在60 mmHg以上，也有很多学者认为将CPP保持在70 mmHg以上更为合适。为了达到这一目标，临床上常常使用血管收缩药将血压提升基础值的20%左右，但应注意升压过快过高也会增加颅内出血的发生率。TBI后低血压状态是导致预后不良的重要因素，必须积极纠正，α-受体激动剂苯肾上腺素提升血压的同时不引起CBF降低，是较为合适的选择。

葡萄糖在缺氧状态下会引起乳酸性酸中毒，加速脑细胞坏死，所以必须积极防治TBI患者的高血糖状态，可以通过输入含胰岛素的葡萄糖液调控血糖。对于将血糖控制到何种程度尚无定论，目前一般认为应将其维持在5.6~10.0 mmol/L的范围内。治疗期间应加强血糖监测，随时调整胰岛素用量，避免血糖过低。

应积极地采取防治措施预防TBI后惊厥。苯二氮䓬类药、巴比妥类药、依托咪酯和丙泊酚等都可快速处理惊厥，需长期抗惊厥治疗时考虑苯妥英钠等。

目前认为TBI后药物的脑保护作用是十分有限的，我们更应该将治疗的重点放在维持足够的CPP、合理使用过度通气、积极控制血糖、避免体温升高和惊厥等生理治疗上。

第二节 幕上肿瘤手术麻醉

幕上肿瘤主要是指小脑幕以上所包含的所有脑组织中所生长的肿瘤。其包含范围广泛，肿瘤性质繁杂，更因累及多个功能区而具有其独特的病理生理特性。因病种和病变位置的不同，其临床症状多样，麻醉的特点与要求也有所不同。

一、幕上肿瘤的特点概述

1. 幕上肿瘤的定位及特性

幕上肿瘤以胶质瘤最多，脑膜瘤次之，再次为神经纤维瘤、脑血管畸形、脑转移瘤等。幕上肿瘤包括位于额叶、颞叶、顶叶、枕叶、中央区、丘脑、脑室内和鞍区的广泛部位的肿瘤。其位置不同，临床表现各异。额叶肿瘤发生率居幕上肿瘤的首位，临床表现有精神症状、无先兆的癫痫大发作、运动性失语、强握反射和摸索运动、尿失禁等。颞叶肿瘤临床上表现为视野改变、有先兆（如幻嗅、幻视、恐惧）、精神运动型癫痫发作、命名性失语等。顶叶肿瘤主要表现为对侧半身的感觉障碍，失用症、失读症、局限性癫痫发作。枕叶肿瘤常可累及顶叶和颞叶后部，主要表现为视觉障碍（视野缺损、弱视）、幻视及失认症。中央区肿瘤指中央前回、中央后回区的肿瘤，临床表现运动障碍，病变对侧上、下肢不同程度的瘫痪、温、痛、触觉障碍，局灶性癫痫。丘脑部肿瘤临床表现颅压增高、精神障碍、"三偏"症（偏瘫、偏身感觉减退、同向性偏盲）。脑室内肿瘤可无症状，影响脑脊液循环可产生ICP增高。

2. 幕上肿瘤的病理生理

幕上肿瘤能引起颅腔内动力学的改变。在最初病变较小、生长缓慢的时候，颅腔内容积的增加可以通过脑脊液（CSF）的回流和临近的脑内静脉收缩所代偿，从而阻止ICP的增加。当病变继续扩张，代偿机制耗竭，肿瘤大小的增加将导致ICP的急剧升高，脑组织中线结构移位。ICP的增加可进而导致脑缺血和脑疝。

幕上肿瘤临床表现主要包括局灶性症状和ICP升高症状两大类。麻醉医师要掌握麻醉及药物对ICP、脑灌注压、脑代谢的影响，避免发生继发性脑损伤的因素（表10-2）。同时，关注可能出现的一些特殊问题，如颅内出血、癫痫、空气栓塞等。麻醉中还要综合考虑同时伴随的其他疾病，如心、肺、肝、肾疾病，副肿瘤综合征伴转移癌，放化疗等对手术和麻醉可能造成的影响。

表10-2 引起继发性脑损伤的因素

颅内因素	全身因素
ICP增加	高碳酸血症/低氧血症
癫痫	低血压/高血压
脑血管痉挛	低血糖/高血糖
脑疝：大脑镰疝，小脑幕切迹疝，枕骨大孔疝，手术切口疝	心排血量过低
中线移位：脑血管的撕裂伤	低渗透压
	寒战/发热

3. 麻醉对ICP、脑灌注压、脑代谢的影响

麻醉（药物与非药物因素）易导致颅内外生理状态的改变（如颅内顺应性、颅内疾病、颅内血容量），而麻醉操作、麻醉药物和通气方式等都对ICP、CPP、脑代谢产生影响，并直接关系到疾病的转归。

（1）麻醉操作：气管内插管、气管内吸引均可致ICP急剧升高。

（2）静脉麻醉药：多数静脉麻醉药能降低$CMRO_2$、CBF及ICP，维持脑血管对CO_2的反应。巴比妥类药、丙泊酚、依托咪酯呈剂量依赖性降低$CMRO_2$，可引起EEG的爆发性抑制。静脉麻醉药降低ICP的程度依次为丙泊酚＞硫喷妥钠＞依托咪酯＞咪达唑仑。颅内高压患者应用丙泊酚或硫喷妥钠后，对体循环的影响较大，但可使脑灌注压下降，致$CBF/CMRO_2$比例下降，影响脑氧供需平衡；应用依托咪酯则无此顾忌；咪达唑仑对脑血流的影响相对较小。氯胺酮对脑血管具有直接扩张作用，迅速增加CBF升高ICP，禁单独用于幕上肿瘤手术的麻醉。利多卡因抑制咽喉反射，降低$CMRO_2$，防止ICP升高。

（3）吸入麻醉药：吸入麻醉药都可以增加CBF、降低$CMRO_2$，常用吸入麻醉药均会引起脑血管扩张、CBF增加，从而继发ICP升高，其ICP升高的程度依次为氟烷＞恩氟烷＞氧化亚氮＞地氟烷＞异氟烷＞七氟烷。脑血流-代谢耦联功能正常时，当吸入浓度＜1~1.5 MAC时，与清醒时比较脑血流降低，但CBF自动调节功能保存完整；当吸入浓度＞1~1.5 MAC时，CBF呈剂量依赖性降低，CBF自我调节功能减弱或丧失，但仍保留脑血管对CO_2的反应性。吸入麻醉药对ICP的影响取决于两个因素：①基础ICP水平，在基础ICP较低时，吸入麻醉药不会引起ICP升高或升高较少；②$PaCO_2$水平，过度通气造成低碳酸血症时，吸入麻醉药ICP升高作用不显著；而在正常$PaCO_2$水平下，等浓度吸入麻醉药可使ICP明显升高。

（4）阿片类药：阿片类药可引起CBF、$CMRO_2$下降，不影响脑血流-代谢耦联、CBF的自动调节功能，不影响脑血管对$PaCO_2$的反应性。

（5）肌肉松弛药：肌肉松弛药虽不能直接进入血脑屏障，但通过作用于外周肌肉、神经节或组胺释放而间接引起ICP改变。筒箭毒碱、阿曲库铵和米库氯铵有较弱的组胺释放作用，均可引起ICP升高。罗库溴铵、维库溴铵都不引起明显的CBF、$CMRO_2$和ICP增加，故适合于长时间神经外科手术。去极化肌肉松弛药琥珀酰胆碱一过性的肌颤可增加ICP，但困难气道或脑外伤快速序贯诱导时，选用琥珀酰胆碱是有效的经典方法。罗库溴铵起效快，也可作为快速序贯诱导的选择用药。

4. 控制颅内高压、减轻脑水肿

脱水治疗是降低ICP，治疗脑水肿的主要方法。脱水治疗可减轻脑水肿，缩小脑体积，改善脑供血

和供氧情况，防止和阻断 ICP 恶性循环的形成和发展，尤其是在脑疝前驱期或已发生脑疝时，正确应用脱水药物常是抢救成败的关键。常用脱水药物有渗透性脱水药和利尿药两大类，低温、激素等也用于围手术期脑水肿的防治。

（1）渗透性脱水药物：高渗性药物进入机体后一般不被机体代谢，又不易从毛细血管进入组织，可使血浆渗透压迅速提高。由于血脑屏障作用，药物在血液与脑组织内形成渗透压梯度，使脑组织的水分移向血浆，再经肾脏排出体外而产生脱水作用。另外，因血浆渗透压增高还能增加血容量，同时增加肾血流量，导致肾小球滤过率增加。因药物在肾小管中几乎不被重吸收，因而增加肾小管内渗透压，从而抑制水分及部分电解质的回收产生利尿作用，可减轻脑水肿，降低 ICP。常用药物有 20% 的甘露醇、山梨醇、甘油、高渗葡萄糖等。20% 甘露醇 0.5~1.0 g/kg，于 30 分钟内滴完，每 4~6 h 可重复给药。

（2）利尿脱水药：此类药物通过抑制肾小管对氯和钠离子的再吸收产生利尿作用，导致血液浓缩，渗透压增高，从而间接地使脑组织脱水，ICP 降低。此类药物利尿作用较强，但脱水作用不及甘露醇，降 ICP 作用较弱，且易引起电解质紊乱，一般与渗透性脱水药同时使用，可增加脱水作用并减少渗透性脱水药的用量。常用药物有呋喃苯胺酸等。

（3）过度通气：过度通气造成呼吸性碱中毒，使脑血管收缩、脑血容量减少而降低 ICP。ICP 平稳后，应在 6~12 h 内缓慢停止过度换气，突然终止可引起血管扩张和 ICP 反跳性增高。过度通气的靶目标是使 $PaCO_2$ 在 30~35 mmHg 间波动。

（4）糖皮质激素：糖皮质激素亦有降低 ICP 的作用，对血管源性脑水肿疗效较好，但不应作为颅内高压治疗的常规用药。糖皮质激素降低 ICP 主要是通过减少血脑屏障的通透性、减少脑脊液生成、稳定溶酶体膜、抗氧自由基及钙通道阻滞等作用来实现。

二、幕上肿瘤手术的麻醉

1. 麻醉前评估

幕上肿瘤患者的麻醉前评估与其他患者相类似，需要特别注意进行神经系统的评估。根据患者的全身一般情况、神经系统功能状态、手术方式制订麻醉计划。

（1）术前神经功能评估。

神经功能评估包括 ICP 的升高程度、颅内顺应性和自动调节能力的损害程度、在脑缺血和神经性损害发生之前 ICP 和 CBF 的稳态的自动调节能力，评估已经存在的永久性和可恢复的神经损害。术前详细了解患者病史、体格检查及相关的影像学检查，了解采用的手术体位、手术入路和手术计划，进行术前讨论。

病史：头痛、恶心、呕吐、视觉模糊等颅内压升高表现；癫痫发作及意识障碍、偏瘫、感觉障碍等神经功能缺失表现等；脱水利尿药、类固醇类药、抗癫痫类药用药史。

体格检查：包括意识水平、瞳孔、Glasgow 昏迷评分、脑水肿、Cushing 反应（高血压、心动过缓）等；脱水状态评估。

影像学检查：包括肿瘤的大小和部位，如肿瘤位于功能区还是非功能区，是否靠近大血管，与重要神经的毗邻关系；颅内占位效应，如中线是否移位，脑室受压，小脑幕切迹疝，脑干周围有脑脊液的浸润，脑水肿等。

（2）制定麻醉方案：麻醉方案制定应考虑以下要点：①维持血流动力学的稳定，维持 CPP；②避免增加 ICP 的技术和药物；③建立足够的血管通路，用于监测和必要时输入血管活性药物等；④必要的监测，颅外监测（心血管系统的监测），颅内监测（局部和整体脑内环境的监测）；⑤创造清晰的手术视野，配合术中诱发电位等神经功能监测；⑥决定麻醉方式：根据肿瘤部位特点和手术要求，决定麻醉方法，语言功能区肿瘤必要时采用术中唤醒方法。

2. 麻醉前用药

垂体肾上腺轴或垂体甲状腺轴抑制的患者继续激素治疗，术前服用抗癫痫药、抗高血压药或其他心血管系统用药应持续至术前。麻醉前用药包括镇静药咪达唑仑、抗胆碱能药物，如阿托品或长托宁，H_2

受体阻滞剂或质子泵抑制剂。

3. 开放血管通路

开放两条或两条以上外周血管通路，必要时进行中心静脉穿刺。中心静脉穿刺可选用股静脉或颈内静脉。注意体位对中心静脉回流的影响，保持静脉通路的通畅，避免脑静脉血液回流受阻继而升高 ICP。

4. 麻醉诱导

麻醉诱导方案的选择以不增加 ICP，保持血流动力学的稳定为前提。

推荐的麻醉诱导方案

1. 充分镇静，开放动静脉通路
2. 心电图，脉搏氧饱和度，无创血压监测，直接动脉压，呼气末 CO_2 监测
3. 预先充氧，随后给予芬太尼 $1 \sim 2\mu g/kg$（或阿芬太尼、苏芬太尼、瑞芬太尼），利多卡因 $1.0 \sim 1.5$ mg/kg；丙泊酚 $1.25 \sim 2.5$ mg/kg，或依托咪酯 $0.4 \sim 0.6$ mg/kg；非去极化肌肉松弛药
4. 根据患者状态，适度追加 β 受体阻滞剂或降压药
5. 控制通气（$PaCO_2$ 维持于 35 mmHg 左右）
6. 气管内插管
7. 上头架前，0.5% 罗哌卡因局部浸润麻醉，或追加镇痛药（单次静注芬太尼 $1 \sim 3\mu g/kg$ 或苏芬太尼 $0.1 \sim 0.2\mu g/kg$，瑞芬太尼 $0.25 \sim 0.5\mu g/kg$）
8. 适当的头位，避免颈静脉受到压迫

上头架时疼痛刺激最强。充分镇痛、加深麻醉和局麻浸润可有效抑制血流动力学的波动。固定好气管导管，以防意外脱管或因导管活动引起的气道损伤。保护双眼以防角膜损伤。轻度头高位以利于静脉回流；膝部屈曲以减轻对背部的牵拉。避免头颈侧过度的屈曲/牵拉（确保下颌与最近的骨性标志间距大于2横指）。过度牵拉头部易诱发四肢轻瘫、面部和口咽部严重水肿，导致术后拔管延迟。

5. 麻醉维持

麻醉维持的基本原则在于维持血流动力学稳定，维持 CPP，避免升高 ICP；通过降低 $CMRO_2$、CBF 来降低脑部张力；麻醉方案确保患者安全的同时，可进行神经功能监测。

推荐的麻醉维持方案

无电生理功能监测	电生理功能监测
丙泊酚或七氟醚 1.5%～2.5%，或异氟醚 1%～2%	丙泊酚
镇痛药：芬太尼，或阿芬太尼，苏芬太尼，瑞芬太尼	镇痛药：瑞芬太尼 $0.2 \sim 0.3\mu g/(kg \cdot min)$
间断给予非去极化肌肉松弛药体位：头高位，颈静脉回流通畅维持足够的血容量	不给予肌肉松弛药

（1）吸入全身麻醉：适用于不伴有脑缺血，颅内顺应性下降或脑水肿患者；早期轻度过度通气；吸入麻醉药浓度 < 1.5 MAC；避免与 N_2O 合用。在术中进行电生理功能监测时，吸入麻醉药的浓度应 < 0.5 MAC 时，对皮层体感诱发电位影响小。

（2）全凭静脉麻醉：全凭静脉麻醉可控性强，维护 $CBF-CMRO_2$ 耦联，降低 CBF、ICP，减轻脑水肿，适用于颅内顺应性下降、ICP 升高、脑水肿以及术中进行电生理监测患者。常用药物选择以丙泊酚、瑞芬太尼、苏芬太尼为主。

6. 液体治疗和血液保护

液体治疗目标在于维持正常的血容量、血管张力、血糖，维持血细胞比容约 30%，轻度高渗（术毕 < 320 mOsm/L）。避免输注含糖的溶液，可选择乳酸林格液（低渗）或 6% 羟乙基淀粉。预计大量出血的患者进行血液回收，对切除的肿瘤为良性的患者可以将回收的血液清洗回输给患者。根据出血量、速度及血红蛋白水平及凝血功能决定异体红细胞和异体血浆的输注，维持凝血功能和血细胞比容。

7. 麻醉苏醒

麻醉苏醒期维持颅内或颅外稳态，避免诱发脑出血和影响 ICP、CBF 的因素，如咳嗽、气管内吸

引、呼吸机对抗、高血压等。苏醒期患者应表现安静，合作，能服从指令。根据回顾性研究证实，影响术后并发症的主要因素包括肿瘤严重程度评分（肿瘤位置、大小、中线移位程度）、术中失血量及输液量、手术时间>7小时和术后呼吸机机械通气。因此，呼吸恢复和术中维持情况对麻醉苏醒期尤为重要。

术前意识状态良好，心血管系统稳定，体温正常，氧合良好，手术范围不大，无重要脑组织的损伤，不涉及后组脑神经（IX～XII）的后颅窝手术，无大的动静脉畸形未切除（避免术后恶性水肿）的情况下，可以早期苏醒。

在持续使用超短效镇痛药（如瑞芬太尼）或吸入麻醉药时，停药前注意镇痛药的衔接。在术毕前追加长效镇痛药，芬太尼或苏芬太尼，或者曲马多，待患者呼吸及反射恢复后拔出气管导管。

神经外科手术的术后镇痛对于避免患者躁动、减轻痛苦有着重要的意义，可以选择多模式镇痛的方式。在头皮神经阻滞及局部切口浸润麻醉的基础上，以阿片类药物为主，根据患者一般状态和不同手术入路可采用不同的配方。应注意药物用量以避免影响患者的意识水平和神经功能评估。

第三节 颅内动脉瘤手术麻醉

在脑卒中的病例中，约15%～20%是脑出血性疾病。动脉瘤是造成自发性蛛网膜下腔出血（subarachnoid hemorrhage，SAH）的首要原因，约75%～85%的SAH是由于颅内动脉瘤破裂引起，其中20%存在多发性动脉瘤。

颅内动脉瘤好发于颅内大血管的分叉处，表现为血管壁的囊性扩张。据估算，动脉瘤患病率为2 000/10万人。国际研究的最新报道称，动脉瘤破裂的发生率很低，每年动脉瘤破裂所致的SAH发病率为12/10万人。SAH的危险随着年龄的增加而升高，主要发病患者群集中在30～60岁，平均初发年龄55岁，女性居多，男女比例为1:1.6。在北京天坛医院近年的麻醉记录中，30～60岁的患者占到了80%，最小11岁，最大76岁。

一、动脉瘤病理特点

与颅内动脉瘤相关的疾病包括常染色体显性遗传的多囊肾病、纤维肌性发育不良、马方综合征、IV型Ehlers-Danlos综合征（遗传性皮肤和关节可过度伸展的综合征）和脑动静脉畸形。估计在常染色体显性遗传的多囊肾病患者中，5%～40%有颅内动脉瘤，10%～30%有多发性动脉瘤。

颅内动脉瘤多发生在血管分叉处或Wills环周围。大约90%的颅内动脉瘤位于前循环，常见部位是大脑前动脉与前交通动脉分叉处，颈内动脉与后交通分叉处，大脑中动脉两分叉处或三分叉处。后循环动脉瘤的常见位置包括椎动脉与基底动脉分叉处，椎动脉与大脑后动脉分叉处及基底动脉顶部。

动脉瘤多数是囊状或浆果型的，少数是感染性动脉瘤、外伤性动脉瘤、夹层动脉瘤、梭型动脉瘤或肿瘤相关性动脉瘤。根据动脉瘤直径的大小可将动脉瘤分为小动脉瘤（<0.5 cm）、中等动脉瘤（0.5～1.5 cm）、大动脉瘤（1.5～2.5 cm）和巨大动脉瘤（>2.5 cm）。

二、动脉瘤病理生理学特点

动脉瘤破裂时，动脉与蛛网膜下腔相交通，导致局部ICP与血压相等，引起突然剧烈的头痛和短暂的意识丧失。血液流入蛛网膜下腔导致脑膜炎、头痛及脑积水。神经受损表现为意识障碍及局灶神经系统定位体征。单纯的脑神经麻痹可能为原发性损伤所致的神经失用症。

动脉瘤首次破裂出血时会有约1/3的患者死亡或出现严重的残疾，在幸存者中仅有1/3的患者神经功能恢复正常。虽然有经验的外科医师手术死亡率低于10%，但再出血及脑血管痉挛等非手术相关并发症仍会很严重。

SAH会引起广泛交感兴奋，导致高血压，心功能异常，心电图ST段改变，心律失常及神经源性肺水肿。SAH后患者常由于卧床休息及处于应激状态而引起血容量不足。常出现电解质紊乱如低钠血症、低钾血症及低钙血症,并需及时纠正。大约有30%的患者出现低钠血症,可能由脑盐耗综合征(CSWS)或抗利尿激素分泌异常综合征(SIADH)引起。

对于曾有过SAH和正处在SAH恢复期的脑动脉瘤患者麻醉处理稍有不同。SAH患者可能会发生多种并发症,包括心功能不全、神经源性或心源性肺水肿、脑积水,以及动脉瘤再出血,其中动脉瘤再出血是最严重的并发症。动脉瘤破裂后最初两周内未行手术者再出血的发生率为30%~50%,而死亡率大于50%。

脑血管痉挛(cerebro vascular spasm,CVS)仍是SAH患者致残致死的主要原因。脑血管造影显示60%的患者出现血管痉挛,但仅有50%的患者有临床症状,表现为逐渐加重的意识障碍(为全脑血流灌注不足的表现),随后出现局灶神经定位体征。这与SAH的量、部位以及患者的临床分级有关。目前为止确切的病因仍未知晓,但可能与氧合血红蛋白及其代谢产物有关。经颅多普勒是床旁诊断CVS的有效辅助检查方法。CVS时脑血流速度大于120 cm/s,随CVS加重脑血流速降低。尼莫地平是治疗及预防CVS的有效药物。血管造影表明尼莫地平并未缓解血管痉挛,可能源于其脑保护作用。目前,治疗措施包括高血容量、高血压、高度血液稀释疗法(3H疗法)。这种方法的目的是提高心排血量、改善血液流变性及增加脑灌注压(CPP)。大约有70%的患者可通过3H疗法逆转CVS所致的缺血性神经功能缺损。

三、动脉瘤的治疗

动脉瘤破裂后血液流入蛛网膜下腔,导致剧烈头痛、局部神经功能障碍、嗜睡和昏迷。出血后幸存的患者,应进行手术或者血管内介入治疗避免再出血。此外,对于意外发现脑动脉瘤的患者,应采取干预措施以减少SAH的风险,包括开颅动脉瘤夹闭术和血管内栓塞术。

1. 治疗原则

从未破裂的小动脉瘤(< 0.5 cm)发生破裂出血的概率很低(每年0.05%~1%),可以通过定期影像学检查监测变化。已破裂出血动脉瘤再次出血的概率是上述情况的10倍,应进行治疗。目前主要有两种治疗方法,开颅动脉瘤夹闭术及血管内弹簧圈栓塞术。动脉瘤颈夹闭术是过去50年直至目前治疗动脉瘤的"金标准"。

Glasgow昏迷评分和Hunt-Hess分级(表10-3)是评估患者的神经功能的常用指标。Hunt-Hess分级与患者预后相关度极高。术前分级为Ⅰ~Ⅱ级的患者经手术治疗,其预后明显好于分级较高的患者(表10-4)。动脉瘤手术的最佳时间取决于患者的临床状态及其他相关因素。临床状态良好的患者应早期手术(即SAH后48~96 h之内)。早期手术时手术致残率增加,而血管痉挛和再出血的发生率要明显降低。而对困难部位的大动脉瘤及临床状态较差的患者应延迟手术(即SAH后10~14 d),目前,血管内介入治疗在动脉瘤治疗中占据了很高比例,一些患者可能在脑血管造影术后立即进行血管内弹簧圈栓塞治疗,对于那些有全身合并症或Hunt-Hess分级较高的患者,这种创伤小的治疗方法更适合。

2. 内科治疗

安静、卧床。降低ICP,调控血压,预防CVS,纠正低钠血症,改善全身状况,适当镇静、止吐,预防再出血。

表10-3 SAH的Hunt-Hess分级

评分	描述
0级	动脉瘤未破裂
1级	无症状,或轻度头痛,轻度颈项强直
2级	中等至重度头痛,颈项强直,除脑神经麻痹无其他神经功能损害
3级	嗜睡或谵妄,轻度定向障碍
4级	昏迷,中等至重度偏瘫
5级	深昏迷,去脑强直,濒死表现

表10-4 世界神经外科医师联盟（WFNS）委员会的SAH分级

WFNS 分级	GCS 评分	运动障碍
I	15	无
II	14～13	无
III	14～13	有
IV	12～7	有或无
V	6～3	有或无

3. 血管内介入治疗

神经介入医师通过动脉导管到达动脉瘤病变部位，填入弹簧圈栓塞动脉瘤。血管内治疗需要选择适合栓塞的动脉瘤，弹簧圈一旦植入就能稳定下来。随着医疗技术的进步，如在载瘤动脉邻近动脉瘤的部位植入支架，扩大了适合进行血管内治疗的动脉瘤的范围。

介入手术创伤小，但是它与开颅手术具有同样严重的并发症，包括再出血、卒中和血管破裂。尽管介入手术的刺激特别小，但仍需要全身麻醉。应该尽量避免喉镜置入时的高血压反应及术中患者的任何体动，避免影响弹簧圈在血管内的植入。应该避免过度通气，因为过度通气将减少CBF，使弹簧圈更难到达动脉瘤病变区域。手术中常规使用肝素，其目的是减少与动脉导管相关的血栓栓塞并发症的危险。应准备好鱼精蛋白，以备动脉瘤破裂或发生渗漏时使用。当神经介入治疗失败后应该迅速转移到手术室进行开颅手术。

4. 外科治疗

开颅手术治疗包括动脉瘤夹闭术、载瘤动脉夹闭及动脉瘤孤立术、动脉瘤包裹术等。

四、颅内动脉瘤的麻醉

颅内动脉瘤麻醉管理的目标是控制动脉瘤的跨壁压力差，同时保证足够的脑灌注及氧供并避免ICP的急剧变化。另外还应保证术野暴露充分，使脑松弛，因为在手术早期往往出现脑张力增加及水肿。动脉瘤跨壁压力差（TMP）等于瘤内压（动脉压）减去瘤外周压（ICP）。在保证足够脑灌注压的情况下而不使动脉瘤破裂。在动脉瘤夹闭前，血压不应超过术前值。SAH分级高的患者ICP往往增高。另外，脑血肿、脑积水及巨大动脉瘤也会使ICP增高。在硬膜剪开之前应缓慢降颅压，因为ICP迅速下降会使动脉瘤TMP急剧升高。

1. 术前准备

脑动脉瘤的内科治疗包括控制继续出血、防治CVS等。治疗方案要根据患者的临床状态而定。包括降低ICP，控制高血压，预防治疗癫痫，镇静、止吐，控制精神症状。SAH患者可出现水及电解质紊乱，心律失常，血容量不足等，术前应予纠正。除完成相关的脑部影像学检查，术前准备需要完善的检查，包括血常规、心电图、胸部X光片、凝血功能、血电解质、肝功能、肾功能、血糖等。完成交叉配血试验，对于手术难度大或巨大动脉瘤，应准备足够的血源，并备自体血回收装置。一些患者ECG会显示心肌缺血，高度怀疑心肌损害的患者可以行血清心肌酶和超声心动图检查，必要时请相关科室会诊。

2. 麻醉前用药

对于高度紧张的患者可适当应用镇静剂，但应结合患者具体情况而定，尤其对于有呼吸系统合并症的患者。术前抗胆碱药物的选择要根据患者心率等情况决定，除非患者心动过缓，一般不选择阿托品，因其可使心率过快，增加心脏负担。

3. 麻醉监测

常规监测包括心电图、直接动脉压、脉搏氧饱和度、呼气末二氧化碳分压、经食管核心体温监测、尿量等。对于临床分级差的患者，最好在麻醉诱导前进行直接动脉压监测，明显的心脏疾病需要监测中心静脉压。出血较多者，进行血细胞比容、电解质、血气分析的检查，指导输血、治疗。有些患者需要监测脑电图、体感或运动诱发电位。但至今无前瞻性临床试验表明神经功能监测的有效性。

4. 麻醉诱导

麻醉诱导应力求血流动力学平稳，由于置喉镜、插管、摆体位及上头架等操作的刺激非常强，易引起血压升高而使动脉瘤有破裂的危险。因此在这些操作之前应保证有足够的麻醉深度、良好的肌松，并且血压应控制在合适的范围。对于老年患者或体质较差者可以选择依托咪酯，为防止出现肌阵挛，可预先静注小剂量咪达唑仑或瑞芬太尼。丙泊酚具有诱导迅速平稳、降低 CBF、ICP 和 $CMRO_2$，不干扰脑血管自动调节和 CO_2 反应性等特点，是目前诱导用药的首选。选择起效较快的非去极化肌肉松弛药，如罗库溴铵可以迅速完成气管插管。另外在上头钉的部位行局部浸润麻醉是一种简单有效的减轻血流动力学波动的方法。若 ICP 明显升高或监测体感诱发电位时，宜选用全凭静脉麻醉。

5. 麻醉维持

麻醉维持原则是保持正常脑灌注压，防治脑缺氧和水肿，降低跨壁压。保证足够的脑松弛，为术者提供良好的手术条件。同时兼顾电生理监测的需要。

全麻诱导后不同阶段的刺激强度差异可导致患者的血压波动，在摆体位、上头架、切皮、去骨片、缝皮这些操作时，应保持足够的麻醉深度。切皮前用长效局麻药行切口部位的局部浸润麻醉。术中如不需要电生理监测，静吸复合麻醉可以达到满意的麻醉效果。

减小脑容积可以使术野暴露更充分，使脑松弛，为夹闭动脉瘤提供便利。为了保持良好的脑松弛度，术前腰穿置管用于术中脑脊液引流是动脉瘤手术较常用的方法，术中应与术者保持良好沟通，观察引流量，及时打开或停止引流。为避免脑的移位及血流动力学改变，引流应缓慢，并需控制引流量。维持 $PaCO_2$ 在 30～35 mmHg 利于防止脑肿胀。也可通过静注甘露醇 0.5～1 g/kg 或合用呋塞米（10～20 mg，静注）使脑容积减小。甘露醇的作用高峰在静注后 20～30 min，判断其效果的标准是脑松弛度而非尿量。甘露醇增加脑血流量，降低脑组织含水量。早期 ICP 降低可能说明脑血管代偿性收缩以使脑血流恢复正常。

术中合理使用糖皮质激素及甘露醇，预防脑水肿，使用抗癫痫药物预防术后癫痫发作。

6. 麻醉恢复和苏醒

在无拔管禁忌的患者，术后早期苏醒有利于进行神经系统评估，便于进一步的诊断治疗。苏醒期常出现高血压。轻度高血压可以提高脑灌注，这对预防 CVS 有益。血压比术前基础值增高 20%～30% 时颅内出血的发生率增加，对有高血压病史的患者，苏醒及拔管期间可以应用心血管活性药物控制血压和心率，避免血压过高引起心脑血管并发症。术中使用短效阿片类镇痛药维持麻醉者，应在停药后及时追加镇痛药，可以选择曲马多或小剂量芬太尼、苏芬太尼等，同时应注意药物对呼吸的抑制。预防性应用适宜的止吐药也可避免手术结束后患者出现恶心、呕吐，引起高血压。对术前 Hunt-Hess 分级为 3～4 级或在术中出现并发症的患者，术后不宜立即拔管，应保留气管导管回 ICU 并行机械通气。严重的患者术后需要加强心肺及全身支持治疗。

五、颅内动脉瘤麻醉的特殊问题

1. 诱发电位监测

大脑皮层体感诱发电位及运动诱发电位可用来监测大脑功能。通过诱发电位监测脑缺血可以指导外科操作及循环管理。进行神经生理监测时，首选全凭静脉麻醉，因为其对诱发电位描记的干扰较吸入麻醉小。运动诱发电位监测要求不使用肌肉松弛药，目前多联合应用丙泊酚和瑞芬太尼静脉麻醉，既能满足监测需要，也能很好抑制呼吸以维持机械通气。

2. 术中造影

为提高手术质量，确保动脉瘤夹闭的彻底，术中造影是最有效的方法。动脉置管术中造影需在手术开始前放置导管，使手术时间延长，对患者创伤较大。术中吲哚菁绿荧光血管造影使显微手术操作和荧光血管造影可以同时进行。该技术一经出现，即在神经外科领域得到迅速推广。能在术中判断动脉瘤是否完全夹闭，载瘤动脉及其分支血管是否通畅等，通常术者在造影后 1 分钟以内即能做出判断。在荧光剂注射后会出现部分患者几秒钟的脉搏血氧饱和度降低。少数患者可能出现对吲哚菁绿的过敏反应，应予以注意。

3. 载瘤动脉临时阻断术

在处理巨大动脉瘤或复杂动脉瘤时，为减少出血，便于分离瘤体，常会使用包括对载瘤动脉近端夹闭在内的临时阻断技术，阻断前应保持血压在 120～130 mmHg 左右，以最大限度保证脑供血。

4. 预防脑血管痉挛

动脉瘤破裂 SAH 后，30%～50% 的患者可出现 CVS，手术后发生率更高。预防措施包括维持正常的血压，避免血容量不足，围手术期静脉注射尼莫地平，动脉瘤夹闭后，局部使用罂粟碱或尼莫地平浸泡等。

5. 控制性降压

降低动脉瘤供血动脉的灌注压可以减小动脉瘤壁的压力并使手术时夹闭动脉瘤更易操作。另外，如果动脉瘤破裂会更易止血。但是目前，随着神经外科医师技术的提高，以往常用的控制性降压技术目前不再常规使用。低血压虽然有助于夹闭动脉瘤，但可能破坏脑灌注，尤其是在容量不足情况下，使 CVS 发生率增加导致预后不良。大多数神经外科医师通过暂时夹闭动脉瘤邻近的供血动脉的方法达到"局部降低血压"的效果。有些是 3～5 min 短期多次夹闭，但另外一些医师发现多次夹闭可能会损伤血管而采用 5～10 min 的时间段。血压应保持在正常范围或稍高于正常水平以增大其他部位的血流量。但应避免暂时夹闭后尚未处理的动脉瘤直接处于血压过高的状态。

6. 术中动脉瘤破裂

术中一旦发生动脉瘤破裂，必须迅速补充血容量，可采用短暂控制性降压，以减少出血。如短时间内大量出血，会使血压急剧下降，此时可适当减浅麻醉，快速补液，输血首先选择术野回收的红细胞，其次可以适当补充异体红细胞及新鲜血浆。如血压过低可以使用血管收缩药维持血压。出血汹涌时可以采用两个负压吸引器同时回收血液，注意肝素的滴速，避免回收血凝固，回收的红细胞可加压输注。已有的大量病例证实，术野自体血液回收是挽救大出血患者生命的有力措施，术前应做好充分准备。

7. 低温

低温麻醉会使麻醉药代谢降低，苏醒延迟，增加术后心肌缺血、伤口感染及寒战发生率。在研究中采用低温麻醉实施动脉瘤夹闭术并未发现有益。

第十一章 骨科手术的麻醉

骨科手术的部位主要包括脊柱、四肢骨骼和肌肉系统，骨科手术具有病种复杂，手术方式多变，手术繁简不一等特点，所以对麻醉的要求也具有其特殊性。骨科手术的麻醉方法的选择应根据患者情况，手术部位及麻醉人员的经验及技术水平而定，可采用颈丛神经阻滞、臂丛神经阻滞、椎管内麻醉及气管内插管全身麻醉等。除需要掌握一系列基本的麻醉方法外，骨科麻醉医师还要掌握一些特殊的麻醉操作方法，同时也要注意术中的特殊情况，比如栓塞的问题、骨水泥使用的问题等，骨水泥已成为全髋置换、人工股骨头置换和其他关节置换术中不可缺少的重要材料，对心血管系统的影响日益受到重视。

第一节 骨科手术麻醉特点

一、骨科手术体位影响

骨科手术常要求多种体位，常用的体位有仰卧位、侧卧位、俯卧位、侧俯卧位、沙滩椅体位等。若体位不合适、卧位垫放置不合理或术中管理不当，都有可能导致术后相关并发症发生。

（一）呼吸系统并发症

随着近年来骨科手术采用俯卧位的增加，这给麻醉管理带来一定的困难，也增加了呼吸系统并发症的发生概率。俯卧位时患者的胸廓活动受到限制，潮气量、肺活量、功能残气量及胸廓-肺顺应性均显著降低，易造成肺通气不足。因此安置俯卧位时，应取锁骨和髂骨为支点，胸腹离开手术台，以减轻体位对呼吸功能的影响。麻醉选择气管内插管全身麻醉较为安全。麻醉期间适当增加通气量，同时监测呼末二氧化碳以避免通气不足的发生。

全身麻醉气管内插管后由于体位的变化，比如当患者头转向一侧，或经后路颈椎手术安置头位时，均可能发生气管导管扭曲、梗阻、脱管等意外，因此，气管导管插入的深度应适当，固定要牢固可靠，导管选择有螺纹钢丝的加强气管导管，在翻身及手术体位固定后需立即检查导管的位置，以确保人工气道通畅。

（二）循环系统并发症

血压下降最为常见。麻醉患者术前禁食，麻醉后血管扩张等导致血容量相对不足。当体位突然变化时，可能引起血流动力学的改变，出现血压骤降，严重者可导致心搏骤停。因此，在改变体位前，尽可能补足患者的血容量，并密切观察血流动力学的变化，及时给予正确处理。此外，俯卧位手术时，因支垫物放置不当，压迫腔静脉、肝脏及心、肺，影响静脉回流及心排血量，引起血压下降或静脉回流不畅造成术野出血。截石位膝部约束过紧，支架长时间压迫动脉、静脉，可致血栓形成及肢体缺血性改变。

（三）神经及眼部损伤

上肢过度外展、外旋或托手臂支架较硬，长时间牵拉压迫神经均可造成颈丛、臂丛或尺、桡神经的损伤，这种损伤大多是暂时的，经休息可恢复。颈椎手术时，麻醉操作或安置体位不当，也可造成颈髓损伤。俯卧位手术因头部辅垫可能压迫眼球软组织造成眼部软组织损伤，压迫眼球可诱发眼心反射，使心率减慢，或发生急性青光眼、失明等。因此，安置骨科手术体位时，需考虑周全，既便于术野显露及操作，又要避免并发症的发生。

二、出血与止血带影响

（一）出血对患者的影响

骨组织的血运丰富，创面渗血较多，尤以骨断面和骨髓腔往往渗血难止。影响出血的其他因素，如手术部位、术中操作、手术时间长短、患者体质和术中血压调控等，术前需综合考虑。机体对失血有一定的代偿能力，失血量小于全身血容量的15%~20%时，可输电解质溶液及血浆代用品等，失血量超过血容量的30%时，应给予输血。如短时间内失血超过血容量的10%，即可出现微循环灌注不足，细胞代谢功能障碍，如不及时纠正，可能会发展为多器官的功能障碍或衰竭。因此，维持血流动力学稳定是手术麻醉的安全保障。输血虽是一种有效的治疗措施，但也会引起一定的并发症，如输血反应、感染、传染疾病、凝血障碍等，必须引起临床医师足够重视。

（二）止血带的应用

四肢手术应用气囊充气止血带可减少术中出血并为术者提供清晰的手术视野。止血带使用不当可产生严重的并发症，首先放置止血带的部位应正确，上肢患者应放置在上臂中上1/3处，下肢患者应放置在大腿根部近腹股沟处。使用前须对止血带仔细检查，观察气囊接触皮肤的面是否平整，否则充气后可引起皮肤水泡，其次检查充气囊是否漏气等，充气前应先抬高肢体，并用驱血带驱血，再充气到一个适合的压力，一般上肢需高于收缩压4~6.7kPa（30~50mmHg），下肢须高于6.7~9.3kPa（50~70mmHg）。止血带充气时间上肢为1小时，下肢以1.5小时为限，若须继续使用，应先松气5~10min再充气，以免发生神经并发症或肌球蛋白血症。若止血带充气压力过大，时间过久，尤其在麻醉作用不够完善时，极易出现止血带反应，系肢体缺血引起，多数患者难以忍受，烦躁不安，即使使用全身麻醉药物也难以控制。另外松止血带时由于驱血肢体血管床突然扩大及无氧代谢产物经静脉回流循环，抑制心肌收缩，偶出现"止血带休克"，临床表现出汗、恶心、血压降低、脉搏增快、周围血管阻力降低、血钾升高和代谢性酸中毒，此时除补充血容量外，必要时给予缩血管药物。

三、骨水泥影响

骨黏合剂（又称骨水泥）为高分子聚合物，由粉剂聚甲基丙烯酸甲酯与液状甲基丙烯酸甲酯单体构成，在人工关节置换术时为加强人工关节的稳定性，增加关节的负重力和促进患者术后早期活动，在人工假体置入前常先将骨黏合剂填入骨髓腔内。在使用时将粉剂与液状单体相混合成面团状，置入骨髓腔及髋臼内，10分钟左右即能凝固而起固定作用。单体成分复杂，给动物静脉注射单体时，可出现周围血管扩张、低血压和心动过速，剂量较大时可引起肺水肿和出血，甚至死亡。在手术中截除的骨面使一些静脉窦开放，髓腔被骨水泥封闭，加之热效应，髓内压急剧上升，使得髓腔内脂肪、气体或髓颗粒被挤入静脉进入肺循环，引起肺栓塞。目前临床上用骨水泥枪高压冲洗以去除碎屑，骨水泥从底层开始分层填满髓腔，这样易使空气从髓内逸出以减少空气栓塞的发生率，也可以从下位的骨皮质钻孔，并插入吸引管，以解除髓内压的上升，以期降低并发症的发生。

临床上应用骨黏合剂时，有部分患者出现一过性低血压，但能很快恢复。对于血容量不足或心血管功能较差、高龄的患者，血压降低则更为显著，须提高警惕，采用预防措施，防止出现严重低血压甚至心搏骤停。在填塞骨黏合剂前应常规补充血容量，给予小剂量血管活性药物使血压调整到术前水平，在填塞骨黏合剂前尽量避免追加麻醉药，以免引起血压下降与骨黏合剂的不良反应协同，采取以上措施多数患者能够安全度过骨水泥期。一旦发生明显的低血压状态，要及时使用缩血管药物纠正低血压，必要时联合用药，低血压状态持续较久将出现不可逆转的改变或意外发生。

四、脂肪栓塞综合征和深静脉血栓

（一）脂肪栓塞综合征

脂肪栓塞综合征是外伤、骨折等严重外伤的并发症。自1882年Zenker首次从严重外伤死亡病例肺血管床发现脂肪小滴和1887年Bergmann首次临床诊断脂肪栓塞以来，虽然已经一个世纪，并有不少人从不同角度进行过研究，但因其临床表现差异很大，有的病例来势凶猛，发病急骤，甚至在典型症状出现之前即很快死亡，有的可以没有明显的临床症状，只是在死后尸检发现。因此直至近20年对其病理生理才有进一步的认识。Bagg（1979）等认为该综合征是骨折创伤后72小时内发生的创伤后呼吸窘迫综合征。创伤早期如出现心动过速，体温升高超过38℃，动脉氧分压下降以及肺部出现"暴风雪"阴影等特殊征象，可以确诊。

脂肪栓塞定义为在肺实质或周围循环中出现脂肪滴。主要病因是伤后骨髓暴露，骨折部位移动促使脂肪细胞释放出脂肪滴，进入血液循环，使脏器和组织发生脂肪栓塞。主要表现在肺或脑血管的栓塞，导致低氧血症，脑水肿，可出现中枢神经症状，如意识不清，神志障碍甚至昏迷。

在髋和膝的人工关节置换术中，由于髓内压骤升，可使脂肪滴进入静脉，因此在手术期间也有发生脂肪栓塞的可能，必须予以高度重视。一旦患者出现原因不明的胸痛、胸闷、呼吸困难、气促及心动过速、血压下降、低氧血症或神志障碍，嗜睡及昏迷，拍摄胸片发现"云雾状"或"暴风雪状"典型肺部影像，就可以确诊脂肪栓塞，应尽早治疗。

脂肪栓塞的治疗主要是纠正低氧血症和维持血流动力学的稳定，抑肽酶或大剂量肾上腺皮质激素有一定疗效。

1. 呼吸支持

可以经鼻管或面罩给氧，使氧分压维持在70～80 mmHg即可，创伤后3～5天内应定时血气分析和胸部X线检查。如有呼吸困难可先行气管内插管，病程长应气管切开。进行性呼吸困难，低氧血症患者应尽早行呼吸机机械辅助通气。

2. 维持有效循环血容量

补充有效循环容量纠正休克，有条件应补充红细胞和清蛋白，保障血液携氧能力和维持血液胶体渗透压，减少肺间质水肿。如果血压正常，无休克状态，液体出入量应保持负平衡。

3. 药物治疗

（1）激素：主要作用是保持活性膜的稳定性，减轻或消除游离脂肪酸对呼吸膜的毒性作用，从而降低毛细血管通透性，减轻肺间质水肿，稳定肺泡表面活性物质的作用。因此在有效的呼吸支持治疗下血氧分压仍不能维持在8 kPa（60 mmHg）以上时，可使用激素。一般采用大剂量氢化可的松，每日1.0～1.5 g；或每日地塞米松10～20 mg，用2～3天后逐渐减量。

（2）抑肽酶：主要作用是降低骨折创伤后一过性高脂血症，防止脂栓对毛细血管的毒性作用，抑制骨折血肿内激肽释放和组织蛋白分解，减慢脂滴进入血流速度，治疗剂量，每日抑肽酶100万U。

（3）高渗葡萄糖：单纯高渗葡萄糖，葡萄糖加氨基酸，或葡萄糖加胰岛素，对降低儿茶酚胺的分泌，减少体内脂肪动员，缓解游离脂肪酸毒性均有一定效果。

（4）清蛋白：能与游离脂肪酸结合，使其毒性降低，有条件者可以应用。

（5）其他药物：如肝素、右旋糖酐、酒精、去脂己酚等，但作用尚未肯定。

4. 辅助治疗

（1）脑缺氧的预防：保护脑功能，减少脑组织和全身耗氧量，降低颅内压，防止高温反应等，给予头部降温或进行冬眠疗法。更重要的是纠正低氧血症。

（2）预防感染：可按常规用量，选用适当抗生素。

（3）骨折的治疗：需根据骨折的类型和患者的一般情况而定，对严重创伤患者可做临时外固定，对病情许可者可早期行内固定。

(二)肺血栓栓塞症(PTE)与深静脉血栓形成(DVT)

PTE 与 DVT 实际上是一个疾病的两个方面,因为肺血栓栓塞症的血栓主要来源于深静脉血栓,近来人们倾向将两者合称为静脉血栓栓塞症。肺血栓栓塞主要发生在关节置换术后,术后 7 天内是深静脉血栓形成的高危阶段,深静脉血栓形成主要发生在下肢,在髋部手术后深静脉血栓形成高达 45%~70%,其中 3.6%~12.9% 可引起致命的肺血栓栓塞症,但也偶有发生在麻醉期间。下肢骨折或手术后因活动受限,患者常须卧床休息,特别是老年及肥胖患者,其下肢血流缓慢而致静脉血淤滞,深静脉炎及创伤后的应激反应引起血液高凝状态,易使下肢形成深静脉血栓。

肺血栓栓塞所致病情的严重程度取决于以上机制的综合作用,栓子的大小和数量、多个栓子的递次栓塞间隔时间、是否同时存在其他心肺疾病、个体反应的差异及血栓溶解的快慢,对发病过程和预后有重要影响。

1. 常见症状

呼吸困难、胸痛、晕厥、烦躁、咯血、咳嗽、心悸,临床上有时出现所谓的"三联征",即同时出现呼吸困难、胸痛及咯血。

2. 常见体征

(1)呼吸系统:呼吸频率快,发绀,双肺可闻哮鸣音,湿啰音,偶有胸膜摩擦音或胸腔积液的相应体征。

(2)心脏体征:心率快,P_2 亢进及收缩期杂音,三尖瓣反流性杂音,心包摩擦音或胸膜心包摩擦音,可有右心衰竭表现。

(3)下肢静脉炎或栓塞的体征:不对称性肢体肿胀,局部压痛及皮温升高。

3. 辅助检查

(1)血气分析:常提示 D-二聚体强阳性(> 500 mg/L),PaO_2 下降。

(2)胸片:典型的改变是呈叶段分布的三角形影,也可表现为斑片状影、盘状肺不张、阻塞远端局限性肺纹理减少等,小的梗死者 X 线片完全正常。可合并胸腔积液和肺动脉高压出现相应的影像学改变。

(3)心电图检查:急性肺栓塞的典型 ECG 改变是 QRS 电轴右偏,肺型 P 波,I 导联 S 波加深,III 导联有小 q 波和 T 波倒置。但典型改变的阳性率低,仅见于大块或广泛的栓塞。多于发病后 5~24 h 内出现,数天至 3 周后恢复,动态观察有助于对本病的诊断。

(4)超声心动图:可见心室增大,了解肺动脉主干及其左右分支有无阻塞。

(5)快速螺旋 CT 或超高速 CT 增强扫描:可显示段以上的大血管栓塞的情况。

(6)磁共振:可显示肺动脉或左右分支的血管栓塞。

(7)放射性核素肺通气/灌注(V/Q)扫描:是目前常用的无创性诊断 PTE 的首选方法。典型的改变是肺通气扫描正常,而灌注呈典型缺损(按叶段分布的 V/Q 不匹配),对亚段以上的病变阳性率 > 95%。

(8)肺动脉造影(CPA):CPA 是目前诊断 PTE 最可靠的方法,可以确定阻塞的部位及范围程度,有一定创伤性。适应临床症状高度可疑,肺通气灌注扫描不能确诊又不能排除,准备做肺栓子摘除或下腔静脉手术者。

(9)下肢深静脉检查:血管超声多普勒检查和放射性核素静脉造影可发现下肢血栓形成。

4. 鉴别诊断

由于 PTE 的临床表现缺乏特异性,易与其他疾病相混淆,以至临床上漏诊与误诊率极高。做好 PTE 的鉴别诊断,对及时检出、诊断和治疗有重要意义。

(1)冠状动脉粥样硬化性心脏病:一部分 PTE 患者因血流动力学变化,可出现冠状动脉供血不足,心肌缺氧,表现为胸闷、心绞痛样胸痛,心电图有心肌缺血样改变,易误诊为冠心病所致心绞痛或心肌梗死。冠心病有其自身发病特点,冠脉造影可见冠状动脉粥样硬化、管腔阻塞证据,心肌梗死时心电图和心肌酶水平有相应的特征性动态变化,PTE 与冠心病有时可合并存在。

(2)肺炎:当 PTE 有咳嗽、咯血、呼吸困难、胸膜炎样胸痛,出现肺不张、肺部阴影,尤其同时合并发热时，易被误诊为肺炎。肺炎有相应肺部和全身感染的表现，如咳脓性痰、寒战、高热、外周血白细胞显著增高、中性粒细胞比例增加等，抗菌治疗可获疗效。

（3）特发性肺动脉高压等非血栓栓塞性肺动脉高压：特发性肺动脉高压则无肺动脉腔内占位征，放射性核素肺灌注扫描正常或呈普遍放射性稀疏。

（4）主动脉夹层：PTE 可表现胸痛，部分患者可出现休克，需与主动脉夹层相鉴别，后者多有高血压，疼痛较剧烈，胸片常显示纵隔增宽，心血管超声和胸部 CT 造影检查可见主动脉夹层征象。

（5）其他原因所致的胸腔积液：PTE 患者可出现胸膜炎样胸痛，合并胸腔积液，需与结核、肺炎、肿瘤、心力衰竭等其他原因所致的胸腔积液相鉴别。其他疾病有其各自临床特点，胸腔积液检查常有助于作出鉴别。

（6）其他原因所致的晕厥：PTE 有晕厥时，需与迷走反射性、脑血管性晕厥及心律失常等其他原因所致的晕厥相鉴别。

（7）其他原因所致的休克：PTE 所致的休克属心外梗阻性休克，表现为动脉血压低而静脉压升高，需与心源性、低血容量性、血容量重新分布性休克等相鉴别。

5. 治疗措施

（1）急救措施：宜进行重症监护卧床 1～2 周，剧烈胸痛者给止痛剂、镇静剂。纠正急性右心衰竭，防治休克。改善氧合和通气功能，吸氧或无创面罩通气，必要时气管插管人工机械通气。

（2）溶栓治疗：大面积 PTE 在 2 周内可以行溶栓治疗。活动性内出血、近期自发性颅内出血禁忌行溶栓治疗，手术、分娩、妊娠、活检、出血疾病、细菌性心内膜炎、严重高血压，近期的神经外科或眼科手术，近期曾行心肺脑复苏，严重的肝、肾功能不全等患者行溶栓治疗需慎重。

6. 栓塞与麻醉

尽管麻醉期间肺栓塞颇为罕见，但在骨科手术麻醉期间仍有报道。施行椎管内麻醉时，可能由于椎管内麻醉神经根受阻滞，使下肢肌肉松弛、血管扩张，使存在于静脉内原先比较固定的栓子松动和脱落进入血液循环。另外，麻醉后因手术野消毒和手术操作等原因，增加肢体活动，有可能使血管内松动的栓子脱落。

临床表现为突然发作呼吸困难、气促、发绀，经吸氧后低氧血症无明显改善，大汗淋漓，四肢厥冷，烦躁不安，意识不清，血压下降，心率加快，甚至心搏骤停。尽管肺血栓栓塞的发生与麻醉无直接关系，一旦在术中发生，发病突然，病情极其凶险，大多数病例常因抢救无效可在数分钟或 1～2 h 内死亡。因此常常被误诊为麻醉意外，对麻醉医师来说，对术中可能发生肺血栓栓塞症应有足够的警惕，术前应告知患者及家属可能存在的风险。

也有学者认为硬膜外阻滞和蛛网膜下腔阻滞后的患者，其术后深静脉血栓形成的发生率显著低于全麻患者，其原因可能是椎管内麻醉使交感阻滞，血管扩张，不仅动脉血流增加，而且静脉排空率也增加，减少血液黏滞度，局麻药可抑制血小板吸附、聚集和释放，并可抑制白细胞的移动和聚集，可能有利于防止静脉血栓的形成。

五、高龄老年患者麻醉特点

随着社会老龄化的到来，高龄患者逐年增多，老年人全身各系统器官功能逐渐衰退，易于合并其他疾病，对麻醉手术耐受性差，危险性增加。术前要全面评估，治疗并发症，以期降低围术期并发症的发生。术前访视除常规体检外，对心电图、胸片、心肺肝肾功能、电解质酸碱平衡和特殊检查的结果都要仔细分析掌握，制定周密切实可行的麻醉方案并积极与患者及患者家属沟通，告知利害关系，以免产生医疗纠纷。

（一）循环系统

研究表明，高龄人通过 Frank-Starling 机制，利用其储备功能来维持其心输出量，故很容易失代偿。此外心肌对 β-肾上腺素能反应、心率对异丙肾上腺素反应也随年龄增加而减弱。压力感受器敏感性也随年龄降低，且易出现直立性低血压，如果迅速扩容易造成较大风险。

大多数老年患者心血管系统发生退行性改变，易患许多心血管系统疾病，围术期应全面评估，特别要注意发生心功能不全的风险。

（二）神经系统

中枢神经系统随着患者年龄的增加，脑神经元、体积和重量均减少萎缩，能够合成递质的神经元减少或丧失，失去了突触联系，加之各种递质的受体增加很慢和分解酶活性增加，使脑功能降低，记忆力和智力均下降，老年患者术后易出现认知功能障碍。老年患者神经纤维的数量减少和排列也发生变化，传导速度缓慢，视、听、触、味、位置、温、痛等感觉均减退，运动反应延迟，咽喉反射渐渐迟钝，易发生误吸意外。皮肤痛觉感受器和中枢吗啡样受体减少，使得对麻醉性镇痛药及吸入麻药更敏感。自主神经系统也发生类似退行性改变，功能减退，肾上腺缩小，α、β肾上腺素能受体兴奋反应减弱，往往对血管活性药物的敏感性降低。

（三）呼吸系统

随着年龄增加，肺纤维组织增多，顺应性降低，换气面积减少。胸廓及脊柱变形，肋间肌和膈肌收缩力下降，肺活量减少、残气量增多，因此导致呼吸做功增加，呼吸储备能力显著减少。围术期必须重视呼吸功能的评价和呼吸功能锻炼，预防或减少呼吸系统并发症及呼吸衰竭。

（四）内分泌与代谢

老年患者内分泌腺，如肾上腺、甲状腺纤维化萎缩，甲状腺素减少，代谢率降低，在围术期易出现低体温。胰岛功能受损，糖耐量降低，围术期不主张输大量含糖溶液。肝脏功能降低，其酶的活性亦降低，显著影响药物降解和排泄，使得苏醒期延长。

（五）泌尿系统

老年患者肾脏皮质、肾小管、肾小球均萎缩并减少，肾小球滤过率、肾小管重吸收、肾浓缩、稀释的功能都明显减退，对调控细胞外液、循环容量和电解质酸碱平衡能力均下降，术中应严格控制输液量，注意观察尿量，准确判断容量负荷。

（六）其他

老年牙齿松动和/或脱落、下颌松弛、舌后坠，易造成上呼吸道梗阻。由于颈椎曲度的改变常致气管插管困难，插管时易致牙齿脱落、气道损伤。脊椎椎间孔闭锁，使硬膜外麻醉药所需容积明显减少，椎管内麻醉局麻药可使麻醉平面意外增宽，带来较大风险。黄韧带钙化使脊椎穿刺常常遇到困难，多次穿刺易造成脊神经损伤。目前国内外大型医疗机构对老年骨科患者的麻醉越来越多地选择外周神经阻滞和全身麻醉，或两者结合，有利于循环稳定和术后镇痛。

第二节　术前评估和准备

一、全身状况及各器官功能评估

（一）全身状况

1. 营养状况

肥胖会导致机体循环和呼吸等系统发生病理生理改变，致使各重要脏器功能损害。近几年有人统计，肥胖者比标准体重者并发症发病率和病死率高出40%～50%，所以过度肥胖也属于高危手术范畴，骨科手术患者也经常遇到肥胖患者，我们应予以重视。术前充分评估，并采取预防措施，保证患者围术期安全，肥胖的评估可以用体重指数（BMI）来衡量：BMI（kg/m^2）=体重（kg）/身高（m）^{2}，标准体重的男性的BMI约22 kg/m^2，女性约20 kg/m^2，BMI 25～29 kg/m^2为超重，BMI大于或等于30 kg/m^2即为肥胖。若体重超过标准体重的100%以上者为病态肥胖。

（1）肥胖对循环系统的危害：肥胖会使每搏输出量增加，心脏负担加重，久之会造成左室肥厚，而心脏传导组织中脂肪沉积，导致传导障碍。随着体重的不断增加，血压逐渐升高，动脉粥样硬化和冠心病发病率也增加。

（2）肥胖对呼吸系统的危害：肥胖使呼吸系统功能受损首先是胸廓和膈肌活动受限，肺顺应性降低，尤以仰卧位为甚。应用镇静剂后可发生舌后坠甚至上呼吸道梗阻。行气管插管时，因颈部粗短、颈部与下颌关节活动受限、咬肌发达、舌体肥大难以暴露声门，插管常较困难。少部分肥胖患者会伴有"低肺泡通气综合征"。临床表现为低氧血症、高碳酸血症、继发性红细胞增多症、肺动脉高压和右心室肥厚。

（3）肥胖对内分泌系统的危害：肥胖患者因代谢紊乱，糖尿病发病率较高，并多伴有高脂血症、脂肪肝、肝功能障碍等。肥胖还使患者免疫功能降低，术后易合并感染。

（4）肥胖对麻醉操作及管理的危害：肥胖患者麻醉操作及管理较困难。局麻药用量难以控制，椎管内麻醉定位困难，阻滞平面易过高。全麻插管多数较困难，术后中枢性抑制、肌松剂残留易造成低氧血症，苏醒延迟。

2. 贫血

患者贫血应该于术前积极纠正。成人血红蛋白不宜低于 80 g/L，对血红蛋白含量过高者，应分析原因予以放血或（和）稀释以改善微循环和避免出现梗死。血细胞比容以保持在 30% ~ 35% 较有利于氧的释放。对年龄小于 3 个月的婴儿，术前血红蛋白宜超过 100 g/L，大于 3 个月的婴儿其术前血红蛋白也不应低于 90 g/L。

3. 血常规

白细胞计数和中性粒细胞增高，以及红细胞沉降率增快均提示体内存在急性炎症，其对麻醉的耐受能力降低，急性炎症越严重，对麻醉的耐受越差，术前应抗感染治疗。

4. 基础代谢率

基础代谢率的高低可明显影响患者对麻醉的耐受性。

5. 儿童

儿童特别是早产儿、新生儿、低体重儿，由于重要脏器发育不全，即使看起来较"健康"，但对麻醉及手术耐受性较差。

6. 老龄化

随着社会老龄化的到来，高龄患者逐年增多，老年人全身各系统器官功能逐渐衰退，易于合并其他疾病，对麻醉手术耐受性差，危险性增加。术前要全面评估，纠正异常，治疗并发症，以期降低并发症发生率和病死率。术前访视除常规体检外，对心电图、胸片、心肺肝肾功能、电解质酸碱平衡和特殊检查的结果都要仔细分析掌握，制订周密切实可行的麻醉方案，并积极与患者及家属沟通，告知利害关系，征得家属的理解和谅解。

（二）专科体格检查

（1）头颈活动度。①头颈活动度：正常头颈伸屈范围在 165° ~ 90°，如头后伸不足 80° 即可使插管操作困难，常见于类风湿关节炎、强直性脊柱炎、颈椎结核、颈椎骨折脱位等，个别肥胖患者颈粗短或颈背脂肪过厚也可影响头后伸。烧伤和放射治疗的患者导致颏胸粘连使头颈部活动受限，插管也较困难。②颏甲距离：从下颌至甲状切迹的距离，正常应在 3 ~ 4 cm（两横指）；或是在颈部完全伸展时，从下颌至甲状软骨切迹距离不小于 6 cm，否则插管困难。

（2）经口插管首先了解张口情况，正常张口度可达 4 ~ 5 cm，如张口度小于 2.5 cm（2 横指宽）常妨碍喉镜置入。上切牙前突、牙齿排列不齐、面部瘢痕挛缩及巨舌症均可妨碍声门暴露。

（3）按舌根不成比例地增大影响窥视声门的程度进行 Mallampati 气道分级评定。其方法是患者取直立坐位，头自然位，尽可能张大口，最大限度伸舌进行检查。Ⅰ级：可见咽腭弓、软腭和悬雍垂；Ⅱ级：可见咽腭弓和软腭，悬雍垂被舌根掩盖；Ⅲ级：仅可见软腭；Ⅳ级：仅见硬腭。Ⅲ ~ Ⅳ级气道的患者预示有插管困难，应借助可视喉镜或纤支镜插管。

（4）检查鼻腔通畅情况，是否有鼻出血史，并分别堵塞单侧鼻孔试行呼吸，判断通畅度，必要时请专科检查会诊。

（5）术前充分了解气管是否狭窄，颈部巨大肿块、甲状腺肿、主动脉瘤等长期压迫气管情况，有否气管软骨环软化、管腔变窄，气管创伤或既往有气管造口也可有狭窄，宜选择合适的导管型号或特殊气管导管。

（6）椎管内麻醉患者应检查脊柱形态、间隙，有无压痛、叩痛及局部皮肤情况，询问有无脊柱相关病史及手术史。

（7）神经阻滞患者应检查穿刺部位及阻滞神经有无感觉异常，对欲穿刺部位应备皮。

（8）了解周围血管情况，观察颈外静脉，平卧时静脉塌陷，表示血容量不足；静脉怒张，表示心功能不全或输液过量。检查四肢浅表静脉，估计有无静脉穿刺困难情况。如需做桡动脉穿刺测压者，需做Allen实验或多普勒血流检测以测试尺动脉供血是否通畅。

（三）呼吸系统

（1）据统计分析，患者术前有呼吸系统感染者，术后呼吸系统并发症的发生率较无感染者高出4倍。如患者正处于急性呼吸系统感染期间，禁忌行择期性手术，一般可在感染得到充分控制1~2周后施行，如系急症手术，应切实加强抗感染措施，要有熟练的气道处理能力。对慢性呼吸系统感染者应尽可能使感染得到控制。

（2）针对肺结核（特别是空洞型）、慢性肺脓肿、重症支气管扩张症等，应警惕在麻醉过程中感染沿支气管系统在肺内扩散或造成健侧支气管堵塞，或出现急性大出血而引起窒息。对这类患者施行全麻时一般均采用双腔导管行支气管插管，将健、患侧肺分开，以进行有效的呼吸管理。

（3）慢性阻塞性肺病中慢性支气管炎、肺气肿、支气管哮喘、支气管扩张等，术前应了解有无呼吸衰竭史、急性感染、治疗及用药情况，以应对麻醉、手术中的应激因素导致的严重支气管痉挛。

（4）在评估患者的呼吸系统时，对其肺功能的评估是一项重要的内容。肺功能的评估可作为术前准备及术中、术后的呼吸管理提供可靠的依据。例如肺活量低于预计值的60%、通气储量百分比<70%、第1s用力肺活量与用力肺活量的百分比（FEV1.0/FVC%）<60%或50%，术后有发生呼吸功能不全的可能。动脉血气分析简单易行，可用以了解患者的肺通气功能和换气功能。

（5）麻醉医师还应熟悉一些简易的床旁测试患者肺功能的方法。①屏气试验：令患者深吸气后屏住，计算憋气时间，30s以上属正常，10s以下为呼吸循环功能较差，难以耐受麻醉与手术。②吹气试验：让患者尽力吸气后用力呼出，3s内吹完表示正常，5s以上吹完提示有阻塞性通气功能障碍。③吹火柴试验：患者一口气吹熄15cm远的火柴，如吹不灭，可估计FEV1.0/FVC<60%，最大通气量<50 L/min；7.5cm处时仍吹不灭，最大通气量<40 L/min。④吹蜡烛实验：如能吹灭90cm处的蜡烛，提示呼吸功能基本正常。

（四）心血管系统

1. 心功能测定

测定心功能的方法很多，最简单实用的方法是根据心脏对运动量的耐受程度进行分级，一般根据临床表现分为4级。Ⅰ级：体力活动不受限制，日常活动不引起心功能不全的表现；Ⅱ级：体力活动轻度受限制，一般活动可引起乏力、心悸和呼吸困难等症状；Ⅲ级：体力活动明显受限制，轻度活动即可引起乏力、心悸和呼吸困难等症状；Ⅳ级：体力活动重度受限制，患者不能从事任何活动，即使在休息时也可出现心衰的各种症状和体征。目前施行的各种无创、有创心功能检查中，有诸多指标涉及左心功能、右心功能、心室的收缩功能和舒张功能。临床上常用的一些主要指标都是反映左心功能的，如心指数、左室射血分数、左室舒张末期压等。必要时做超声心动图检查，观测心脏各腔室、心肌厚度、瓣膜形态和活动以及心脏的收缩和舒张功能。

2. 心律失常

常见的围术期心律失常有以下几种。

（1）窦性心律失常：常见的窦性心律失常有窦性心律不齐、窦性心动过缓和窦性心动过速。窦性心律不齐多见于儿童，心率随呼吸周期节律性变化，一般无临床重要意义，老年人则可能与冠心病有关，或提示患者可能有冠心病。窦性心动过缓表现为心率<60 bpm，心电图P、QRS、T波规律出现，波形正常，原因多见于药物（如β-肾上腺素受体阻滞药、强心苷类药）的影响，迷走神经张力过高，如无症状，多不需处理。如为病态窦房结所致，宜做好应用异丙肾上腺素和心脏起搏的准备。窦性心动过速

的临床意义决定于病因，如精神紧张、激动、体位改变、创伤、体温升高、血容量不足、体力活动、药物影响、心脏病变等，应分析其引起的原因予以评估和处理。

（2）室上性心动过速：较多见于无器质性心脏病者，亦可见于器质性心脏病、甲状腺功能亢进和药物毒性反应。对症状严重或有器质性心脏病或发作频繁者，除病因治疗外，在麻醉前宜控制其急性发作，在发作控制后宜定时服药预防其发作。

（3）期前收缩：一过性或偶发性房性期前收缩或室性期前收缩不一定是病理性异常，如发生于年龄较大的患者，尤其是其发生和消失与体力活动量有密切关系者，则患者很可能有器质性心脏病，应注意对原发病的治疗，一般不影响麻醉的实施。如室性期前收缩系频发（＞5次/分钟），或呈二联律、三联律或成对出现，或系多源性或室早提前出现落在前一心搏的T波上（RonT），易演变成室性心动过速和心室颤动，需对其进行治疗，择期手术宜推迟。阵发性室性心动过速一般认为属病理性质，常伴有器质性心脏病，如发作频繁且药物治疗效果不佳者，麻醉时需有电复律和电除颤的准备。

（4）心房颤动：最常见于风湿性心脏病、冠心病、高血压性心脏病和慢性肺心病等心脏疾病，可导致严重的血流动力学紊乱、心绞痛、昏厥、体循环栓塞和心悸不适。如果不宜进行或尚未进行药物复律或电复律治疗，麻醉前宜将心室率控制在80次/分钟左右，至少不应超过100次/分钟。

（5）束支传导阻滞：右束支传导阻滞多属良性，一般无弥散性心肌病变，麻醉可无顾虑。左束支传导阻滞多提示有弥散性心肌损害，常见于动脉硬化、高血压、冠心病患者，一般在麻醉中不至于产生血流动力学严重紊乱。双束支阻滞包括右束支传导阻滞合并左前分支或左后分支阻滞，或合并左束支传导阻滞，多数情况系指前者，左前分支较易发生阻滞，左后分支较粗，有双重血液供应，如出现阻滞多表示病变较重；双束支阻滞患者有可能出现三分支阻滞或发展成为完全性房室传导阻滞，对这类患者施行麻醉前宜进行心脏起搏的准备，不宜单纯依靠药物。

（6）房室传导阻滞：Ⅰ度房室传导阻滞一般不增加麻醉方面的困难。Ⅱ度房室传导阻滞Ⅰ型（或称莫氏Ⅰ型）较多见，但较少引起症状；Ⅱ度Ⅱ型（莫氏Ⅱ型）几乎均属于器质性病变，易引起血流动力学紊乱和阿斯综合征，为防止Ⅱ度房室传导阻滞转变为更严重的心律失常，对莫氏Ⅱ型患者和莫氏Ⅰ型其心率＜50次/分钟者，宜有心脏起搏的准备。对第Ⅲ度房室传导阻滞的患者施行手术时应考虑安装起搏器或做好心脏起搏的准备。

3. 高血压

对高血压患者首先应明确其为原发性高血压（高血压病）或继发性高血压（症状性高血压）。继发性高血压，较常见的包括甲状腺功能亢进（甲亢）、原发性醛固酮增多症和嗜铬细胞瘤等，一旦怀疑或发现，应详细检查，明确诊断和治疗，待病情控制后再行骨科手术，以免在无准备的情况下于术中出现严重后果。麻醉危险性主要决定于重要器官是否受累以及其受累的严重程度，现认为收缩压升高比舒张压升高危害更大，故更重视对收缩压的控制。对多年的高血压，不要求很快降至正常，应缓慢平稳降压。临床研究表明，原发性高血压经治疗使血压下降后，其并发症发生率明显降低。

4. 其他

（1）心肌梗死：过去认为在心肌梗死后6个月内不宜行择期性手术，否则围术期出现再梗死或死亡的机会增多。由于对心肌梗死治疗方面的进步，并考虑到不同患者心肌梗死的范围和对心功能的影响不一，现在认为不宜硬性规定必须间隔6个月不可，主要应评价患者目前的心肌缺血和心功能情况。美国心脏学会认为心肌梗死后30天内为最高危患者，30天以后对危险的评估则视患者的疾病表现和运动耐量而定。如果患者原来心肌梗死的范围较小，心功能未受明显影响，或经溶栓或PTCA治疗后目前心功能较好，手术又属限期，虽未达到一般认为需间隔的时间，亦可考虑手术。对急症手术，麻醉处理要注意对心功能的维护、支持，尽可能保持氧供需平衡。

（2）不稳定型心绞痛：近期有发作，心电图有明显心肌缺血表现，麻醉的风险较大，有人报道其围术期心肌梗死发生率为26%，应加强术前准备。

（3）心脏扩大：对心脏明显扩大或心胸比值＞0.7的患者应视作高危患者，注意对其心功能的维护、支持，因为心脏扩大与死亡率的增加有关。

（4）肥厚性心肌病：左室肥厚与术后死亡率之间无明显关系，但肥厚性心肌病一般有左室流出道梗阻、心肌缺血，麻醉危险性比较大。

（5）心脏瓣膜疾病：较常见的心脏病之一，其中风湿性心脏病约占一半。行骨科手术危险性较健康患者大，术前应详细了解瓣膜病的种类、有无风湿活动、病程长短、有无肺动脉高压、有无心律失常、心功能情况、术前准备是否完善、手术大小及部位，综合判断并做好术前准备。

（6）先天性心脏病：骨科手术患者有时也遇到合并先天性心脏病患者，据报道我国先天性心脏发病率约为1%，疾病类型可分为100多种，但常见的有10多种。麻醉医师术前必须了解每一种心脏畸形的病理生理特点，以便麻醉管理。一般按其血流动力学、解剖特点和分流方向，把先天性心脏病分为左向右分流、右向左分流、肺循环与体循环分离、肺循环与体循环血流混合、心肌负荷增加、气管机械性梗阻等。其中按骨科手术常见的主要是左向右分流的室间隔缺损、房间隔缺损与动脉导管未闭三种，余者则应先治疗先天性心脏病，然后再考虑骨科手术问题。先天性心脏病均易患肺和心内膜感染，故常规术前应用抗生素。在无心功能降低时，在局麻、阻滞麻醉及严格控制平面的椎管内麻醉下，均能完成骨科手术。麻醉前准备、麻醉选择、麻醉监测和注意事项都要根据患者心功能状态而定。

（五）肝脏

一般情况下，肝功能异常增加麻醉手术的风险，要求在麻醉前对肝功能不全患者术前进行保肝治疗，改善肝功能，从而提高手术与麻醉的耐受性、安全性，减少术后并发症。从麻醉学的角度，比较关注肝脏的蛋白质合成、凝血因子的合成和药物的生物转化等几方面的功能。

（1）肝功能异常者，肝脏的蛋白质合成减少导致血浆中蛋白减少，麻醉药物与血浆蛋白结合减少，容易导致麻醉药物药效过强、麻醉过深从而导致严重后果。

（2）全身麻醉药、镇静药、镇痛药等多数在肝中降解（生物转化），一些非去极化肌松药和吸入麻醉药部分在肝脏代谢或经胆汁消除，肝功能不全或功能低下时，药物的降解和消除速率减慢，药物时效延长，容易导致麻醉苏醒延迟。

（3）肝功能异常者常伴有肝脏依赖性凝血因子缺乏，手术前应该积极纠正。肝病急性期以及重度肝功能不全者，如晚期肝硬化伴有严重营养不良、消瘦、贫血、低蛋白血症、大量腹水、凝血机制障碍、全身出血或肝昏迷前期脑病等征象，则危险性极高，不宜行任何择期手术。

（六）肾脏

（1）一般情况下，椎管内麻醉比全麻对肾功能的影响小且较短暂，多数情况下麻醉和手术对肾功能的影响是完全可逆的。

（2）血浆肌酐也可在一定程度上反映肾功能，如其浓度在132.6μmol/L以下，肾小球清除率大都正常。血浆肌酐浓度上升1倍，示肾小球滤过率约降低一半。

（3）肾是最重要的排泄器官，许多药物或（和）其降解产物均主要经肾排泄。有些药物的降解产物仍然具有某种程度的生物活性，故对于肾功能低下、衰竭或无尿的患者，使用药物时必须十分慎重。

（4）对慢性肾衰竭或急性肾病患者原则上不施行择期手术。如果配合血液净化措施如透析或（和）滤过，慢性肾衰可不再成为择期手术的禁忌，但患者对麻醉和手术的耐受能力仍然较低。慢性肾衰竭已发展至尿毒症时，说明健存的肾单位已经很少，且患者伴有各种代谢紊乱和尿毒症的系统症状，只宜在局麻或部位麻醉下施行急症手术。对尿毒症患者已行血滤，或为肾移植做准备行透析者，应了解血液透析的情况、效果、透析后的维持情况，以便麻醉管理，保持适当的血容量和电解质、酸碱平衡。已行肾移植手术的患者需行其他手术时，应重视其所用抗排异药物的不利影响或不良反应，避免麻醉因素使之加重。

（七）内分泌系统

1. 甲状腺功能亢进（甲亢）

甲亢患者应了解其使用哪些药物来控制甲亢，应注意目前对甲亢的控制是否已达到可以接受手术治疗的水平，如果术前准备欠妥或不够充分，未能有效控制已亢进的甲状腺功能，仓促进行手术，可能出现甲状腺危象。

2. 巨大的甲状腺腺瘤或结节性甲状腺肿大

这类疾病有可能影响呼吸道的通畅，应了解患者气管是否受压，受压时间长短和受压程度，判断有无气管环软化的可能，仔细判定对气管插管的影响。

3. 甲状腺功能低下

这类患者应适当采取替代疗法，否则因患者基础代谢缓慢导致药物的降解和消除速率减慢，药物时效延长，容易导致麻醉苏醒延迟。拔管期易出现黏液性水肿致上呼吸道梗阻。

4. 糖尿病

首先应了解其属于胰岛素依赖型还是非胰岛素依赖型，所用控制血糖的药物和剂量，目前血糖是否已控制在合适水平。要求麻醉前应使血糖控制在稍高于正常的水平，以免麻醉时可能出现低血糖的威胁。如患者系使用口服降糖药治疗，在术前宜改用正规胰岛素。糖尿病是内分泌障碍、糖代谢紊乱的一种常见疾病，控制不当易合并重要脏器如心血管、神经、肾、眼等器官损害，麻醉与手术处理不当会不同程度加重其损害，术前应慎重评估和准备。术前要求：酮血症与尿酮体阴性；空腹血糖控制在 < 8.3 mmol/L，最高也要控制在 < 11.1 mmol/L；尿糖控制在阴性或弱阳性；术中常规监测血糖。

5. 肾上腺皮质醇增多症

一般来说，此类患者对麻醉和手术的耐受能力均较差，有显著的骨质疏松，麻醉前应注意改善其体液和电解质的紊乱，适当控制高血压和高血糖，注意防止术中可能出现的肾上腺皮质功能不全。

6. 肾上腺皮质功能不全

多由于长期使用激素治疗或自身免疫反应所致，也常见于老年人或久病衰弱者。平日生活活动可无困难，但难以承受手术所致的应激反应，术前常难预测，应提高警惕，注意合理使用替代疗法。

（八）中枢神经系统

手术前应对患者的神志状态和有无颅内高压作出判断，对患者有无惊厥、锥体外系综合征、神经衰弱等病史以及相关药物进行了解，并注意解除患者对麻醉的顾虑。此外，对患者脊髓功能有无障碍也应做出详细判断。

（九）消化系统

（1）对急症手术患者应注意有无"饱胃"或胃肠胀满，应采取措施避免发生误吸，保证呼吸道通畅和防止严重肺部并发症。

（2）胃肠道疾病患者易有营养不良和/或水、电解质、酸碱失调，应了解治疗和纠正的情况如何，判断是否需进一步处理。

（3）对正在行完全胃肠外营养（TPN）的患者，应了解其血糖、血磷、血钾以及血渗透浓度等情况，并保持于正常范围，应于术前中断 TPN 治疗，以免术中或术后引起高渗性非酮性昏迷。停用 TPN 时不可突然中断，最好在 24 ~ 48 h 内逐渐减少葡萄糖用量，使胰岛素分泌的调节恢复正常，以免引起低血糖。

（十）水、电解质和酸碱平衡

麻醉前应了解患者的水、电解质和酸碱平衡状态，如有异常，应适当予以纠正。应认真分析引起的原因或潜在的病情，尽可能结合病因治疗来处理，慢性的电解质异常不是短时间内可以纠正的，不能操之过急。

（十一）血液病

异常出血有先天性和后天性的原因。应着重了解患者异常出血的情况、凝血机制检查的结果，明确引起出血的原因及并存症情况，以便在术前准备中给予相应的病因治疗与全身支持疗法。在外科常见的血液异常有血小板减少性紫癜、肝功能不佳或维生素 K 缺乏所致的凝血因子缺乏、血友病（甲型）等，应仔细鉴别，给予相应的术前处理。

二、麻醉和手术的风险因素

手术方面的风险因素包括：急症手术，失血量大的手术，对生理功能干扰剧烈的手术，新开展的复杂手术，临时改变术式，手术熟练程度欠缺等。

麻醉本身的风险因素包括：麻醉前对风险因素评估的准确程度，临时改变麻醉方式，急症手术的麻醉，麻醉者缺乏相应的经验和技术水平，缺乏对急救设备和药品的准备等。

患者疾病的风险因素包括：心血管疾病是引起术后严重并发症或死亡的重要原因，术前应充分了解心脏病的类型、心功能状态和拟施手术的类别，进行手术风险的评估。手术前对患者心脏问题危险性的预测，可参考 Goldman 的心脏危险指数（CRI）和美国麻醉医师协会的体格分级（ASA core）Goldman 用多因素分析法研究了心脏危险指数，该指数由许多危险因子组成，根据评分将患者分成轻重不等的四级，称 Goldman 分级。该指数越大，围术期心脏并发症发生率越高，死亡率越高。一般来说，CRI 与 ASA 分级间有一定相关性，但 CRI 对手术前预测心脏死亡较为正确，而 ASA 则在手术前预测非心脏死亡较为正确。

三、术前准备

（一）术前准备的目的

使患者在体格和精神两方面均处于可能达到的最佳状态，以增强患者对麻醉和手术的耐受能力，提高患者在麻醉中的安全性，避免麻醉意外的发生，减少麻醉手术后的并发症。

（二）术前准备的任务

做好患者体格和精神方面的准备，这是首要的任务；给予患者恰当的麻醉前用药；做好麻醉用具、设备、监测仪器和药品（包括急救药品）等的准备。

（三）患者体格与精神方面的准备

1. 体格方面的准备

（1）改善患者的全身状况：如纠正严重贫血、低蛋白血症、纠正紊乱的生理功能与治疗并存症。

（2）及时停用在术前应停用的药物：如单胺氧化酶抑制药和三环类抗抑郁药。如因急症手术不能按要求停用，则施行麻醉以及术中处理要非常慎重。如患者在应用抗凝药物，如无必须继续使用的理由，一般情况下术前至少要停药 1 周，以免术中可能出现难以控制的出血。

（3）严格执行麻醉前的禁食、禁饮：麻醉前的禁食、禁饮的目的是避免麻醉诱导时，由于患者的保护性呛咳和吞咽反射受到抑制胃内容物反流引起误吸，导致吸入性肺炎，严重者可影响气体交换，危及生命。成人择期性手术患者应在麻醉前 12 小时内禁食，在 4 小时内禁饮。如末餐进食为脂肪含量很低的食物，亦至少应禁食 8 小时，禁饮 2 小时。对严重创伤者、急腹症和产妇，虽距末餐进食已超过 8 小时，由于其胃排空延迟，亦应视作"饱胃"患者对待。小儿术前禁饮食时间过长，不仅会感口渴和饥饿，引起不必要的哭闹、烦躁，严重者可出现低血糖或脱水。根据 2009 年中华医学会麻醉学分会儿科麻醉学组提出《小儿术前禁指指南》指出：小儿一般应禁食固体食物 8 小时，牛奶和配方奶 6 小时，母乳 4 小时，清饮料（清水、糖水、无渣果汁）2 小时。新生儿~1 岁婴儿可在临麻醉前 4 小时进少量清淡液体。新的研究认为，术前 2 小时进清水并不增加误吸的危险。建议对 ≤ 36 个月者禁奶和固体食物 6 小时，禁饮 2 小时；> 36 个月，禁食 8 小时，禁饮清淡液体 2 小时。如因故禁食过长应适当补充含糖液体，以防发生低血糖、脱水和低血容量。急诊手术在禁食时也应补液。

（4）其他的一般准备：如对于某种手术体位的适应性锻炼，肠道和膀胱的准备等。

（5）对急症手术患者，在不耽误手术治疗的前提下，亦应抓紧时间作较充分的准备。

2. 精神方面准备

（1）目的：解除患者对麻醉和手术的恐惧、顾虑和增强患者的信心。

（2）适当介绍所选择麻醉方式用于该患者的优点、麻醉过程、可靠的安全性和安全措施，回答并合理解释患者提出的问题，指导患者如何配合，尽量满足患者对麻醉方面提出的要求，对患者多加鼓励，取得患者的信任。

（3）麻醉医师在接触患者时应注意自己的仪表、举止、态度，言谈必须得体，有时不慎的言词可使患者更为紧张和失望。麻醉医师应尽量获得患者的信任及配合。

（四）麻醉前用药

麻醉前用药的目的在于使患者情绪安定、合作、减少恐惧、解除焦虑、产生遗忘作用（对于术前焦虑的患者和术前有过多次静脉穿刺和有创监测导管不适经历的患者较为重要），减少某些麻醉药的不良反应，如呼吸道分泌物增加、局麻药的毒性作用等，增加胃液的pH值和减少胃的容量（对有反流和误吸危险的患者较重要），调整自主神经功能，消除或减弱一些不利的神经反射活动，特别是迷走神经反射，缓解术前疼痛以及减少麻醉药的需要量。

（五）麻醉设备的准备与检查

麻醉的设备用具一般应包括：适用的麻醉机及相应气源，气管内插管用具，吸引用具及吸引管，不同型号的动、静脉穿刺用套管针，各种输液用的液体，听诊器，监测血压、脉搏、心电图、血氧饱和度、体温等的装置或监测仪，常用的麻醉药和肌松药，心血管药物和其他急救用药急救设备等。

第三节 骨科手术麻醉选择

骨科麻醉具有很强的专科特点，且各亚专科之间差异非常显著。所以，从事骨科麻醉应掌握骨科各亚专科疾病特点、手术方式内容以及对麻醉选择的影响。骨科手术麻醉方式可选用区域阻滞、全身麻醉或两者联合的方法，主要取决于患者的健康状况、手术医生和患者的要求、手术时间及方式以及麻醉医师的技能和习惯。以下是几种主要骨科手术的麻醉选择。

一、四肢手术麻醉

（一）上肢手术

大多数上肢手术可在不同路径的臂丛神经阻滞下完成。肩部手术可在颈丛－臂丛联合神经阻滞麻醉下完成，若切口延伸到腋窝须辅助皮下局部浸润麻醉。肘部手术可采用肌间沟或腋路臂丛神经阻滞。手和前臂内侧为$C_{7\sim8}$和T_1支配，肌间沟法有时阻滞不全，最好采用经腋路臂丛神经阻滞。长时间手术如多指断指再植可选择连续臂丛神经阻滞。双上肢同时手术的患者尽量选用全身麻醉，禁忌行双侧肌间沟法臂丛神经阻滞麻醉。

（二）下肢手术

下肢手术在纠正低血容量休克后，使用止血带情况下，可选用蛛网膜下腔阻滞、硬膜外阻滞或蛛网膜下腔－硬膜外联合阻滞下完成，但应注意控制麻醉平面，并严密监测循环状况。也可采用神经阻滞或神经阻滞与全身麻醉联合应用的方法。单纯足部手术可采用踝关节处神经阻滞或联合坐骨神经阻滞。由于踝部深层结构几乎均为坐骨神经分支支配，因此采用坐骨神经阻滞即可满足踝关节手术麻醉和术后镇痛要求，如需要在大腿上使用气囊止血带则必须同时做股神经、闭孔神经阻滞和股外侧皮神经阻滞。长时间手术也可在连续神经阻滞下完成，利于术后镇痛和康复功能锻炼。

（三）髋、膝关节置换手术

髋、膝关节置换手术可以选择硬膜外－腰麻联合麻醉，具有起效快、肌松好等优点。但以下患者则须采用全身麻醉：高龄椎管有退行性改变；不能完全配合；伴有多个脏器并发症。同时可辅助外周神经阻滞，有利于减少全身麻醉用药量，维持良好术后镇痛，有助于术后功能锻炼和早期康复。

二、脊柱手术麻醉

（一）所有颈、胸、腰椎减压固定术及脊柱矫形术

所有这类手术均应采用全身麻醉，可选用静吸复合全麻、静脉全麻和靶控输注全凭静脉全麻（TCI）等方法。TCI具有操作简便、镇痛完善、可控制血压、苏醒迅速等优点，还具有脊髓保护作用，故近年在脊柱手术中应用广泛。

（二）不稳定颈椎骨折

此类手术宜在健忘镇痛慢诱导下行气管插管全身麻醉，也可在有效支撑保护下行快速诱导视频喉镜辅助强迫位气管插管全身麻醉，或在纤维支气管镜辅助下完成。颈椎后路手术翻身过程中要求保持颈、胸部"同轴位"翻身，避免脊髓二次损害，甚至心搏骤停的发生。脊柱后路手术为保证呼吸道通畅，防

止气管导管脱出，必须采取有效的措施保护气管导管，并于术中连续监测呼气末二氧化碳，定时检查导管位置，以防发生意外。

（三）腰椎手术

腰椎手术包括小切口椎间盘摘除到大范围的椎板融合术，此类手术时间长、失血多，麻醉选择应依据手术方法而定，单纯椎间盘髓核摘除术可选用局部浸润麻醉和单次硬膜外麻醉，复杂手术则选用全身麻醉，也可联合使用硬膜外麻醉和全身麻醉。选择硬膜外麻醉需慎重，虽然硬膜外麻醉可提供良好的术后镇痛，但可能影响腰椎手术后感觉运动功能异常的早期诊断。

（四）椎体成形术

椎体成形术属于微创手术，在 G 形臂透视下行球囊膨胀，骨水泥植入，可用全身麻醉或局部浸润麻醉。术中常规监测 ECG、BP、SPO_2，面罩吸氧 3 ~ 5 L/min，确保呼吸道通畅。

三、骨盆手术麻醉

骨盆骨折为松质骨骨折，本身出血较多，加之盆壁静脉丛多无静脉瓣阻挡回流，以及中小动脉损伤，严重的骨盆骨折往往有大量出血，选择全身麻醉更利于术中循环管理，维持循环稳定，保证重要脏器的血供。部分骨盆手术需要侧卧或俯卧位，普通气管导管易打折、扭曲，所以全麻插管时应选择螺纹钢丝气管导管，并且固定牢靠。

四、骨肿瘤手术麻醉

骨肿瘤多发于下肢、盆腔和脊柱。下肢主要为原发肿瘤、神经纤维瘤，体积大，血运丰富。脊柱肿瘤中，椎管内肿瘤多为良性的神经鞘膜瘤和神经纤维瘤，术中出血少；椎体、附件肿瘤常为恶性转移瘤，多来源肺癌、肾髓样癌，血运丰富，麻醉方式均选择全身麻醉。预期出血少的上、下肢的骨肿瘤切除重建手术，可选用椎管内、臂丛及坐骨-股神经阻滞麻醉。但股骨上段骨肿瘤无法使用止血带、术中出血多、手术时间长者，为保障患者安全，建议选择全身麻醉。

全身麻醉适应于肱骨头及肩胛骨肿瘤、骨盆肿瘤、骶尾部肿瘤、脊柱肿瘤切除、内固定或重建术。出血多、手术时间长者，除常规监测外，还应做动、静脉置管，监测有创动脉血压、中心静脉压等，定期检测血气分析、血糖，术中需维持体温和有效循环血量。

五、小儿骨科手术麻醉

（一）哭闹、不合作的患儿

这类患儿可选择全身麻醉，使患儿意识消失、安静、配合。可选用肌内或静脉注射氯胺酮或七氟烷吸入的方法。尤其是七氟烷全身麻醉与局部麻醉联合应用，具有方法简便、诱导、苏醒迅速等特点，可用于脱臼手法复位术，扳机指切开松解术，婴幼儿马蹄内外翻手法复位或跟腱切断石膏外固定术，小接骨板或髓内钉取出术，斜颈手术等。

（二）小儿上、下肢手术

这类手术可选用区域神经阻滞，包括硬膜外麻醉、腰麻、骶管麻醉、臂丛神经阻滞麻醉等方法，但需要患儿的配合或在基础麻醉下进行。

（三）全身麻醉

所有小儿骨科手术麻醉均可选择全身麻醉，包括吸入麻醉、静吸复合麻醉、静脉全麻和靶控输注全凭静脉全麻，目前推荐静吸复合麻醉。尤其在先天性髋关节发育不良脱位切开截骨重建矫治术、感染导致急慢性骨髓炎、关节及脊柱结核、特发性脊柱侧弯行脊柱侧弯矫治、小儿马蹄内外翻肌腱转移术等。

参考文献

[1] 崔苏扬. 脊柱外科麻醉学（第2版）[M]. 南京：江苏凤凰科学技术出版社，2016.

[2] 孙增勤. 实用麻醉手册（第6版）[M]. 北京：人民军医出版社，2016.

[3] 陈志扬. 临床麻醉难点解析（第2版）[M]. 北京：人民卫生出版社，2015.

[4] 邓小明，姚尚龙，于布为，等. 现代麻醉学[M]. 北京：人民卫生出版社，2014.

[5] 田玉科. 麻醉临床指南（第3版）[M]. 北京：科学出版社，2017.

[6] 张欢. 临床麻醉病例精粹（第2版）[M]. 北京：北京大学医学出版社，2014.

[7] 俞卫锋. 临床麻醉学理论与实践[M]. 北京：人民卫生出版社，2017.

[8] 盛卓人. 实用临床麻醉学（第4版）[M]. 北京：科学出版社，2017.

[9] 赵方. 临床麻醉学精要[M]. 北京：科学技术文献出版社，2015.

[10] 郑宏. 整合临床麻醉学[M]. 北京：人民卫生出版社，2015.

[11] 刘海艳. 临床麻醉技术与疼痛学[M]. 长春：吉林科学技术出版社，2016.

[12] 陈庆国. 现代实用临床麻醉学[M]. 西安：西安交通大学出版社，2015.

[13] 喻田，王国林. 麻醉药理学[M]. 北京：人民卫生出版社，2016.

[14] 艾登斌，帅训军，姜敏. 简明麻醉学[M]. 北京：人民卫生出版社，2016.

[15] 王惠霞. 麻醉与疼痛[M]. 北京／西安：世界图书出版公司，2013.

[16] 高崇荣，樊碧发，卢振和. 神经病理性疼痛学[M]. 北京：人民卫生出版社，2013.

[17] 于布为，杭燕南. 麻醉药理基础[M]. 上海：上海世界图书出版公司，2017.

[18] 傅志俭. 麻醉学高级系列丛书·疼痛诊疗技术[M]. 北京：人民军医出版社，2014.

[19] 崔苏扬，黄宇光. 脊柱外科麻醉治疗学[M]. 南京：江苏科学技术出版社，2016.

[20] 王国林，郭去练. 麻醉学[M]. 北京：清华大学出版社，2015.

[21] 王保国. 麻醉科[M]. 北京：中国医药科技出版社，2014.

[22] 郭曲练，姚尚龙. 麻醉临床学[M]. 北京：人民卫生出版社，2016.

[23] 邓小明，姚尚龙，曾因明. 麻醉学新进展（2017版）[M]. 北京：人民卫生出版社，2017.

[24] 熊利泽，邓小明. 麻醉学进展（2016版）[M]. 北京：中华医学电子音像出版社，2017.

[25] 杨建生，高保国，张继晨. 麻醉基本技能与药物[M]. 太原：山西科学技术出版社，2014.